后浪出版公司

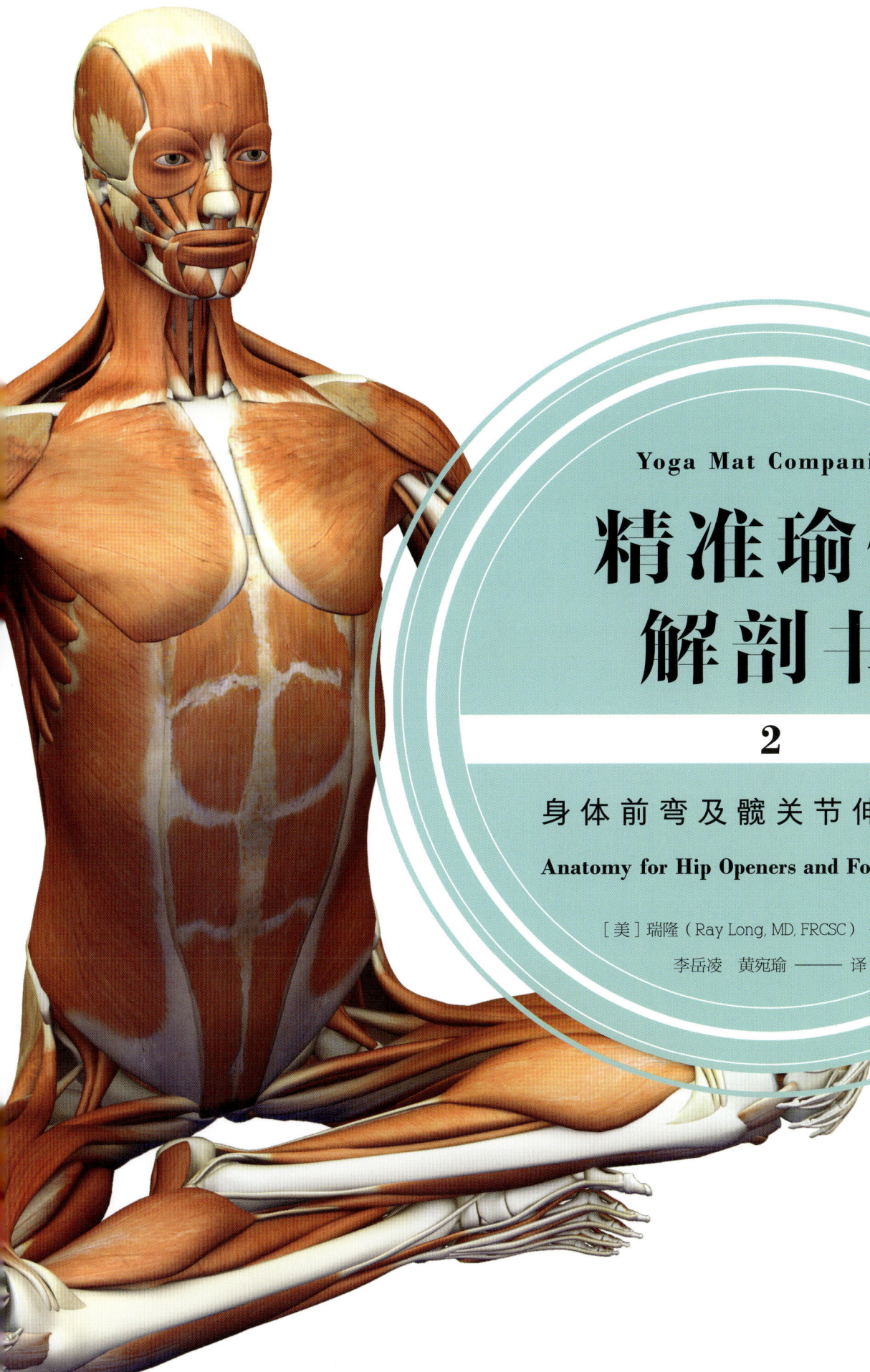

Yoga Mat Companion

精准瑜伽
解剖书

2

身体前弯及髋关节伸展体式

Anatomy for Hip Openers and Forward Bends

［美］瑞隆（Ray Long, MD, FRCSC）——— 著

李岳凌　黄宛瑜 ——— 译

中国华侨出版社

中文序

　　一本书给读者的价值在于让阅读者可以领略精彩的内容之外，一定可以让自己得到前所未有的提升。当接到后浪出版公司的邀约之后，内心无比的激动。因为这是一本带有强烈运动色彩的解剖书。自己深耕于《功能解剖学》研究已有7年，对于全世界主流运动的理解和研究，也算是有了一些小的心得和经验。

　　瑜伽和太极作为东方文化的重要组成部分，有太多的相似之处，也有着极其鲜明的迥异。瑜伽无论作为文化还是运动进入中国已经有30年。尤其在近5年，得到了极速发展。各地的瑜伽场馆应运而生，学习瑜伽的人士也是节节提升，但对于精准瑜伽解剖的认知仍然处于一个启蒙的阶段。

　　但我们面临一个不可回避的问题，即正确知识输入依然匮乏，粗糙的应用依然随处可见。而如何去做好传播，做好引入，一本好的书籍就是最好的媒介。我在全国的培训中，很多瑜伽老师一直在跟随我学习，原因很简单：她们更需要一个了解人体功能的专业老师，去教她们学习，让她们领略人体的神奇，领略瑜伽作为一项运动不但可以影响不良的身体，同时也可以影响浮躁的内心。

　　瑜伽人对于学习的渴望远远超出我的预料，她们对于自己严格的要求，对于客户负责的态度，每时每刻都在影响着我。翻开这本书，除了精美的3D解剖体式分析，作者更是细腻地阐述每个细节，从基本到过渡，从过渡到提升。可谓是近年来难得的一本关于瑜伽类的功能解剖书籍。

翻看完毕，轻轻地放下这本书，头脑里浮现的是一幕幕那些受伤的瑜伽人，在经过正确的知识纠正后，慢慢回到自己喜爱的瑜伽中。如果这本书能够更早的让她们知道，或许那一切的不美好都不会发生。

瑜伽在我浅薄的理解中，它是一项美而神圣的运动，美是因为它会让您慢慢地发现从体态到内心，从傲娇到审视自己不足。神圣是因为它是一种文化的传播，一种能够触动内心深处的修为。它会让很多习练者开始慢慢改变，这种改变是正向的，也接触到了许多因为爱瑜伽，而辞去令人羡慕的工作，专门从事瑜伽教学惠及更多的瑜伽人。

人生不是我们做成了什么，而是我们能够为自己，为社会付出了什么。但这一切，都源于我们能否有一本好的书籍，让我们正确认识自己的不足，从而让自己发生知识架构的改变。当知识架构搭好地基，成长的代价就会越来越小。

广东医科大学·李哲人体科学工作室

目　录

简　介

中国有句俗话：山不转路转。如果眼前有个重大的目标难以达成，你要适时地调整策略，再朝既定的目标前进。瑜伽体式如同这些目标，有时并不易达成，当你做不到的时候该怎么办？你大可留在原地，打消前进的念头，或者，实时改弦易辙，调整自己的练习策略。切记，改变策略时必得足智多谋，才可真正排除障碍，让自己在安全无虞的情况下，如愿达成以往做不到的体式。本书即在教你善用科学知识技巧，达成这些目标。

假设你正在练习束角式，为了让大腿贴近地面，用尽各种方法：先是把膝盖下压，再于小腿上施力，无奈一点进展也没有。此时你心想，如果继续用这些老方法，效果恐怕十分有限，于是决定改变策略。由于肌肉太过紧绷，无法进入更深的体式，为了改善这种状况，你改用诱发式伸展，拉长那些紧绷的肌肉。在诱发式伸展的帮助下，大腿不但距离地面更近，还可以刺激骨盆区域的神经感受器，照亮第一、第二脉轮，打通能量阻塞。此外，通过这种方式，你更加察觉到自己身体两侧不平衡的状态，而这一层全新的认识与理解，尔后又会被你带进其他体式。久而久之，你对瑜伽的体悟自然变得丰富而广阔。

假设你在练习前弯时，老是觉得下背非常紧绷，这时与其放弃，何不换个练习方式？你可以尝试收缩腹肌。这会让处于伸展状态的背部肌肉受到交互抑制作用的影响，且腹肌一收缩，腹腔便会形成"气囊扩张"的效果，支撑住腰椎。调整策略其实轻而易举，且成效十分显著。这也是把解剖学、生理学等知识和哈他瑜伽智慧巧妙结合的最好例证。

练习瑜伽有助于我们缓解肉体和精神上的紧绷。无论你是单纯的练习者或是瑜伽老师，都应当懂得随机应变，善用智慧。

如何使用本书

　　练习瑜伽就像穿越一道道大门，每开启一扇门，你就会发现体式法的全新可能。开启第一道门的钥匙，是要理解各个体式的关节摆位。我们一旦认识了关节摆位，自然懂得判断哪些肌肉调控体式的外观，以及哪些肌肉被伸展开来。启动正确的肌肉是关节处在正位的不二法门，我们通常从原动肌（prime mover）开始。原动肌群一旦启动，骨骼便随之处于正位。深化体式法的要领在于善用我们的生理学知识，以拉长各个体式所延展的肌群。若能掌握以上重点，姿势自然到位，瑜伽的益处也会逐渐显现出来，包含增加柔软度、高度觉知、身心愉悦，以及深层的放松。

　　这个系列书籍的内容具有固定结构，每册专论单一种类的瑜伽体式，并涵盖以下章节：

- **重要概念**：介绍瑜伽体式法背后的生物力学和生理学原理。
- **收束瑜伽法则**：练习瑜伽体式法时，如能善用这简单的五步骤，便能增加柔软度、耐力和精准度。
- **体式介绍**：详细解说各个体式。
- **动作索引**：解释身体动作的形态和名称，并绘制图表，清楚罗列出每个动作会用到的肌群。
- **解剖学索引**：以图解方式介绍骨骼、韧带和肌肉（注明肌肉的起端、止端和动作）。
- **术语解释**
- **梵文发音与体式索引**
- **中英文体式名称索引**

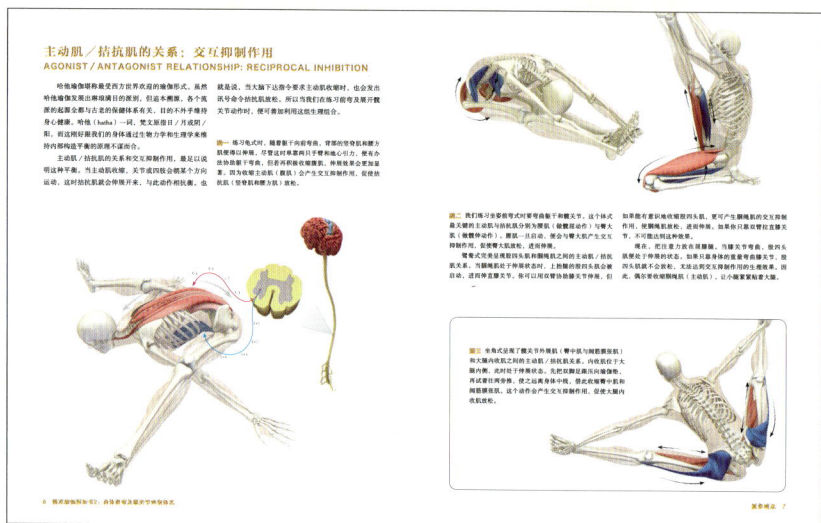

图一　重要概念这章教你怎么把生物力学和生理学知识运用在体式练习上。此章必须先熟读，往后更要时常回头复习。

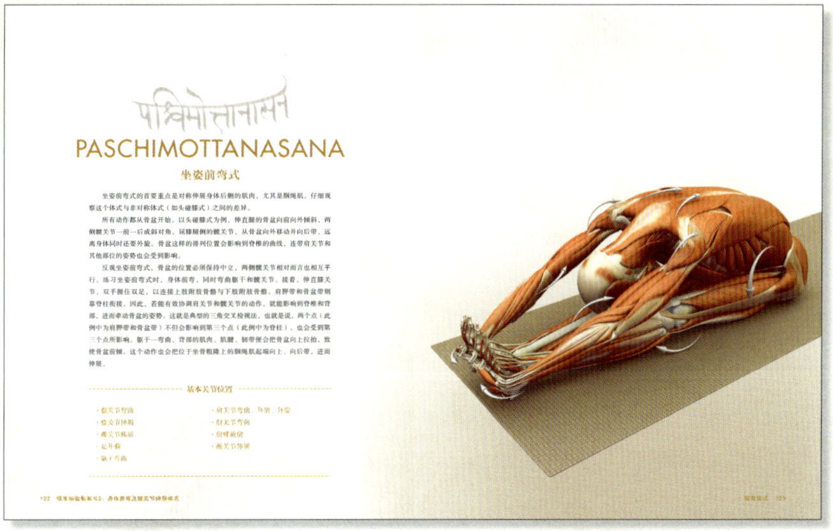

图二　每个瑜伽体式开头第一页，都会介绍关节的基本动作和摆位，并提供体式的梵文名称和中、英文译名。由此你将认识各个体式的基本样貌，并清晰掌握各项细节。

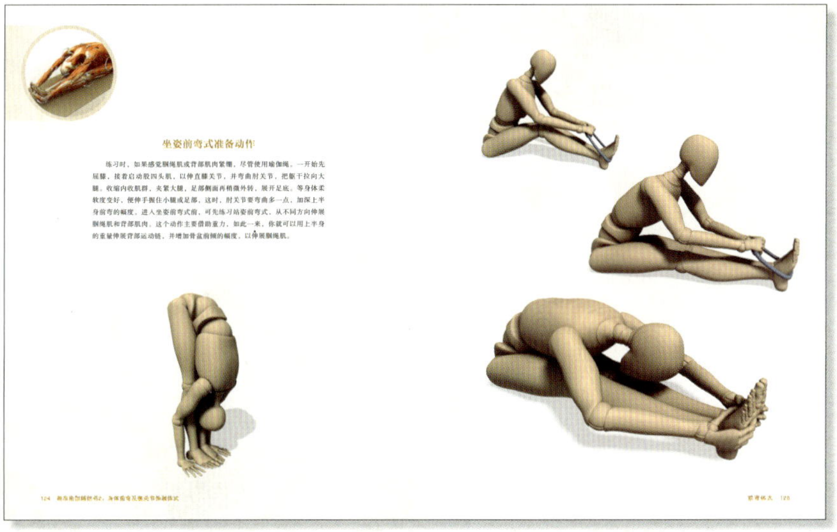

图三　准备动作这一页，是要引导你慢慢进入某个瑜伽体式。如果你是瑜伽新手，或练习的时候感觉肌肉有些紧绷，那么就改为采用这些替代式。一般说来，替代式所动用到的肌群与完成式并无不同。无论你练习何种替代动作，皆可从中获得益处。

图四　本书利用详细的步骤解说图，教你如何收缩（启动）控制关节摆位的肌群，结尾则简要归纳所有伸展的肌群。深浅不等的蓝色代表收缩的肌肉（原动肌群以深蓝色标示），红色则代表被伸展的肌肉。善用体式介绍一节，便能充分掌握各个体式的解剖学知识。

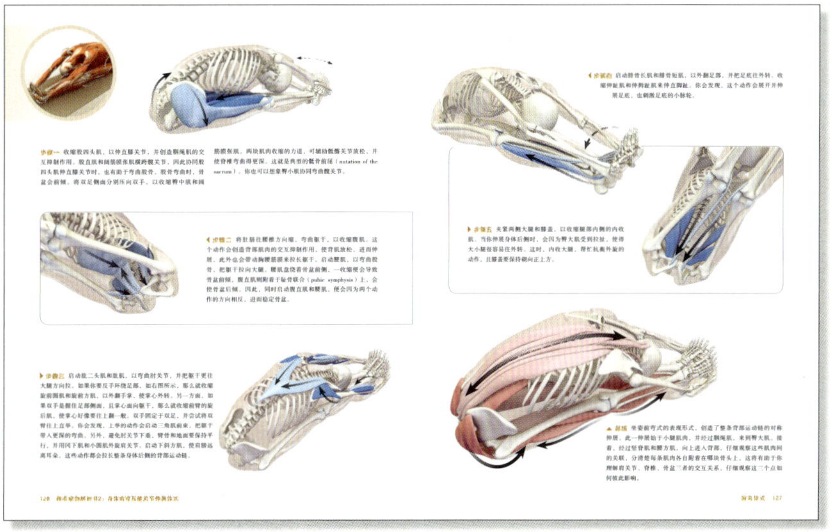

练习指南

视觉艺术家常用一些识别技巧，将观众的注意力导向特定事物，或是让某个事物变成众人注目的焦点。最常见的例子是**分类**、**重复**和**连续**。你也可以把这三项原则运用在瑜伽练习上。所谓分类，就像这个系列的书籍会将所有瑜伽体式分门别类，把形态比较接近的体式结合起来。接下来，就是通过重复练习，刺激特定的肌群。例如在某一回合练习里，重复启动并刺激腰肌及其协同肌，直到你可以有意识地控制这些肌群。最后，在你的精心规划下，串联起不同体式以创造出连续性，你可以从一个体式流畅地进入下一个体式，而前一个体式的练习也有助于你深入下一个体式。要获得最大的效果，就要充分发挥分类、重复和连续这三项原则，如此一来，练习的效益会远大于只是把所有体式从头到尾过一遍。

我在唤醒腰肌的系列动作中就运用了这三项原则。练习过程中，会把几个站姿体式串成一组连续动作，借此重复刺激腰肌。腰肌通常不容易启动，但通过这个方法，我们就可以清楚察觉腰肌的存在。腰肌一旦被唤醒，就会自动协助需要用到腰肌的瑜伽体式，使这个体式在练习过程中更正确、流畅。无论你是从事教学，或只是想要设计自己的练习流程，都别忘了善用分类、重复和连续这三大原则。

除了严谨规划，艺术家还会用另一种技巧，把随机、偶然的元素带进作品，而信手拈来的成品往往叫人叹为观止。这也跟占卜有异曲同工之妙。就拿中国古老的智慧之书《易经》来说，一手拿着《易经》提出问题，另一手随机丢掷铜板，没想到铜板翻转的模式居然与回答问题的卦象，在更深的层次上完全吻合。其实，这些方法就是把理智元素从整个局势中剔除掉，让人走进潜意识和无形的世界里。

同样的技巧也可运用在瑜伽练习里。如果你已经规律地按一组动作练习，那么随机方式对你的帮助尤其大。每个月，随意挑选五个体式彻底研究一番，了解每个体式的构成要素，并思索这些体式之间有何关联，最后再把这五个体式串成一组练习动作。久而久之，你对瑜伽体式的了解将深受改变与冲击，甚至可以设计出一套很棒的练习顺序。分析瑜伽体式时，别忘了善用本书，随时拿出来查阅。

重要概念

KEY CONCEPTS

主动肌／拮抗肌的关系：交互抑制作用
AGONIST / ANTAGONIST RELATIONSHIP: RECIPROCAL INHIBITION

哈他瑜伽堪称最受西方世界欢迎的瑜伽形式。虽然哈他瑜伽发展出琳琅满目的派别，但追本溯源，各个流派的起源全都与古老的保健体系有关，目的不外乎维持身心健康。哈他（hatha）一词，梵文原指日／月或阴／阳，而这刚好跟我们的身体通过生物力学和生理学来维持内部构造平衡的原理不谋而合。

主动肌／拮抗肌的关系和交互抑制作用，最足以说明这种平衡。当主动肌收缩，关节或四肢会朝某个方向运动，这时拮抗肌就会伸展开来，与此动作相抗衡。也

就是说，当大脑下达指令要求主动肌收缩时，也会发出讯号命令拮抗肌放松。所以当我们在练习前弯及展开髋关节动作时，便可善加利用这组生理组合。

图一 练习龟式时，随着躯干向前弯曲，背部的竖脊肌和腰方肌便得以伸展，尽管这时单靠两只手臂和地心引力，便有办法协助躯干弯曲，但若再积极收缩腹肌，伸展效果会更加显著。因为收缩主动肌（腹肌）会产生交互抑制作用，促使拮抗肌（竖脊肌和腰方肌）放松。

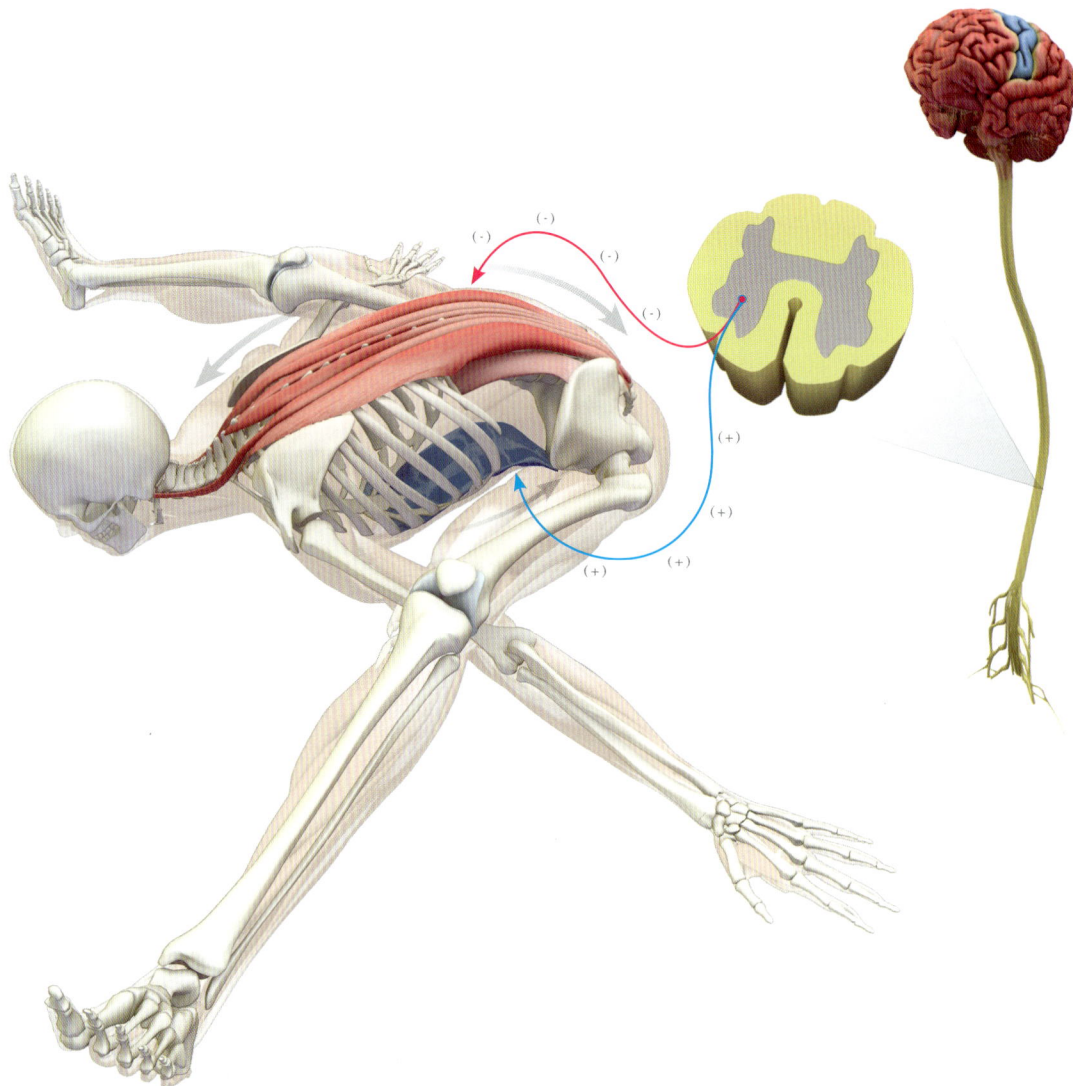

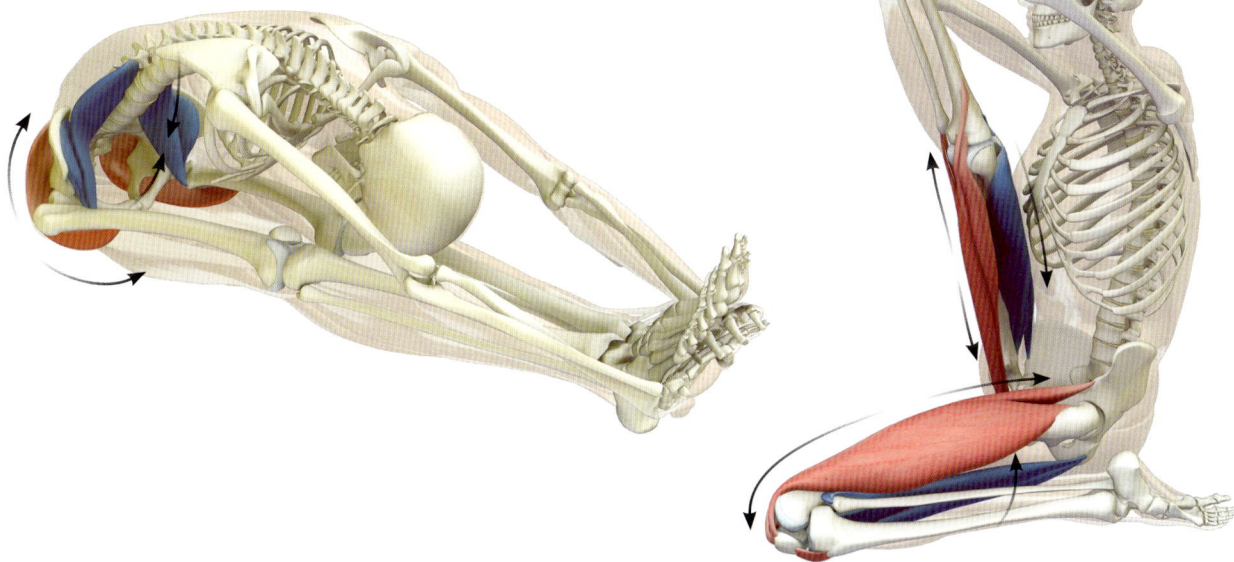

图二 我们练习坐姿前弯式时要弯曲躯干和髋关节。这个体式最关键的主动肌与拮抗肌分别为腰肌（做髋屈动作）与臀大肌（做髋伸动作）。腰肌一旦启动，便会与臀大肌产生交互抑制作用，促使臀大肌放松，进而伸展。

鸳鸯式完美呈现股四头肌和腘绳肌之间的主动肌／拮抗肌关系。当腘绳肌处于伸展状态时，上抬腿的股四头肌会被启动，进而伸直膝关节。你可以用双臂协助膝关节伸展，但

如果能有意识地收缩股四头肌，更可产生腘绳肌的交互抑制作用，使腘绳肌放松，进而伸展。如果你只靠双臂拉直膝关节，不可能达到这种效果。

现在，把注意力放在屈膝腿。当膝关节弯曲，股四头肌便处于伸展的状态。如果只靠身体的重量弯曲膝关节，股四头肌就不会放松，无法达到交互抑制作用的生理效果。因此，偶尔要收缩腘绳肌（主动肌），让小腿紧紧贴着大腿。

图三 坐角式呈现了髋关节外展肌（臀中肌与阔筋膜张肌）和大腿内收肌之间的主动肌／拮抗肌关系。内收肌位于大腿内侧，此时处于伸展状态。先把双脚足跟压向瑜伽垫，再试着往两旁推，使之远离身体中线，借此收缩臀中肌和阔筋膜张肌。这个动作会产生交互抑制作用，促使大腿内收肌放松。

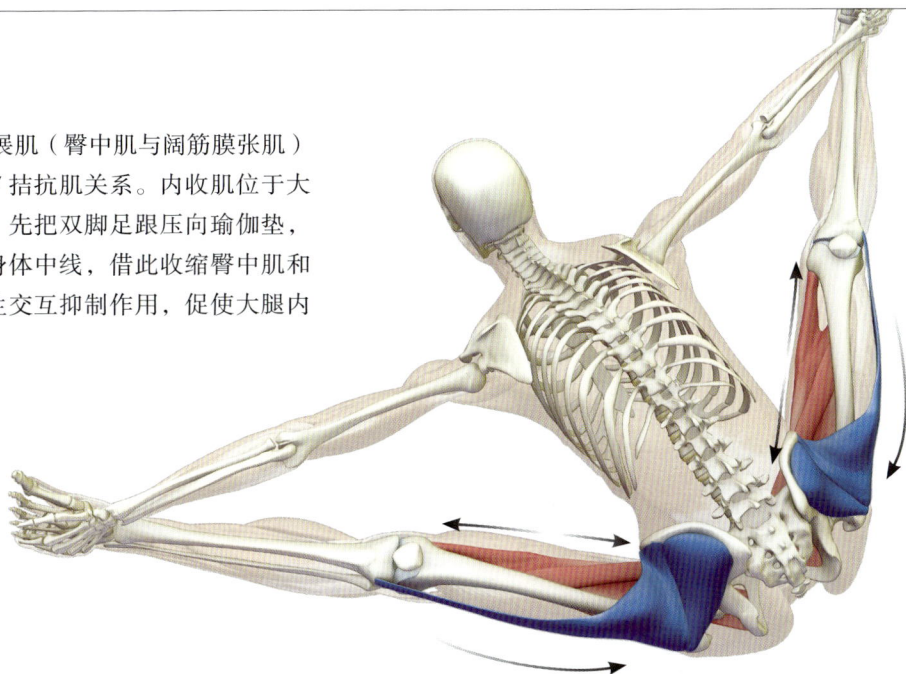

关键肌肉的单独启动
KEY MUSCLE ISOLATIONS

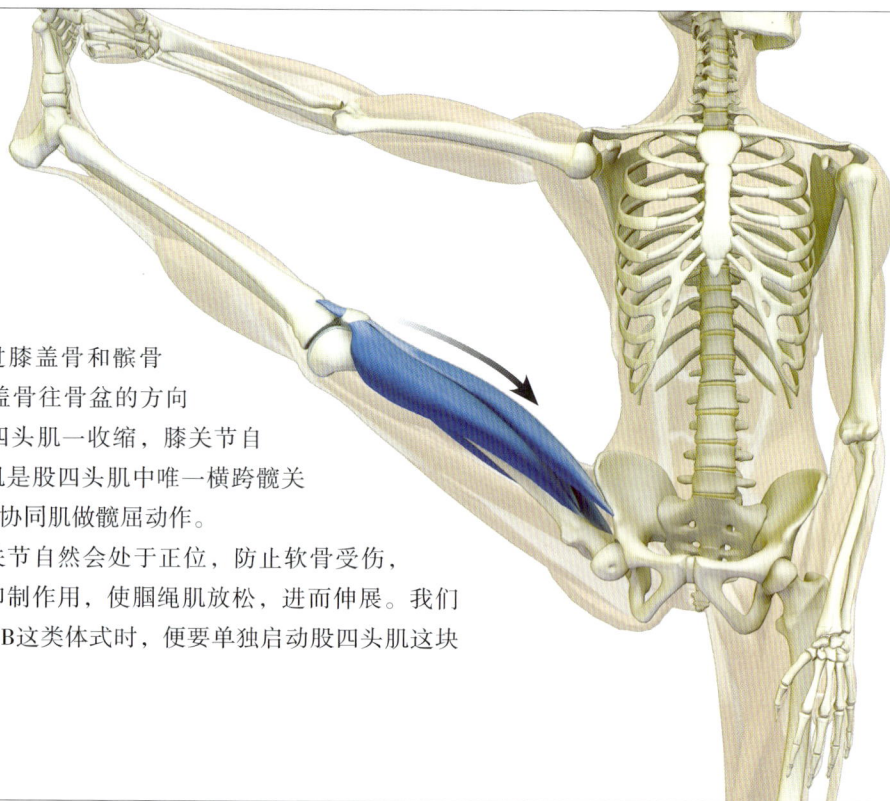

图一 股四头肌的止端越过膝盖骨和髌骨
肌腱，附着于胫骨。把膝盖骨往骨盆的方向
拉，可收缩股四头肌。股四头肌一收缩，膝关节自
然就会伸直。其中，股直肌是股四头肌中唯一横跨髋关
节的肌肉，可协助腰肌及其协同肌做髋屈动作。

股四头肌一启动，膝关节自然会处于正位，防止软骨受伤，
同时也产生腘绳肌的交互抑制作用，使腘绳肌放松，进而伸展。我们
在练习仰卧手抓脚趾伸展式B这类体式时，便要单独启动股四头肌这块
主要肌肉。

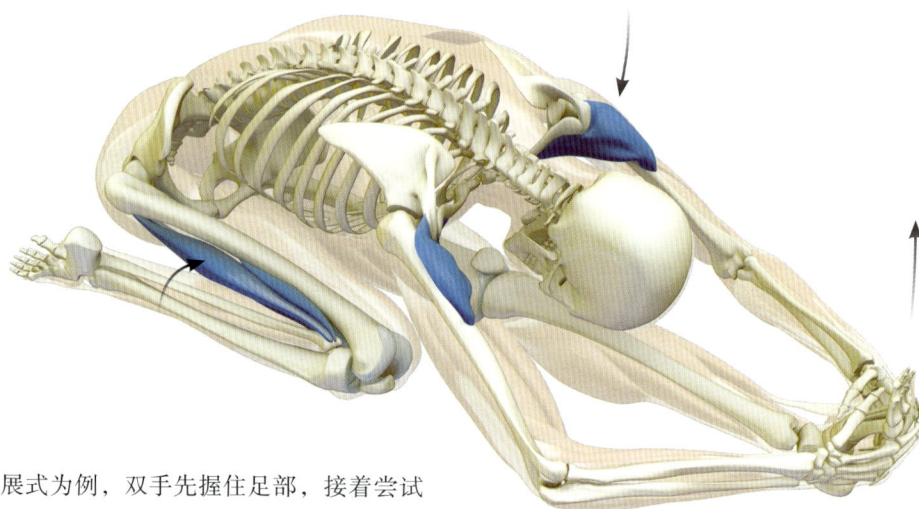

图二 练习前弯体式时，若以单腿跪伸展式为例，双手先握住足部，接着尝试
将双臂往天空方向举。这会收缩三角肌前束。由于双手正牢牢抓住足部，因此
三角肌前束收缩时，反而会把躯干往前拉，进入更深的前弯。与此同时，屈膝
腿的小腿和大腿都要坐稳，这会启动腘绳肌，有助于膝关节保持在正位。

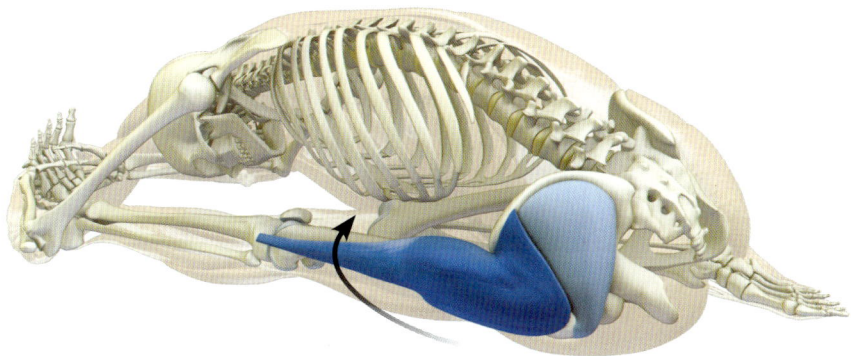

图三 练习单腿跪伸展式时，先把伸直腿的足跟压向瑜伽垫，再试着往一旁拖曳（也就是试着外展伸直腿）。这会收缩臀中肌和阔筋膜张肌，而这两块肌肉除了是大腿的外展肌，更是髋关节的内旋肌。由于伸直腿的足部依然固定在瑜伽垫上，所以臀中肌和阔筋膜张肌收缩的力道会把身体的重量转回屈膝腿这一侧，并转化为大腿的内旋动作。你可以利用此一诀窍，减少伸直腿的外旋，而让膝盖骨回到中立状态。

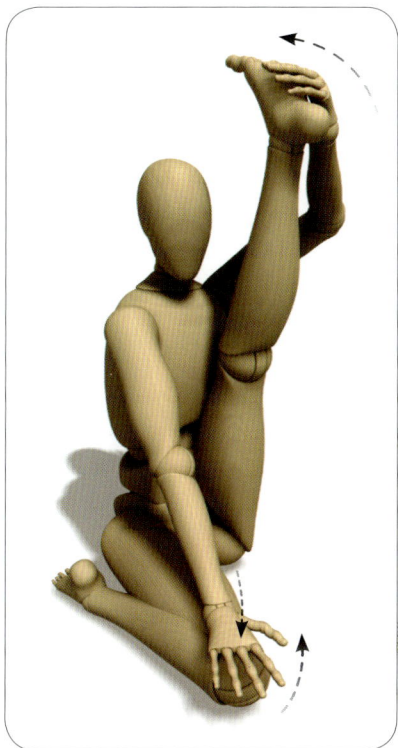

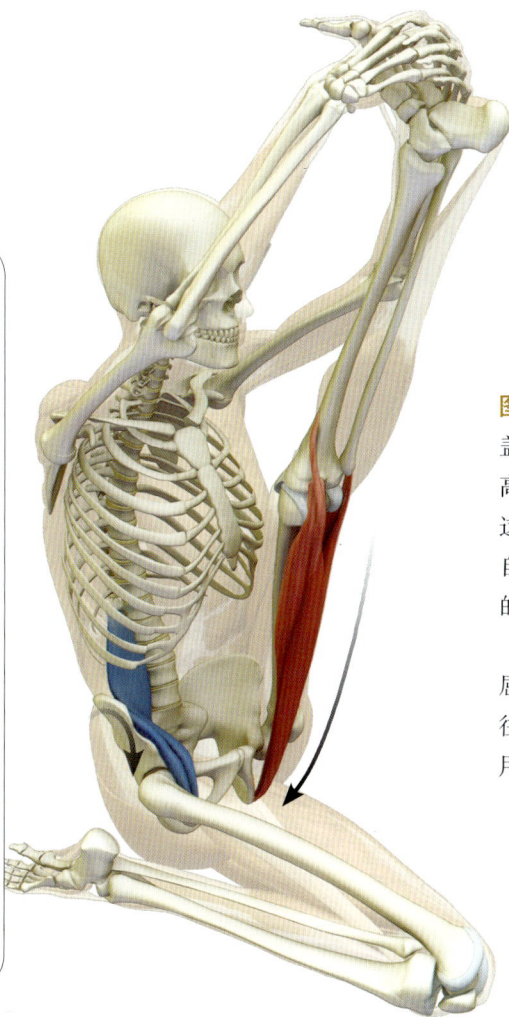

图四 练习鸳鸯式时，手掌先放在屈膝腿膝盖上，当你试着把伸直腿往天空的方向抬高时，手掌要往下压，对抗抬高的动作。这会启动髋关节的屈肌和腰肌。一旦感觉自己可以收缩腰肌，就无需再靠手掌下压的动作。

需要特别注意的是，腰肌除了可做髋屈动作，还会使骨盆前倾，同时把坐骨粗隆往后拉，远离膝关节。仔细观察我们怎样利用这个诀窍，强化伸展伸直腿的腘绳肌。

关键肌肉的共同启动
KEY CO-ACTIVATION

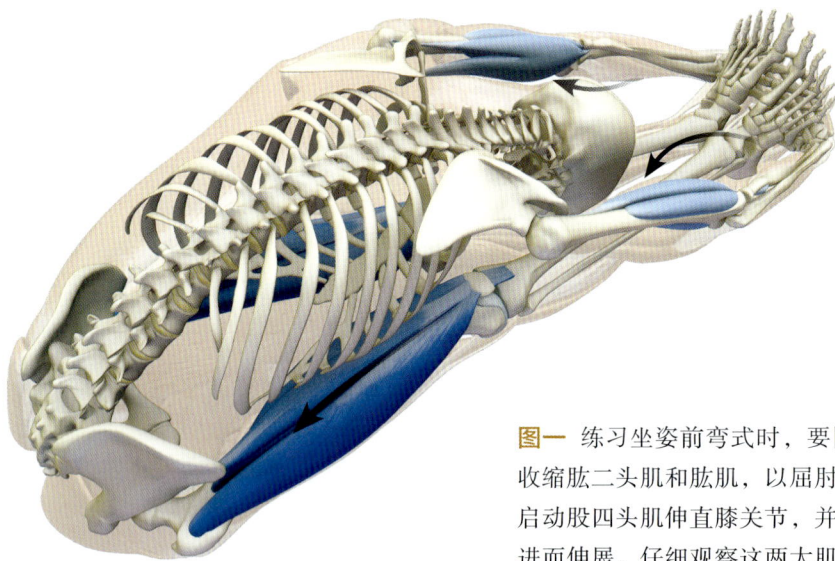

图一 练习坐姿前弯式时，要同时收缩肘关节的屈肌群和膝关节的伸肌群。收缩肱二头肌和肱肌，以屈肘并把躯干往前拉，进入更深的前弯。同时还要启动股四头肌伸直膝关节，并产生腘绳肌的交互抑制作用，使腘绳肌放松，进而伸展。仔细观察这两大肌群如何同时收缩，会使你更容易达成躯干前弯的动作。

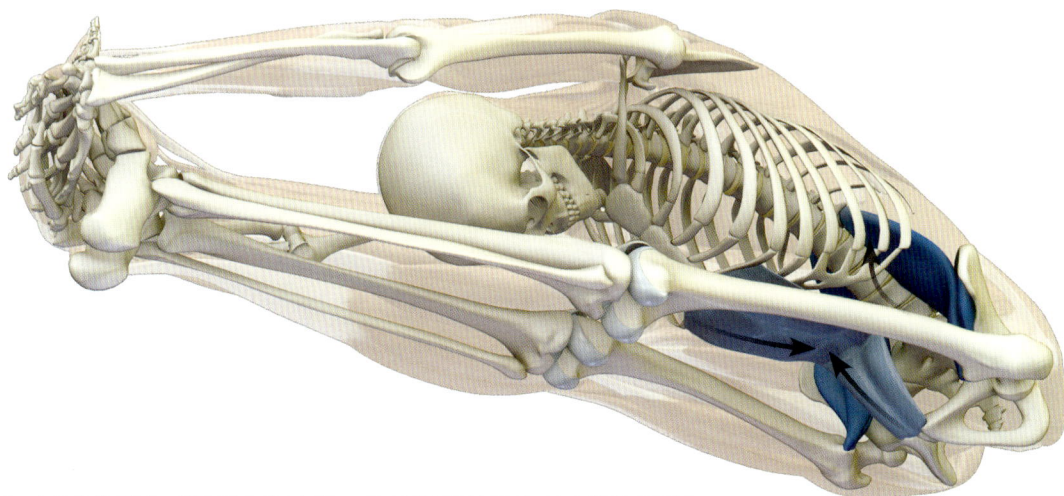

图二 前弯时，还要共同启动腰肌和腹直肌。收缩腰肌的诀窍是利用躯干紧贴大腿。只要腰肌和腹直肌共同收缩，便可同时弯曲躯干和髋关节，深化前弯姿势。

图三 练习仰卧手抓脚趾伸展式A时，我们要收缩臀肌，使地面腿的髋关节可以伸展开来。收缩臀肌的诀窍是，臀部用力，足跟压向瑜伽垫。与此同时，还要启动被双手抓住那条腿的腰肌及其协同肌。启动腰肌及其协同肌的诀窍是，把腿往头部的方向拉，使足部尽量远离髋关节。

同时收缩一条腿的臀肌和另一条腿的髋屈肌，如此一来，可在骨盆左右两侧形成不同方向的"扭转"效果，稳定骨盆。

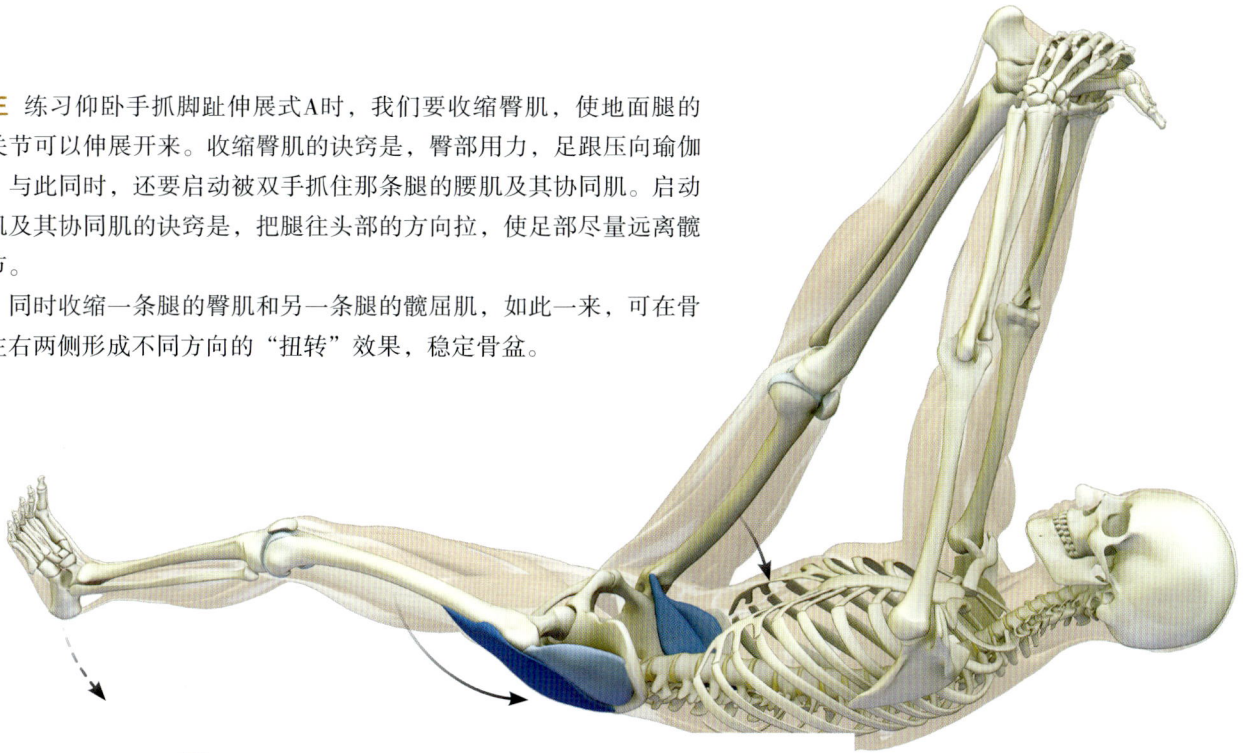

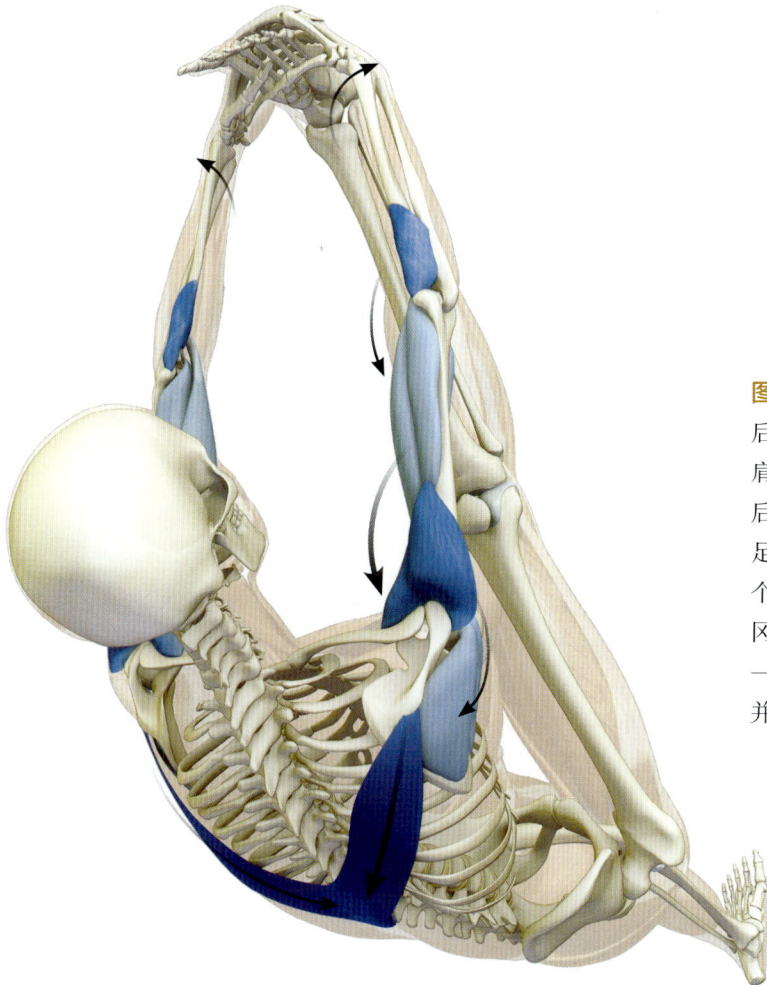

图四 双手握住足部，并尝试把掌心往上翻，做前臂旋后的动作，锁住手脚的连接。共同启动前臂、上臂及肩膀的肌肉，以把腿抬得更直，进入更深的伸展。之后，收缩肱二头肌和肱肌，令肘关节弯曲。双手紧握足部，往上抬（仿佛你要把一件物品高举过头）。这个动作会启动三角肌前束。接着，收缩三角肌后束、冈下肌及小圆肌，使肩膀外旋。最后，收缩下三分之一的斜方肌，把肩胛骨往下背拉。这有助于放松颈部并展开胸腔。

诱发式伸展（促进伸展）
FACILITATED STRETCHES

图一 在了解共同启动原理后，接下来就是试着收缩想要伸展的那条肌肉。我们利用离心收缩来增加肌肉的长度，这项技巧就称为诱发式伸展。诱发式伸展利用了脊髓反射弧原理，而这也最能说明现代解剖学、生理学等与古老哈他瑜伽艺术如何完美结合。解剖学、生理学等跟古老哈他瑜伽简直是天生一对。伸展动作，说穿了就是把张力运用在肌肉和肌腱上。当肌肉—肌腱连接处的神经感受器高尔基腱器官器侦测

到张力时，就会传送讯号至脊髓，而脊髓一收到讯号，便会立即命令被伸展过头的那条肌肉放松。反射弧就如同电力回路的断电器，具有保护作用，避免肌腱在所附着骨骼的位置产生撕裂伤。

每块骨骼肌肉都有高尔基腱器官，若能在练习瑜伽时善用诱发式伸展，便可有效增加肌肉长度，排除练习时的身体障碍。不过，运用这项技巧时，务必小心谨慎。

图一 脊髓反射弧

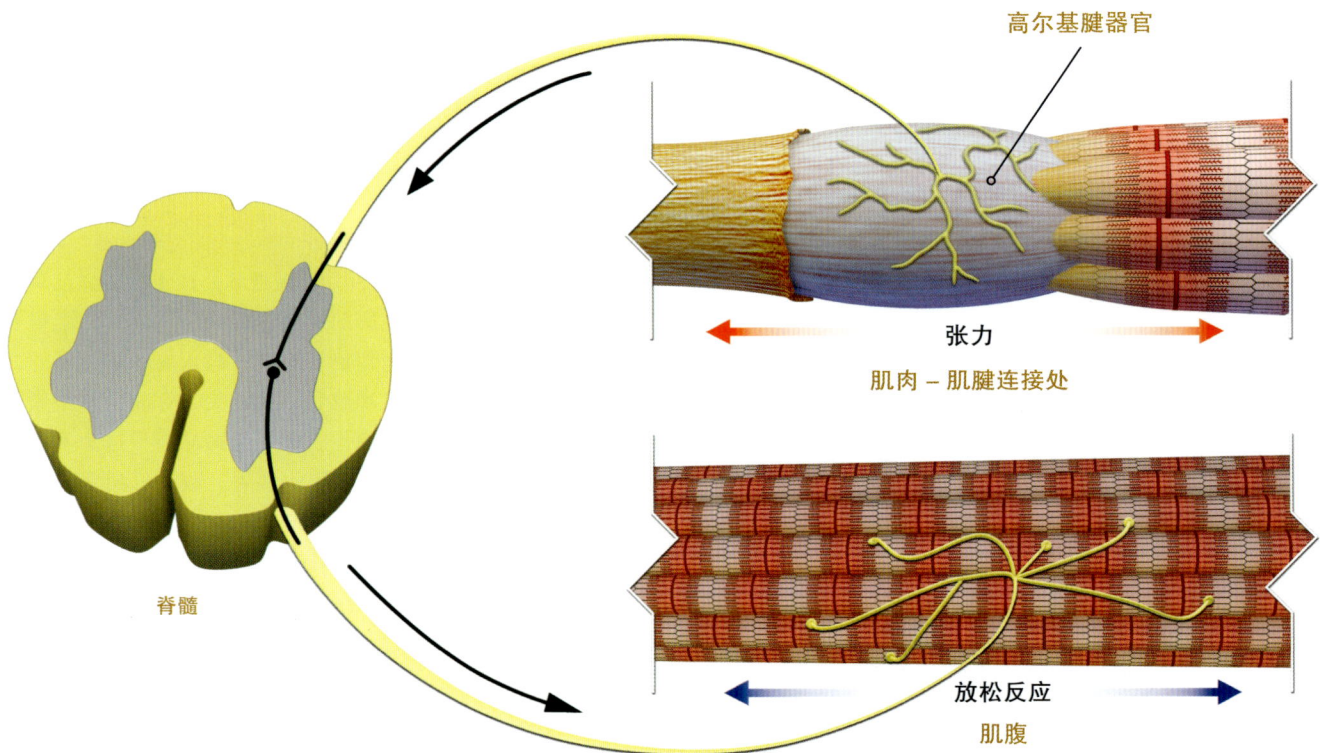

高尔基腱器官

张力

肌肉－肌腱连接处

放松反应

肌腹

脊髓

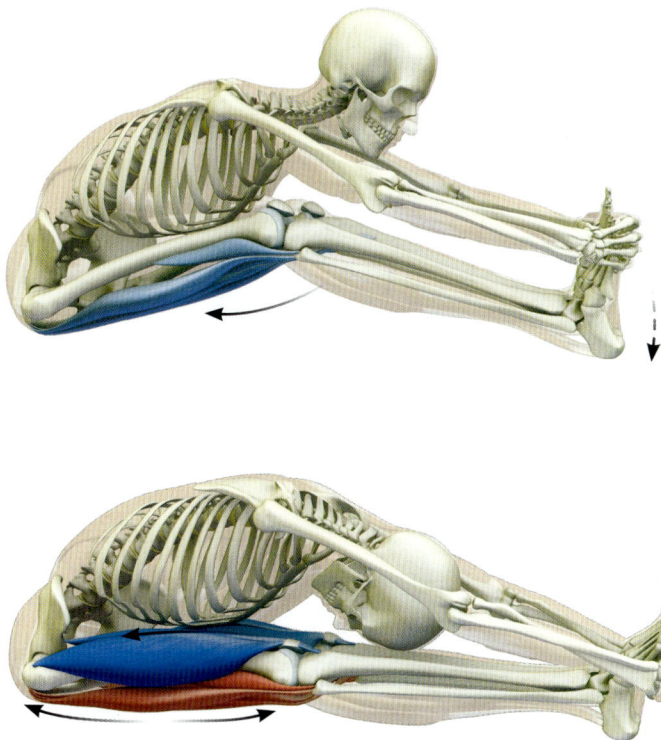

图二、图三 所谓诱发式伸展，意指收缩你正在拉长的那条肌肉。诱发式伸展会增加肌肉–肌腱连接处的张力，比单纯伸展肌肉时动用到更多的高尔基腱器官。诱发式伸展也会刺激脊髓发出讯号，命令肌肉放松，实质上也就是让肌肉"松弛"。接着，你就可以借着松弛的肌肉，进入更深的体式。

例如练习坐姿前弯式时，先稍微屈膝，让躯干靠向大腿。接着，足跟轻轻压向瑜伽垫，仿佛要进一步弯曲膝关节。这个动作会收缩腘绳肌，并刺激位于肌肉—肌腱连接处的高尔基腱器官。持续收缩腘绳肌，维持5～8个呼吸后，再解开屈膝的动作。这么做产生的放松反应会增加腘绳肌的长度。之后，收缩股四头肌，以伸直膝关节并伸展松弛的肌肉。加上原本就有的交互抑制作用，腘绳肌此时可进一步放松，进而伸展。

图四、图五 竖脊肌和腰方肌也可依照相同步骤。首先，前弯躯干，伸展背部肌肉，并将双臂弯曲，以维持伸展的动作。接着，尝试挺背。这个动作会增加竖脊肌和腰方肌在肌肉–肌腱连接处的张力，刺激高尔基腱器官，可令背肌放松。维持这个挺背姿势5～8个平稳的呼吸后，吐气收缩腹肌，并借由双臂以及反射弧所增加的肌肉长度，把背肌拉长，带入更深的体式。启动腹肌还可产生背部肌肉的交互抑制作用，使背部肌肉放松，进而伸展。

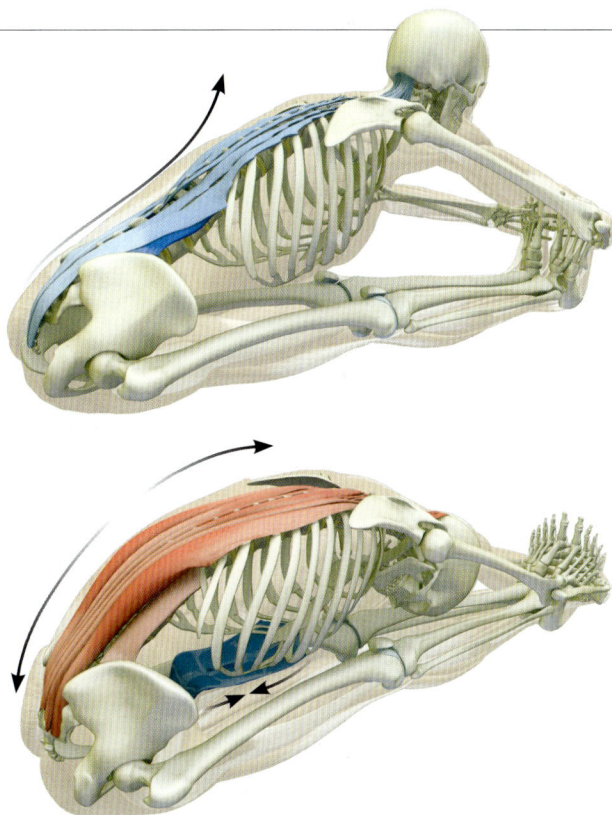

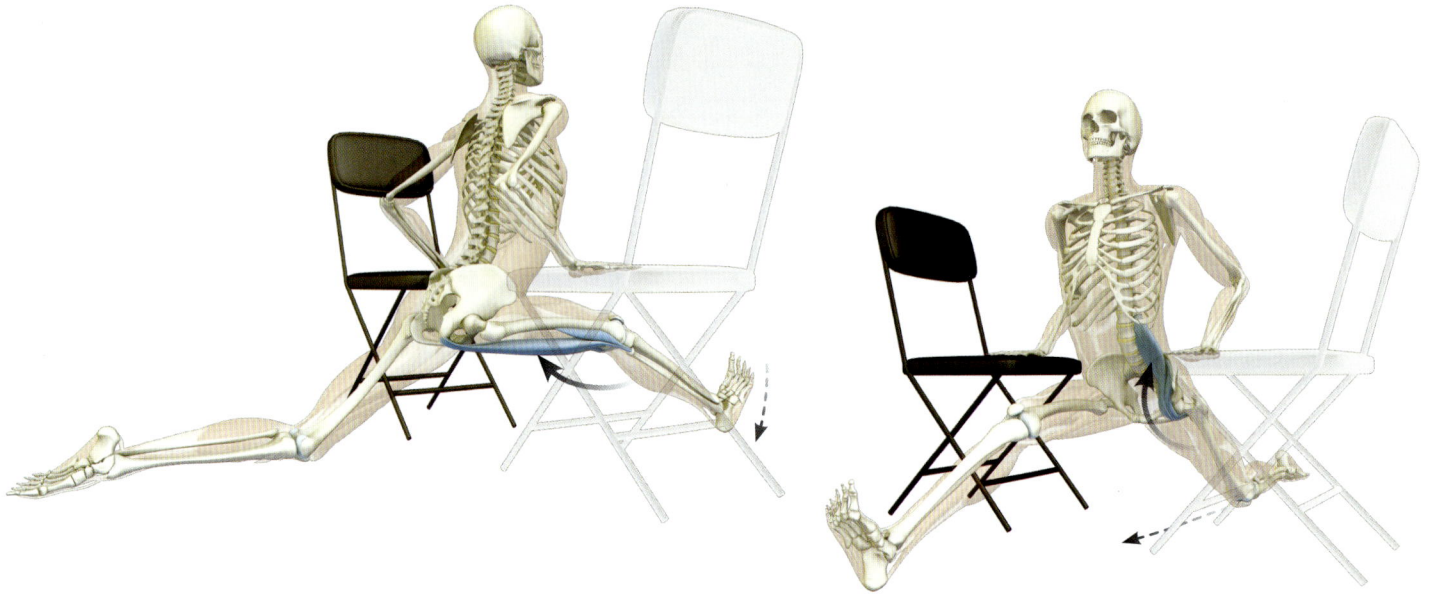

图六、图七 借由执行诱发式伸展来深化猴神哈努曼式。先在身体两侧各放一把椅子，作为支撑身体之用，接着把注意力放在前腿腘绳肌的诱发式伸展。为了达到效果，请将前腿膝关节弯曲15度左右。弯曲膝关节，可使原本就已伸展的腘绳肌产生更多张力，亦可避免膝关节过度伸直。

将前脚足跟压向瑜伽垫以收缩腘绳肌，同时想象前脚足跟往后脚膝关节的方向拉。用约20%的力道保持这个姿势，并做几个平稳的深呼吸。接着，收缩股四头肌，伸直膝关节，收缩腰肌，弯曲髋关节。这样的伸展可拉开因放松反应而增加的肌肉长度，并深化你的动作。

再来，我们把注意力移到后脚的髋屈肌上。首先双脚跨成弓箭步，伸展后脚髋关节。接着，尝试把后脚膝关节往前脚足部的方向推（仿佛你要弯曲后脚髋关节）。这会增强肌肉－肌腱连接处的张力。由于瑜伽垫的关系，膝关节实际上不会动，但收缩的力道会刺激髋屈肌的高尔基腱器官。在这个动作停留5～8个呼吸后，再离开弓箭步的动作。接着，收缩后脚的臀大肌和腘绳肌，以伸展髋关节并拉开放松的髋屈肌，进入更深的体式。

图八 别忘了收缩调控体式的主动肌。练习猴神哈努曼式时，要收缩前脚的股四头肌和腰肌，以及后脚的臀大肌和腘绳肌。我们刚才利用诱发式伸展拉长的那些肌肉，现在因为主动肌收缩的关系而产生交互抑制作用，这使肌肉得以放松，进入更深的体式。

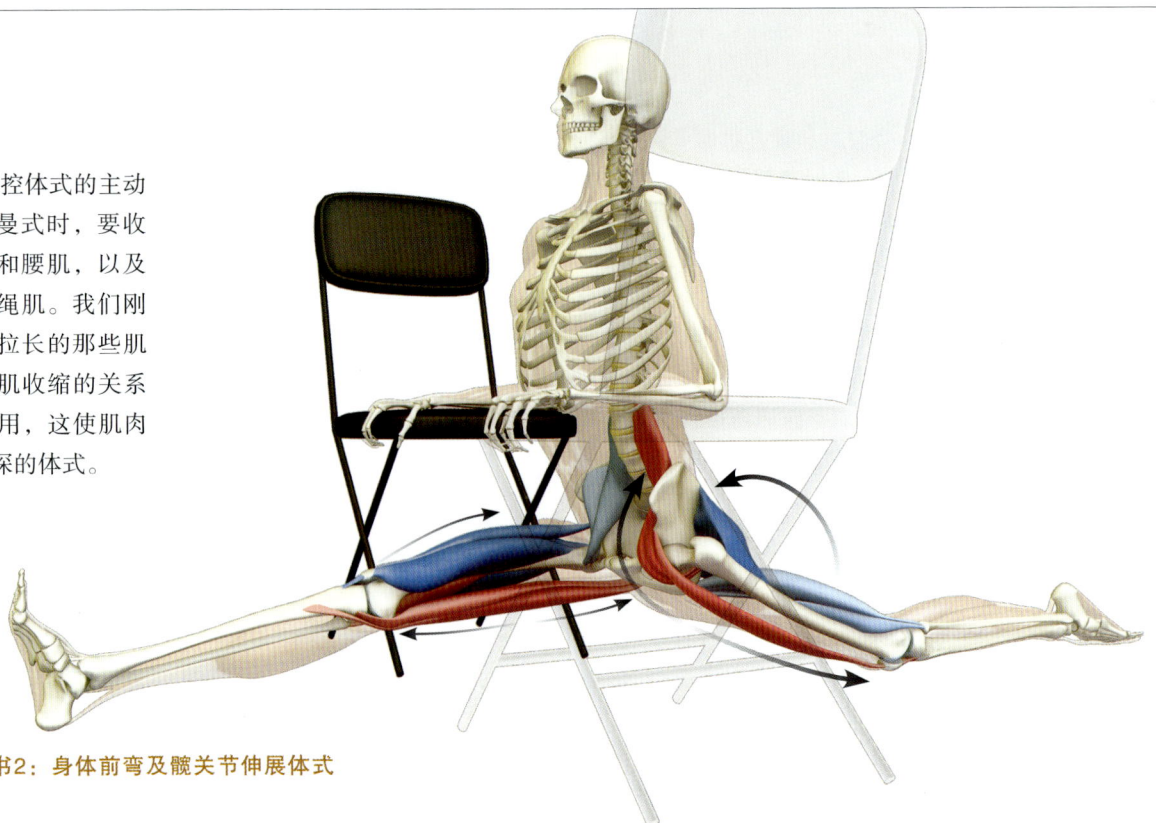

收束
BANDHA

收束会刺激运动神经和感觉神经，将身体姿势深深烙印在脑海里。有些练习者先天柔软度极佳，各种瑜伽体式皆难不倒他们，但不知何故，做出的体式毫无生气，或是效用不大。遇到这种练习者，收束对他们特别有效，因为收束可稳定姿势，强化肌肉。唯有在柔软度和肌力之间取得平衡，才可坐实瑜伽哈/他（日/月）之名。

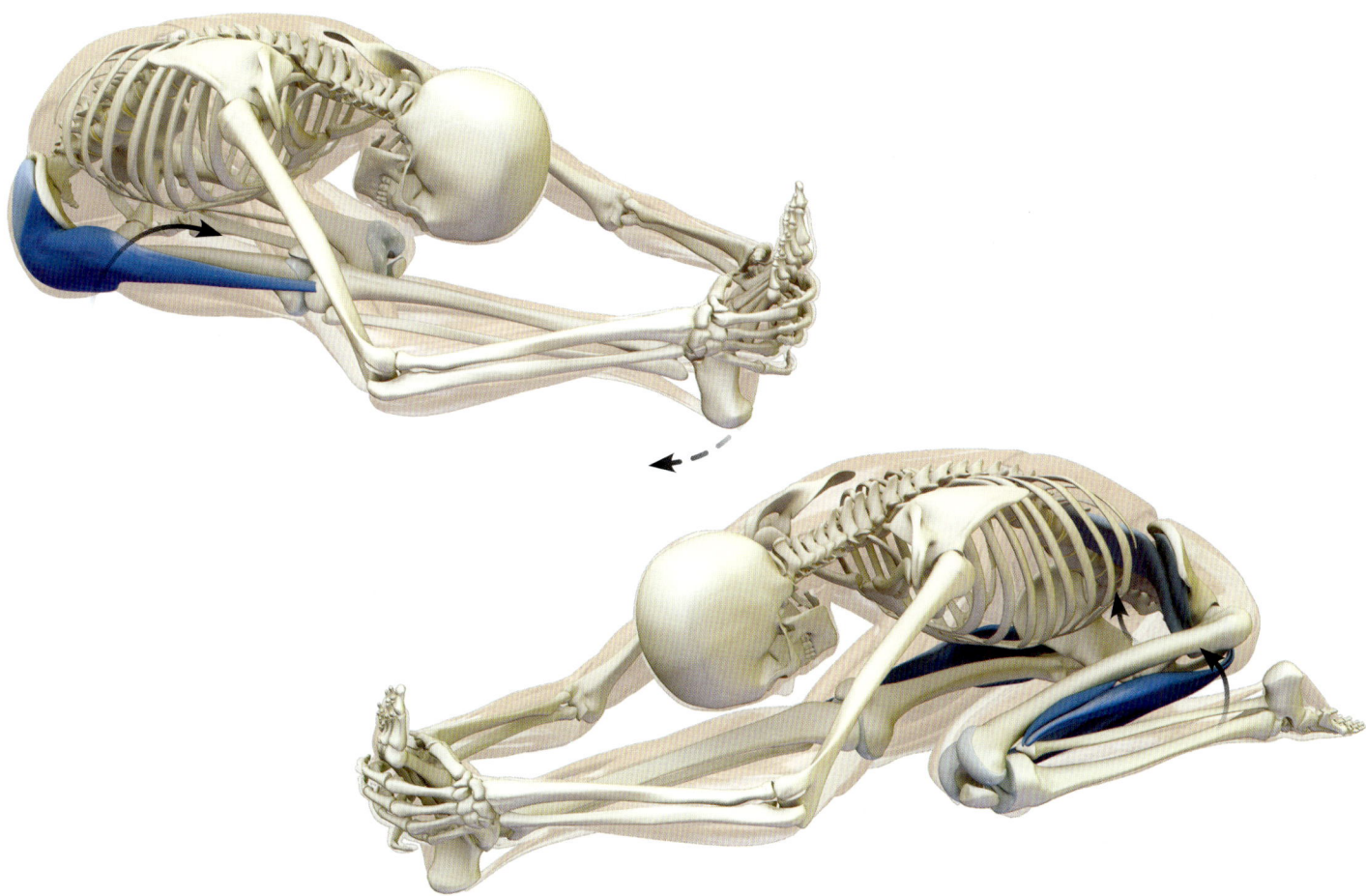

图一、图二 我们利用共同收缩来创造收束。例如练习单腿跪伸展式时，重心容易倒向伸直腿一侧。遇到这种情形，你可以在伸直腿侧的臀部底下垫条毯子或放块瑜伽砖，以将身体重量转移到屈膝腿一侧。这方法虽然可行，但根本的解决之道还是设法在没有外在辅具的协助下完成动作。我们必须用身体肌肉的力量去导正偏斜的情况，并创造这个体式的收束。

首先，同时收缩伸直腿的外展肌，以及屈膝腿的髋屈肌和膝屈肌。收缩外展肌的诀窍是，把伸直腿的足跟压向瑜伽垫，再试着往一旁拖曳，远离身体中线。足跟实际上不会移动，但阔筋膜张肌和臀中肌收缩的力道会把身体往屈膝腿推。此外，你还必须启动屈膝腿的腘绳肌，令小腿和大腿稳定。再来，尝试抬起屈膝腿膝关节，以收缩腰肌。结合以上动作，可有效化解身体往伸直腿侧偏斜的倾向，也会在骨盆创造收束。最后，提起会阴，借此收缩骨盆底肌肉，把这些动作和会阴收束法结合起来。

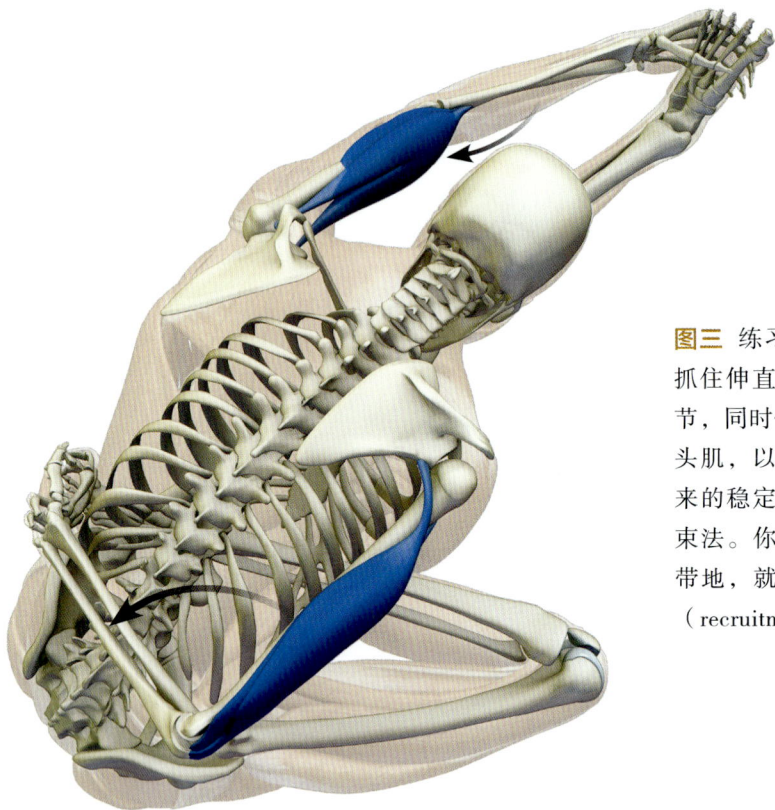

图三 练习坐姿单盘前弯式时，可以尝试以下步骤。收缩抓住伸直腿足部那只手的肱二头肌和肱肌，以弯曲肘关节，同时像左图所示，收缩握住屈膝腿足部那只手的肱三头肌，以伸直肘关节。仔细感觉这些肌肉共同收缩所带来的稳定效果。之后，再加上骨盆底肌肉，形成会阴收束法。你会发现，当你启动肱二头肌和肱三头肌时，连带地，就比较容易收缩骨盆底肌肉，这就称为肌肉动员（recruitment）作用。

图四 莲花坐式可以形成好几个收束，你可以全都试试，并感受在收束的刺激下，莲花坐式是否整个活了过来？首先，把下侧脚往上侧脚压（就在双脚交叉处），这个动作会收缩下侧脚的臀大肌以及深层的髋关节外旋肌。同时，也要把上侧脚往下侧脚压，下压的动作会启动上侧脚的臀中肌和阔筋膜张肌。仔细感觉双脚互压的动作如何稳固莲花坐式。

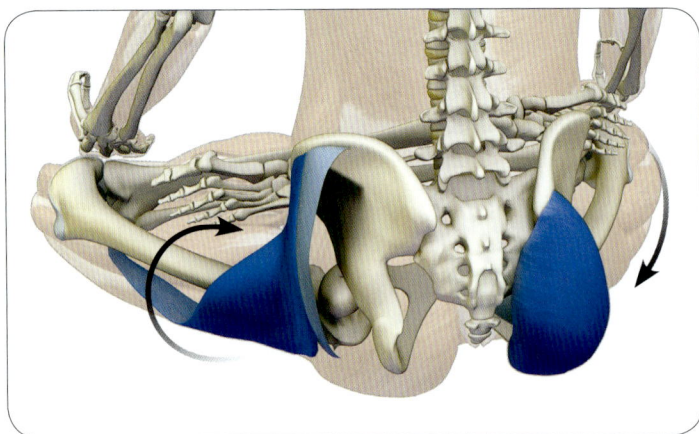

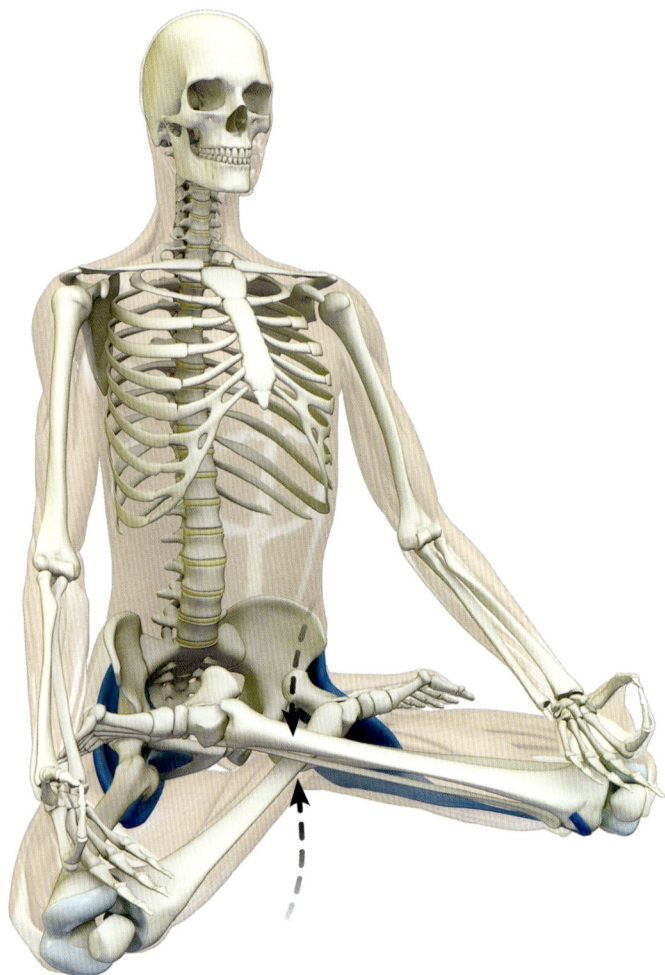

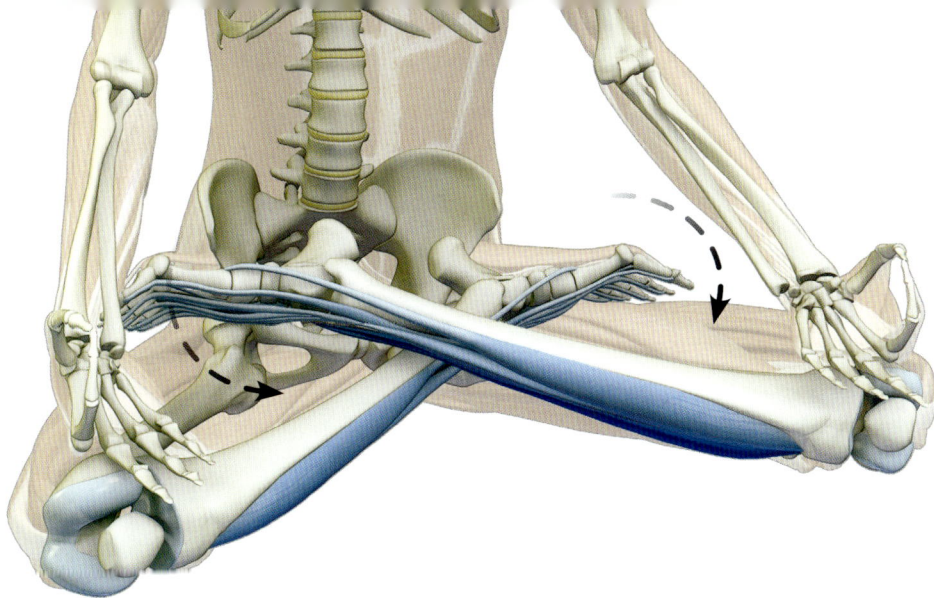

图五 收缩小腿侧面的腓骨长肌与腓骨短肌，以及胫前肌和伸趾肌群，使双脚足背可以钩在大腿上。这个动作可以固定双足。

图六 双足稳稳固定在大腿上（如图五所示）后收缩股四头肌，以伸直膝关节。股四头肌堪称为膝关节的肌肉稳定器。练习莲花坐式时，若能收缩股四头肌，可稳固姿势，维持膝关节的密合度，避免软骨受伤。

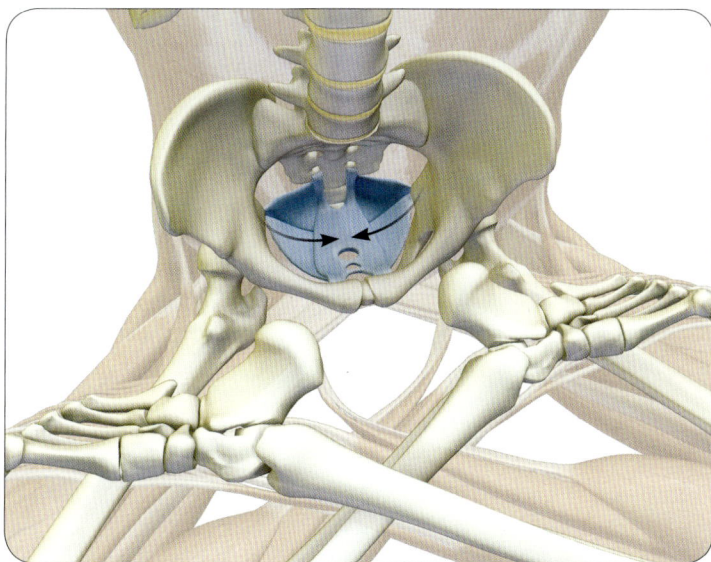

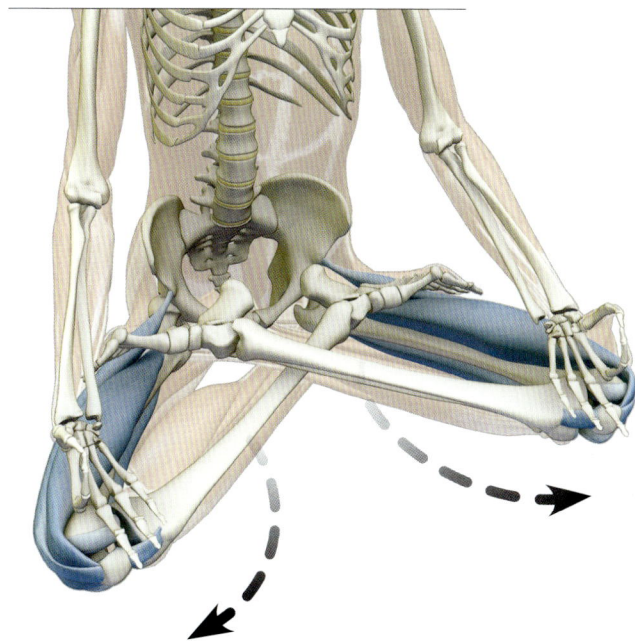

图七 最后，收缩骨盆底肌肉，以启动会阴收束法。完成这个步骤的诀窍是执行凯格尔运动（Kegel maneuver）。或许你会发现，若把刚才说明的各种收束与会阴收束法结合起来，便可强化骨盆底肌肉。有些肌肉我们很难随心所欲收缩（例如创造会阴收束法的那些肌肉），这时就要利用容易控制的肌肉，加强其收缩力道。

总结 从这一节我们可以了解到，除了较熟悉的会阴收束法、脐锁和扣胸收束，收束的概念还可向外延伸。其实，当我们在练习瑜伽体式时，只要利用肌肉共同启动，便可在全身上下创造收束。收束可以稳定关节，刺激脊髓反射弧，使相对较不灵活的区域（如骶髂关节）能够活动。

收束瑜伽法则

　　每个体式都有独特的形式与功效。在这个体式收缩的肌肉，到了其他体式可能就是伸展。因此，拥有一张地图会很有帮助，因为地图会指引你做到最理想的体式。不过上上之策还是自己培养能力，创造一张你个人的专属地图。收束瑜伽法则这一节，就是教你怎么达成这项目标。

　　每个体式皆由五项要素构成，分别是关节摆位、为了完成这些摆位而收缩的肌肉、为了完成这些摆位而伸展的肌肉、呼吸以及收束。你只要认识了关节摆位，就可以确认某一条肌肉是原动肌，进而启动它。原动肌一收缩，便能调控出某个体式的样子，然后再利用其他协同肌微调姿势。原动肌既然已经确定了，你自然就晓得应该伸展哪些肌肉。最后再运用生理学技巧，拉长肌肉，增加肌肉的活动度，加深体式。

　　其次是呼吸。几乎每个体式都有助于我们扩展胸腔。结合呼吸的辅助肌肉及横隔膜的动作，以增加胸廓的容积。这会促进血液含氧量，排除细微身的能量障碍。

　　收束则是最后的画龙点睛。你只要共同收缩那些调控关节摆位的肌群，就能在全身上下创造收束。然后，把身体四肢收束连接到核心收束。这会稳定你的姿势，使体式法的感受牢牢铭记在心里。

　　收束瑜伽法则包含五个步骤，这些步骤教你辨识五项要素，解读所有瑜伽体式。收束瑜伽法则是你的引路人，指引你创造一张结合科学与瑜伽的地图。在这一节，我将以头碰膝式为范例来讲解。

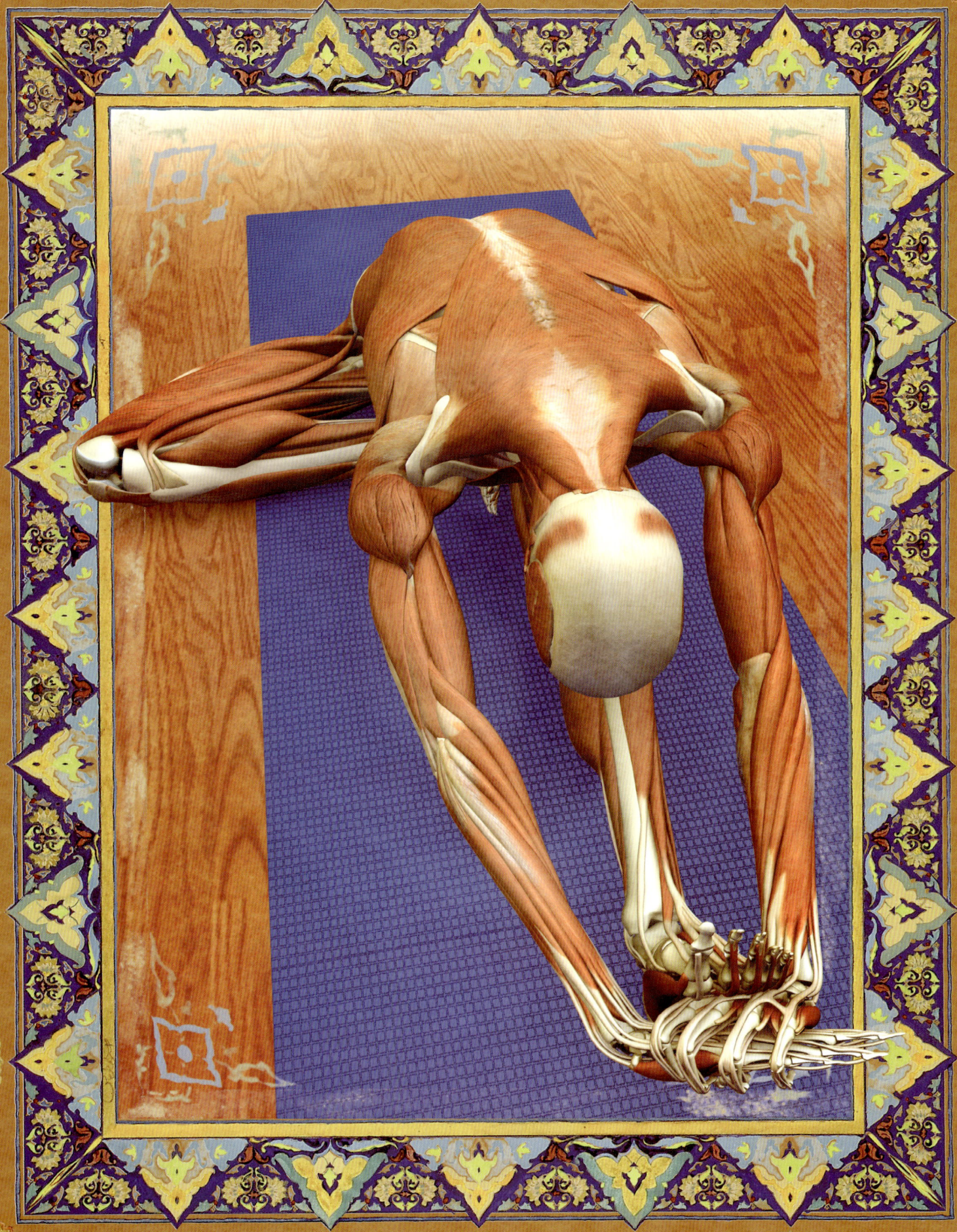

收束瑜伽法则

1

确认体式所使用的关节摆位。

2

确认体式法中所使用的原动肌。

收缩这些肌肉，让骨骼稳定，进入正位。

3

确认原动肌对应的拮抗肌。

然后伸展拮抗肌，以创造柔软度。

4

扩展胸腔。

5

创造收束。

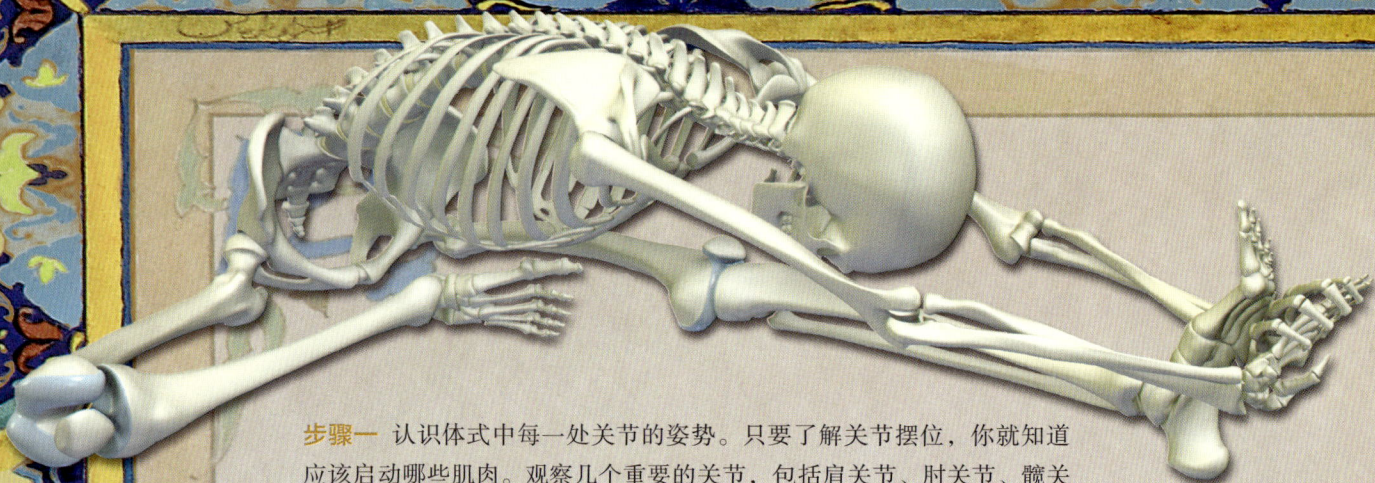

步骤一 认识体式中每一处关节的姿势。只要了解关节摆位，你就知道应该启动哪些肌肉。观察几个重要的关节，包括肩关节、肘关节、髋关节、膝关节和躯干。

以头碰膝式为例，伸直腿髋关节弯曲，膝关节伸展；屈膝腿髋关节弯曲、外展、外旋；躯干弯曲；肩膀弯曲、外旋，等等。练习体式法时，用这种方式检视全身。

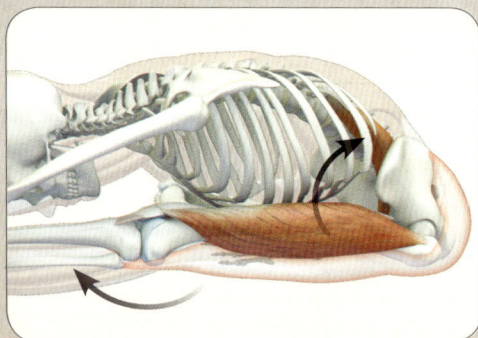

步骤二 辨认那些控制关节、调控体式的原动肌。接着收缩原动肌，让骨骼稳定，进入正位。

例如，收缩股四头肌，以伸直膝关节；收缩腰肌，以弯曲髋关节。

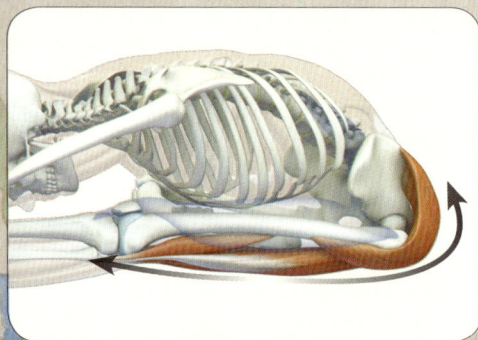

步骤三 辨认原动肌的拮抗肌。然后伸展拮抗肌，以创造柔软度。利用诱发式伸展和交互抑制作用，放松拮抗肌，增加其长度。

例如，收缩伸直腿的股四头肌和腰肌，令同一腿的腘绳肌和臀大肌放松，进而伸展。

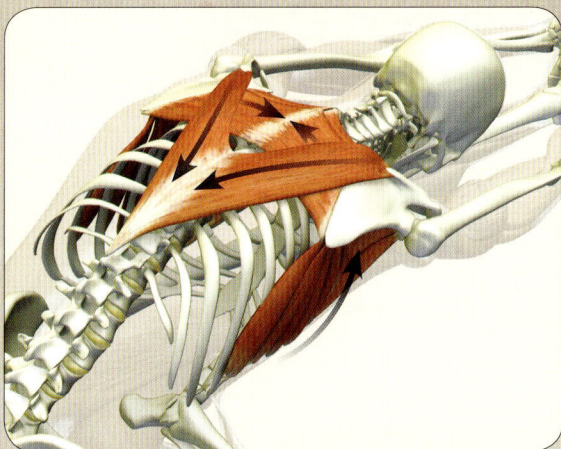

步骤四 扩展胸腔。利用本书介绍的提示，训练自己独立启动呼吸辅助肌群。

例如，先把两侧肩胛骨往身体中线拉近，接着启动菱形肌和下斜方肌，使肩膀远离耳朵。然后收缩胸小肌和前锯肌，把胸腔提起来并扩展。

步骤五 创造收束。收束可以"锁住"或稳定姿势，强化肌肉，刺激神经系统。

例如，将躯干紧贴着大腿，以收缩伸直腿的腰肌。与此同时，还要收缩臀部，以启动屈膝腿的臀大肌。在这个姿势维持1~2个呼吸，仔细感觉共同收缩的动作如何稳固骨盆。

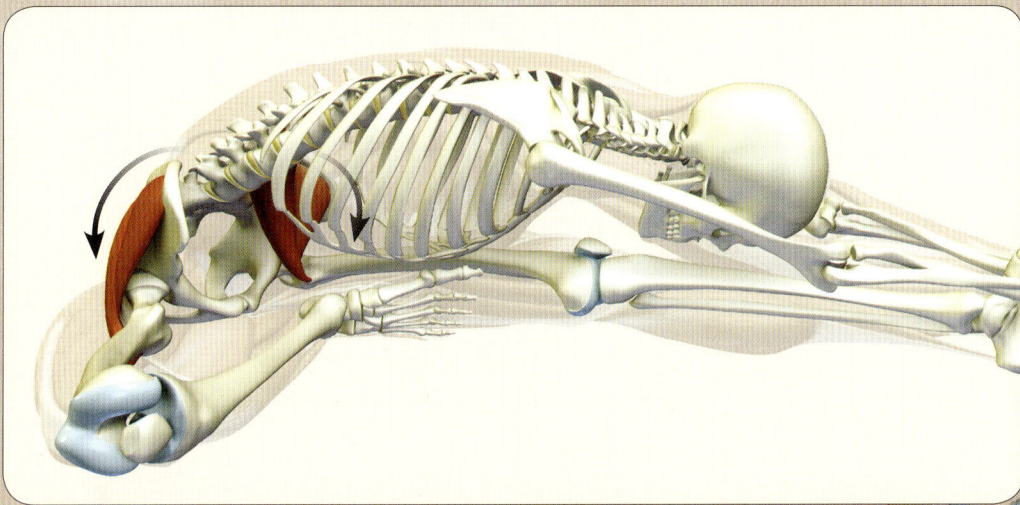

展开髋关节的体式

HIP OPENERS

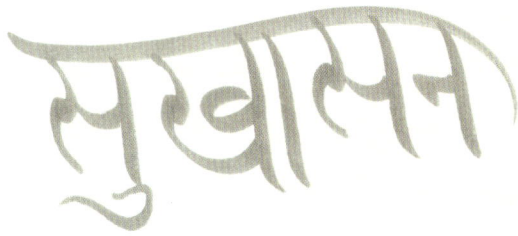

सुखासन

SUKHASANA
简易坐式（散盘）

简易坐式是我们打坐时最常采用的姿势。许多哈他瑜伽体式的目的，就是为了帮助我们能以散盘的姿势轻松而舒适地长时间打坐。其实，梵文asana的原意正是"舒适而轻松的姿势"。

练习简易坐式时，若想坐得舒服，必须尽量不靠肌肉来维持姿势。其中一个方法是让膝关节尽可能贴近瑜伽垫，这样一来，身体重心便会往骨盆核心降低。为使膝关节更接近地面，我们必须伸展包覆髋关节的肌肉群，尤其是髋关节的内收肌和内旋肌，这动作可让股骨外展并外旋。

脊柱要落在骨盆正上方，以确保我们是仰赖骨骼而不是肌肉收缩来支撑躯干重量。也只有这样，我们才可能在花较少力气的情况下维持简易坐式。运用背阔肌的闭锁式运动链收缩（closed chain contraction）把躯干往前拉，好让身体的力学轴（mechanical axis，即重力作用的方向）和脊柱的解剖轴（anatomic axis）相互保持平行。接着，启动呼吸辅助肌群，扩展胸腔，使体式臻于完善。

───────────── **基本关节位置** ─────────────

· 髋关节弯曲、外展、外旋　　· 躯干稍微伸展

· 膝关节弯曲　　　　　　　　· 肩膀稍微弯曲

· 踝关节保持中立

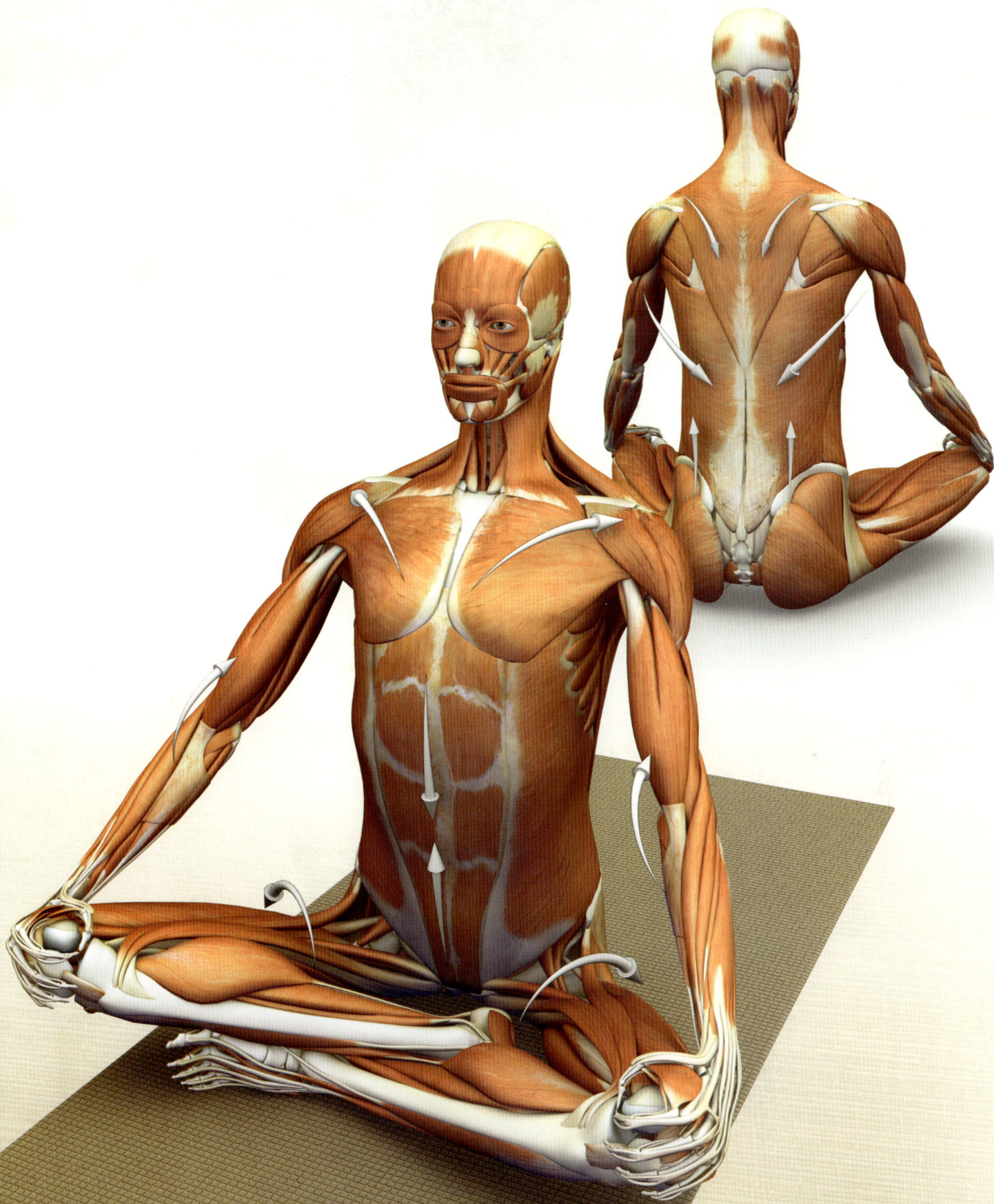

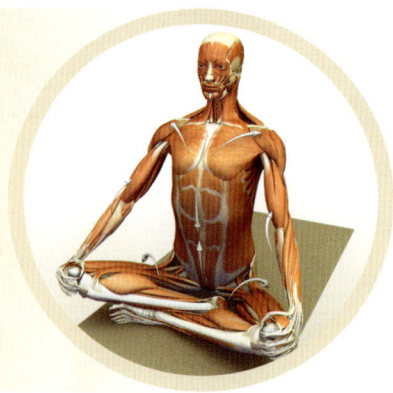

简易坐式（散盘）准备动作

通过束角式或坐角式这类体式，来伸展大腿内侧的内收肌。或是通过抱腿摇篮伸展式，以诱发式伸展的原理，拉长髋内旋肌群。

再来是挺胸的动作。双手先固定在膝盖上，再尝试往后拉。双臂实际上不会挪移，于是胸部就在背阔肌的闭锁式运动链收缩带动下，整个被往前拉。这个动作会把脊柱拉到骨盆的正上方，并扩展胸腔。

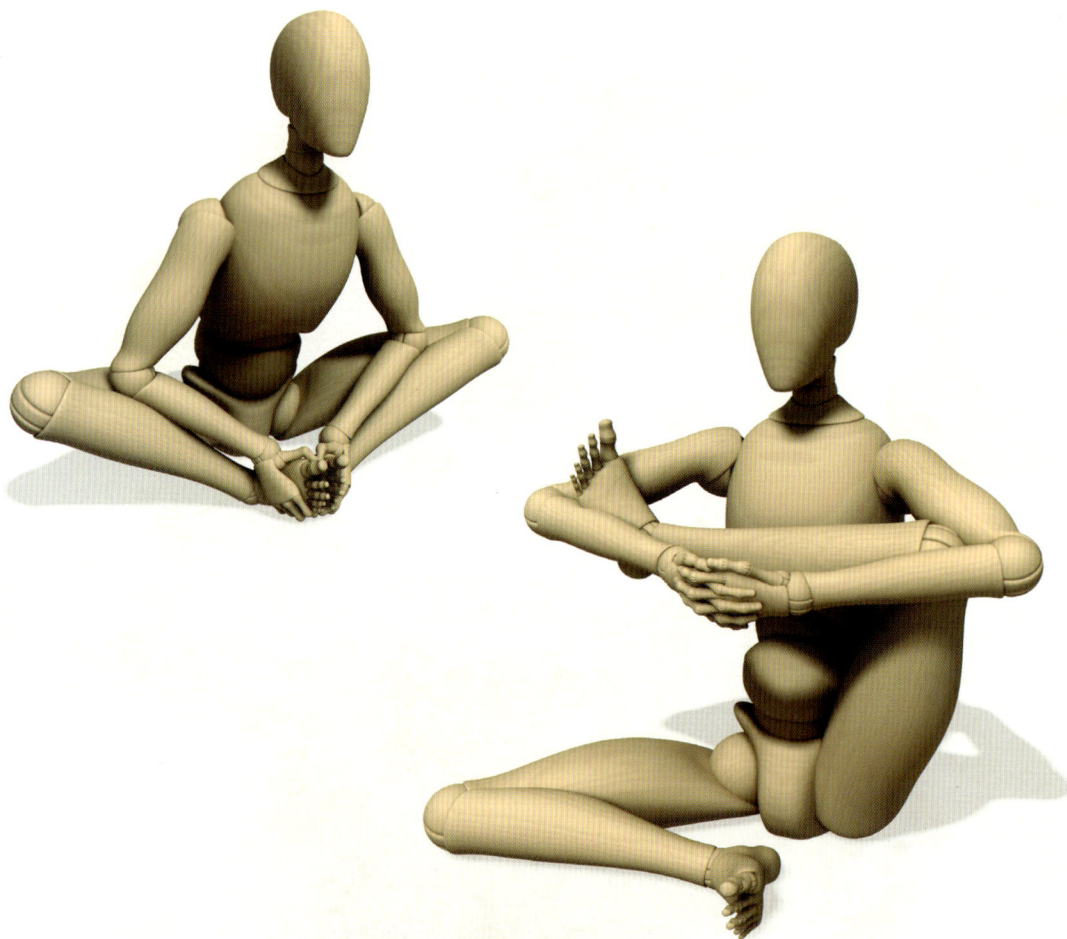

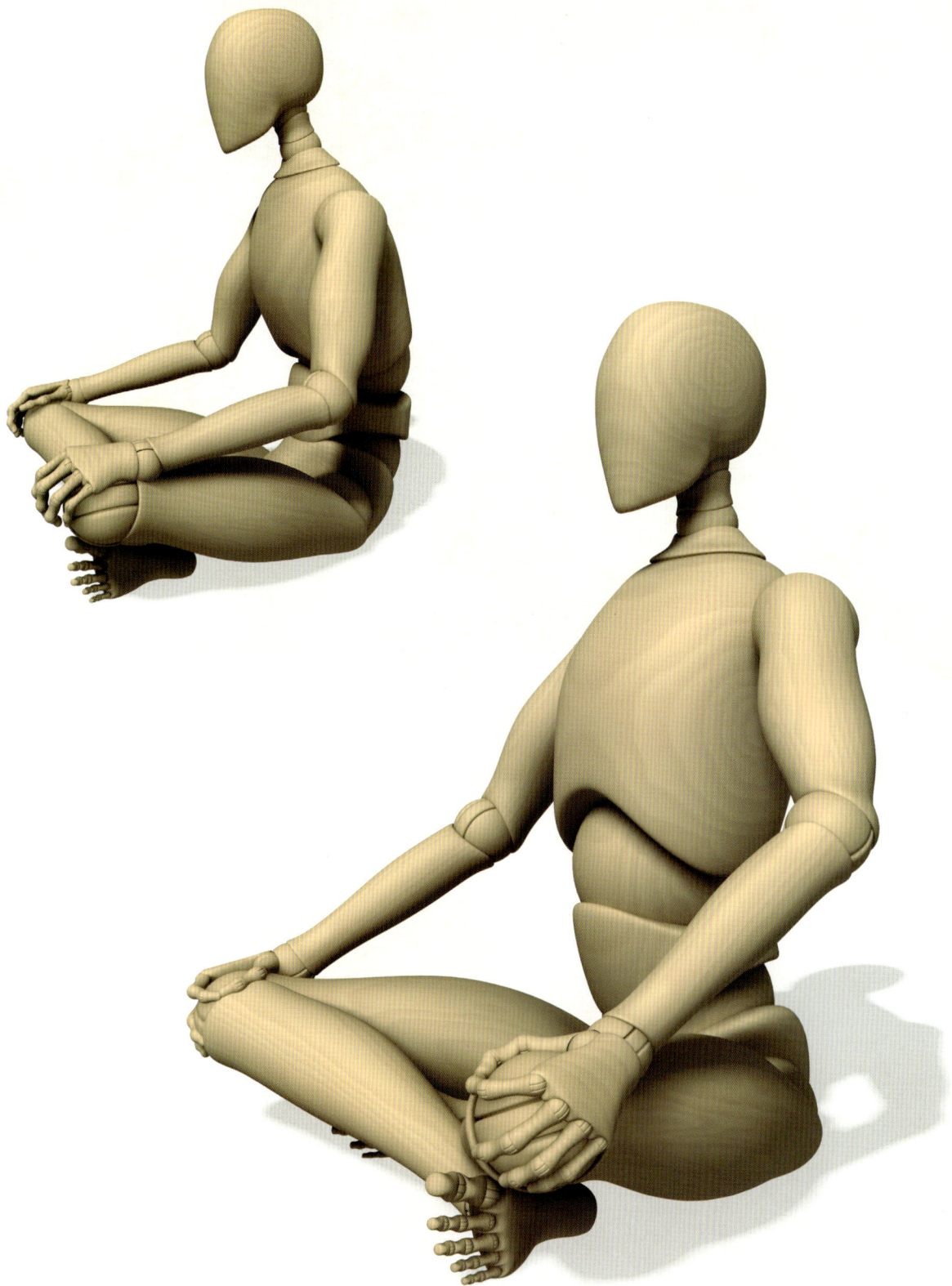

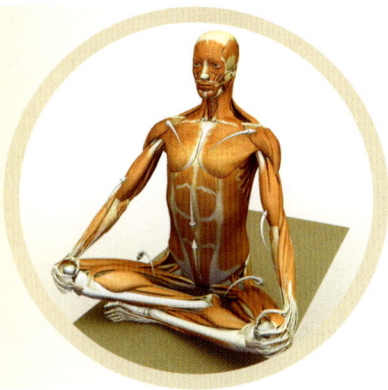

步骤一 借由双手在膝关节上抬同时下压，以启动腰肌。这个动作会产生闭锁式运动链收缩，借以使腰肌的起端（而非止端）移动，进而挺起腰部、使骨盆前倾。腰肌也会协助位于腰椎上的腰方肌完成动作。接着，想象缝匠肌收缩，让髋关节弯曲、外展、外旋。此外，缝匠肌也可协助腰肌，使骨盆前倾。

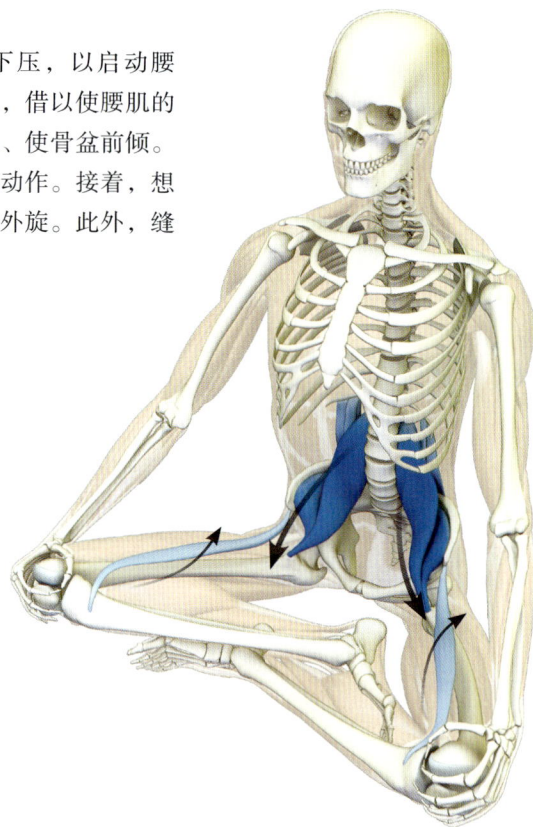

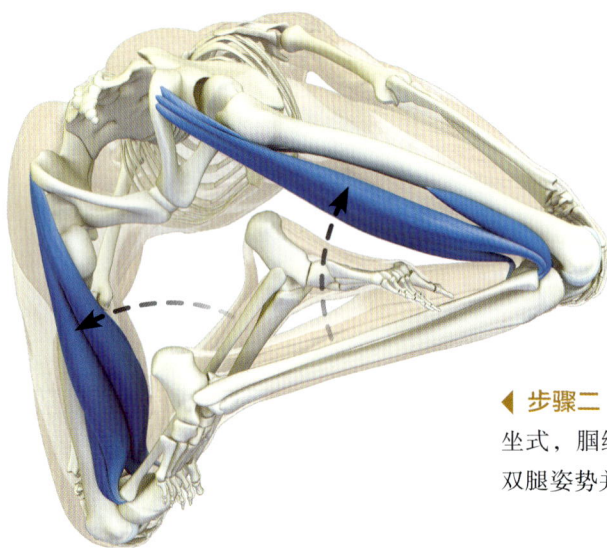

◀ **步骤二** 收缩腘绳肌以弯曲膝关节。不过，身体一旦进入简易坐式，腘绳肌就要放松，但也要记得偶尔收缩腘绳肌，以微调双腿姿势并重建膝关节的密合度。

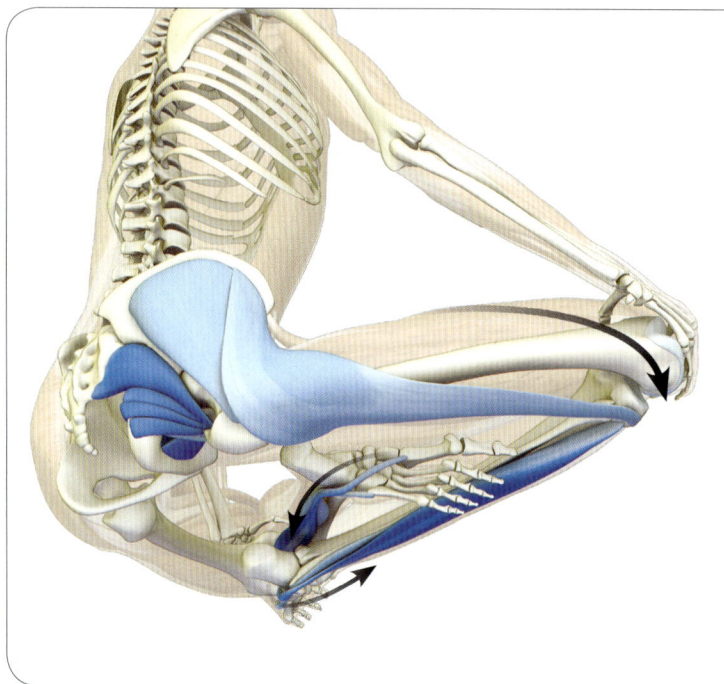

步骤三 启动臀中肌和阔筋膜张肌，可使大腿朝地面的方向外展。请注意，这两块肌肉原是髋关节的内旋肌，但我们在练习简易坐式时，却必须外旋髋关节。因此，在进入简易坐式以前，要先伸展臀中肌和阔筋膜张肌，拉长这两块肌肉的内旋组成。接着，再收缩臀中肌和阔筋膜张肌，外展髋关节。

大腿外展同时收拢尾骨，以收缩髋关节深层的外旋肌。之后，把足部的外缘（即俗称的脚刀）轻轻压向瑜伽垫，使体式臻于完善。这个动作会启动小腿侧面的腓骨长肌与腓骨短肌。

▶ **步骤四** 双手先置于膝上，再将前臂内侧向下转动，带动掌面朝下，同时，收缩旋前圆肌和旋前方肌。收缩肱三头肌，尝试伸直肘关节。收缩冈下肌和小圆肌，使肩关节外旋（此时，三角肌后束是冈下肌和小圆肌的协同肌，可协助肩关节外旋）。最后，如右图所示，用双手把胸腔往前拉，启动背阔肌的闭锁式运动链收缩。

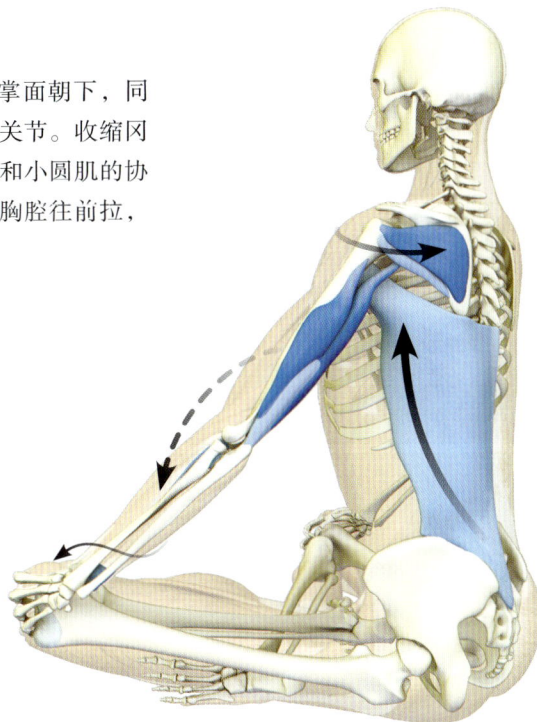

步骤五 收缩菱形肌，把两块肩胛骨往身体中线拉。这个动作会扩展胸腔，并稳定肩胛骨，为步骤六做好准备。最后，启动下三分之一的斜方肌，把肩胛骨往下背拉。

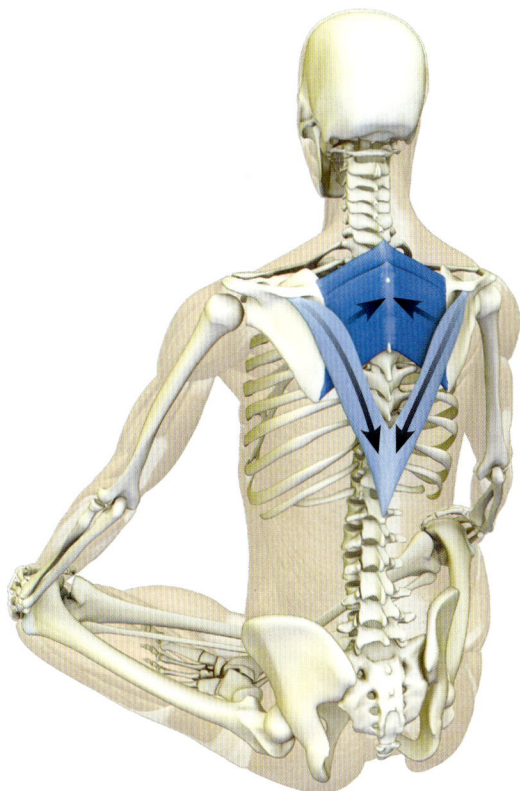

▶ **步骤六** 两块肩胛骨往身体中线集中、固定。接着，收缩胸小肌，提起胸廓。启动胸小肌的诀窍是，将肩膀尝试往前绕转。尽管肩膀被菱形肌固定住而无法转动，但胸小肌收缩的力道却可提起肋骨，扩展胸腔。

收缩前锯肌，进一步扩展胸腔。你会发现，前锯肌的起端位于肩胛骨，且整块肌肉附着于肋骨上（如同胸小肌）。由于肩胛骨已被菱形肌拴住，所以一收缩前锯肌，便能提起并扩展胸腔。收缩前锯肌的诀窍是，想象你正用双手抵住门框往外推。

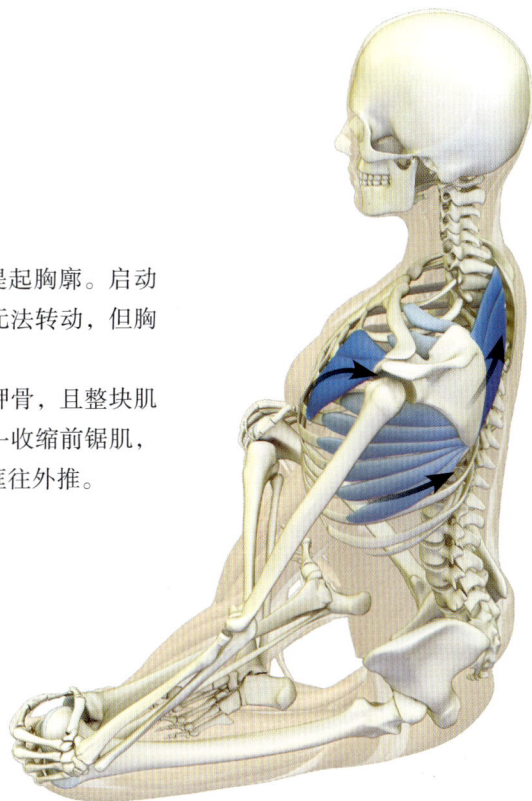

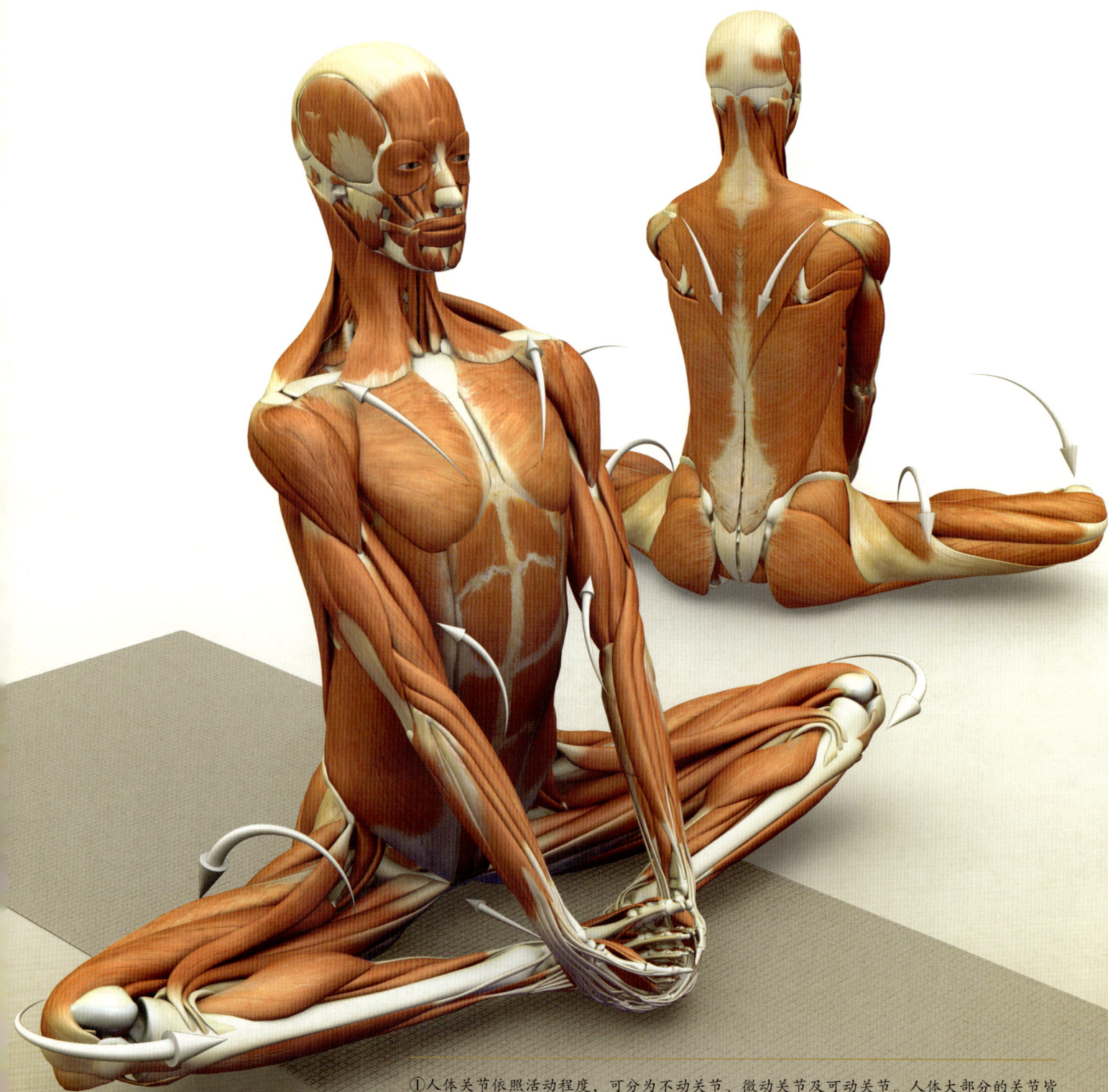

①人体关节依照活动程度，可分为不动关节、微动关节及可动关节。人体大部分的关节皆属可动关节。而可动关节之下，依照动作方式，还可再细分为滑动关节、铰链关节、枢轴关节、髁状关节、鞍状关节、球窝关节。铰链关节，即一个圆柱型表面镶嵌在一个弧形的凹窝内，可前后单一方向的运动，但无法左右转动或横向摆动。膝关节、肘关节皆属铰链关节。而球窝关节，关节面的一端呈球形状，另一端的关节面呈凹陷的球形空间，与一部分的球形端关节面互相接触（球面的1/3~1/2）。整个关节由不同走向的韧带包覆起来，能做屈、伸、内收、外展、回转和旋转运动，是活动范围最大的关节结构。髋关节、肩关节即是最典型的球窝关节。——译者注

BADDHA KONASANA

束角式

束角式是个对称体式。通过束角式，我们有机会找到身体不对称之处，并让这些部位恢复成对称状态，尤其是髋关节与骨盆一带。首先，我们要辨识哪些基本动作创造出束角式的模样。例如，髋关节弯曲、外展、外旋，而髋关节动作的每项要素，就好比是整个体式故事的次要情节，因此，练习时若能多加留意这些要素，我们就能更容易察觉每个动作的细微差异。一开始是外展，内收肌如果太紧，双腿膝关节就不易往两旁拉开。这时，可以利用诱发式伸展，增加内收肌的长度，以放松髋关节，拉开膝关节。有关诱发式伸展的概念，前面已有详细说明。再来，我们要提升髋关节外旋的幅度。髋关节外旋的动作如果受限，多半为内旋肌太过紧绷所致（髋关节的内旋肌包括臀中肌、臀小肌和阔筋膜张肌），因此，我们要用莲花坐式提供的诱发式伸展，扩大髋关节外旋的范围。结合髋关节外旋的幅度与内旋肌的诱发式伸展，以加深束角式的姿势。

接下来，我们要借助髋关节的深层外旋肌及骨盆底肌肉，使骶骨前屈，稍稍加深整个姿势。连接双手和双足。束角式可发展出几个变化式，其一是肘关节弯曲，把躯干往前拉；另一变化式是挺背，肩胛骨靠拢，把躯干往上提，扩展胸腔。利用双臂和腘绳肌，把双足往骨盆的方向拉（这也是完成阶段时要达到的其中一项目标）。髋关节属于球窝关节，活动范围大，所以双膝展开的程度，主要取决于髋关节，而非膝关节。千万不可在膝关节上施压，务必使其保持在铰链关节（hinge joint）的状态下[①]（见32页）。

基本关节位置

· 髋关节弯曲、外展、外旋   · 躯干挺直

· 膝关节弯曲   · 肩膀弯曲、内收、外旋

· 踝关节保持中立   · 肘关节弯曲

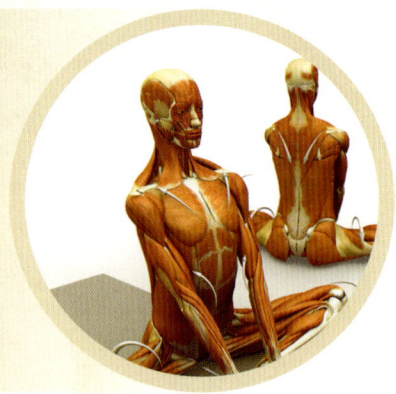

束角式准备动作

借由膝关节弯曲，髋关节弯曲、外展、外旋，使身体摆出束角式大致的模样。接着，让大腿与小腿尽量靠拢，可启动腘绳肌。腘绳肌是膝关节的肌肉稳定器，而收缩腘绳肌可维持膝关节面的密合度，避免过大的力道传到膝关节的软骨。双手握住双足，手肘放在大腿与小腿间内侧的缝隙上，接着，尝试靠拢双腿的膝关节（内收的动作），以进行内收肌的诱发式伸展。此时，双臂虽然抵住双腿，但你最多只能用正常力道的20%并拢双膝。在这个姿势维持几个缓慢、深沉且稳定的呼吸，接着放松内收肌，转而启动髋关节侧面的肌肉，也就是臀中肌和阔筋膜张肌，拉近膝关节与地面的距离。换言之，我们利用诱发式伸展带来的松弛效果，增加内收肌的长度。再来，以抱腿摇篮伸展式拉长髋关节的内旋肌，使其更容易达成外旋的动作。如有必要，以上步骤可一再重复，扩大髋关节活动的范围。练习完束角式时，务必小心解开动作。最后，还要回到手杖式，以收缩、平衡方才练习时所伸展的肌肉，也就是髋关节的内收肌和内旋肌。如此才可维持瑜伽哈／他（阳／阴）的本质。

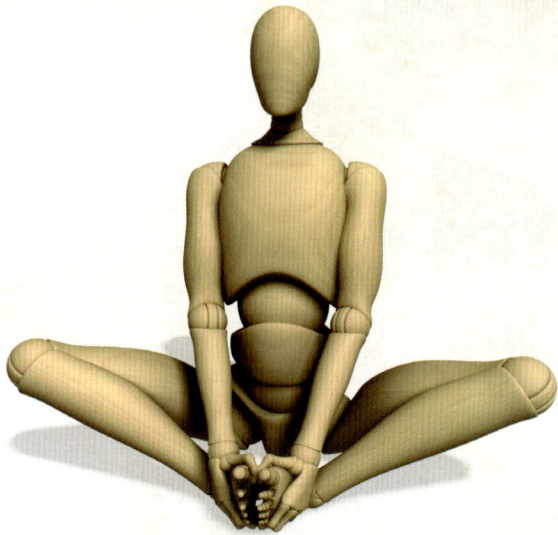
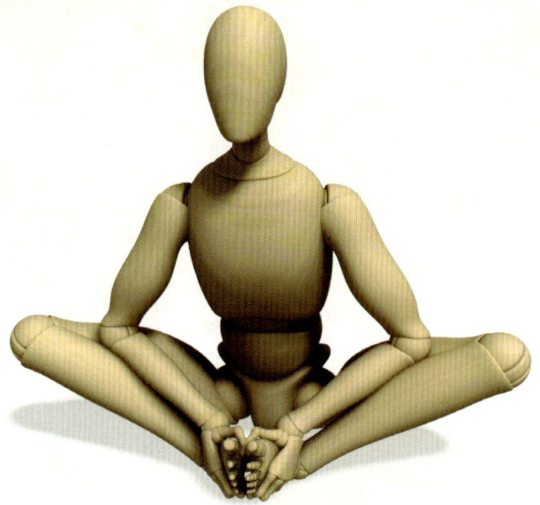
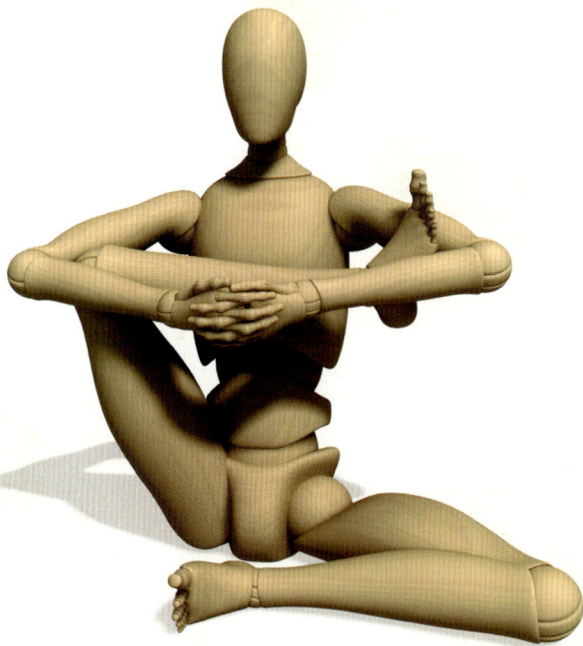
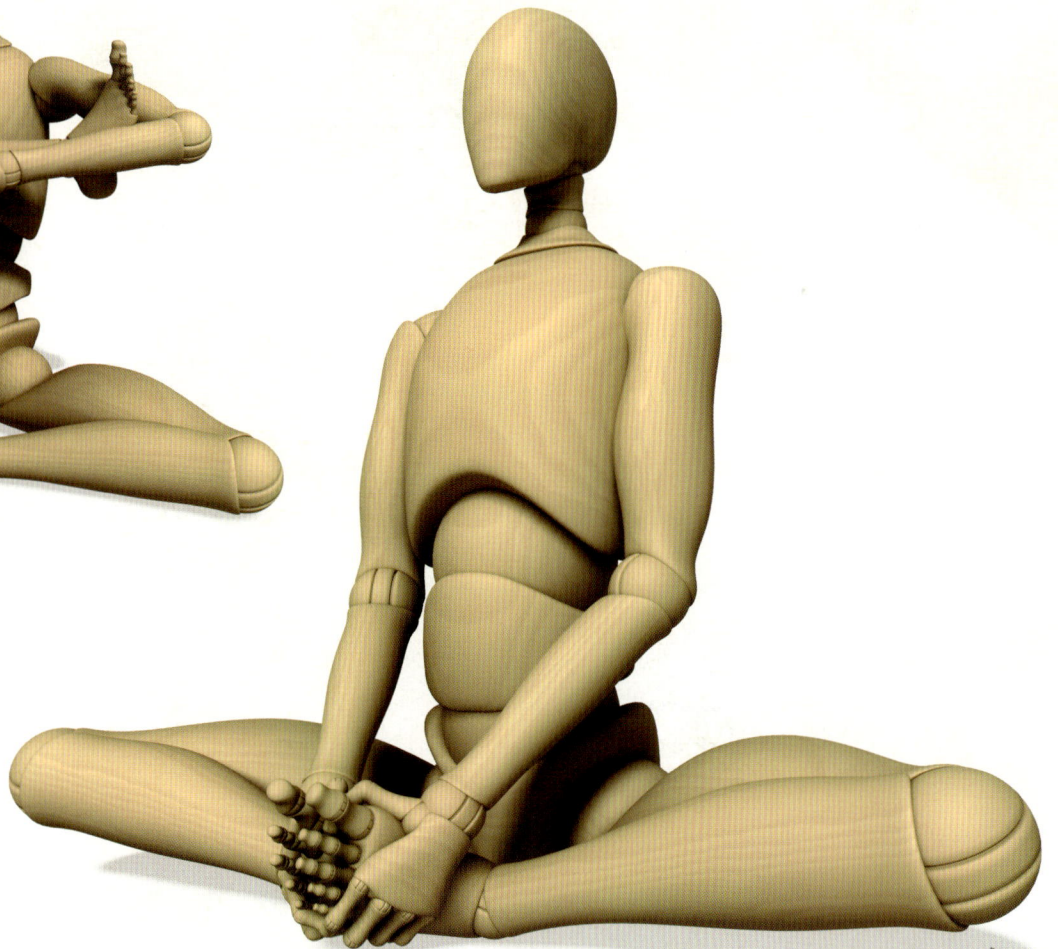

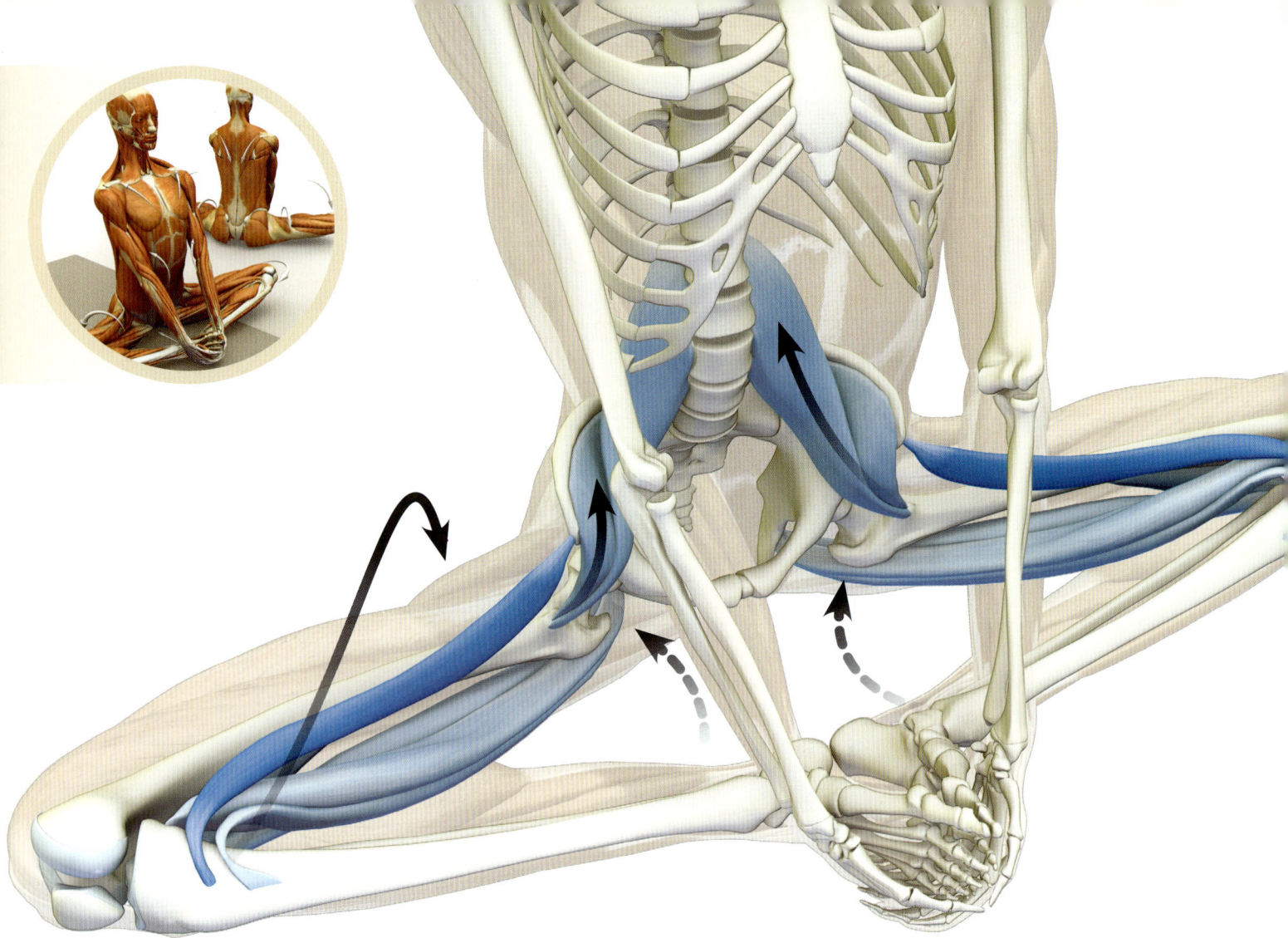

步骤一 收缩腘绳肌，以弯曲膝关节。腘绳肌一收缩，不光使膝关节弯曲，还会收拢尾骨，因为腘绳肌的起端就位于骨盆后方的坐骨结节上。收拢尾骨时会自然把髋关节往外旋，而这有助于练习束角式时达成髋关节外旋的动作。缝匠肌从骨盆前侧一路延伸至膝关节内侧，能使髋关节弯曲、外展、外旋。收缩缝匠肌，骨盆前面感觉像是有条绳索拉着。缝匠肌名称源自拉丁文 "sartor" 一字，本意是 "裁缝师"，因为以前的裁缝师工作时，总是盘腿而坐。你会发现，缝匠肌的走向横跨了膝关节，因此练习束角式时，缝匠肌亦可辅助腘绳肌弯曲、稳固膝关节。

　　收缩腰肌，使髋关节弯曲、外旋。启动腰肌的诀窍是，膝关节尝试往身体方向提时，双手下压膝关节。

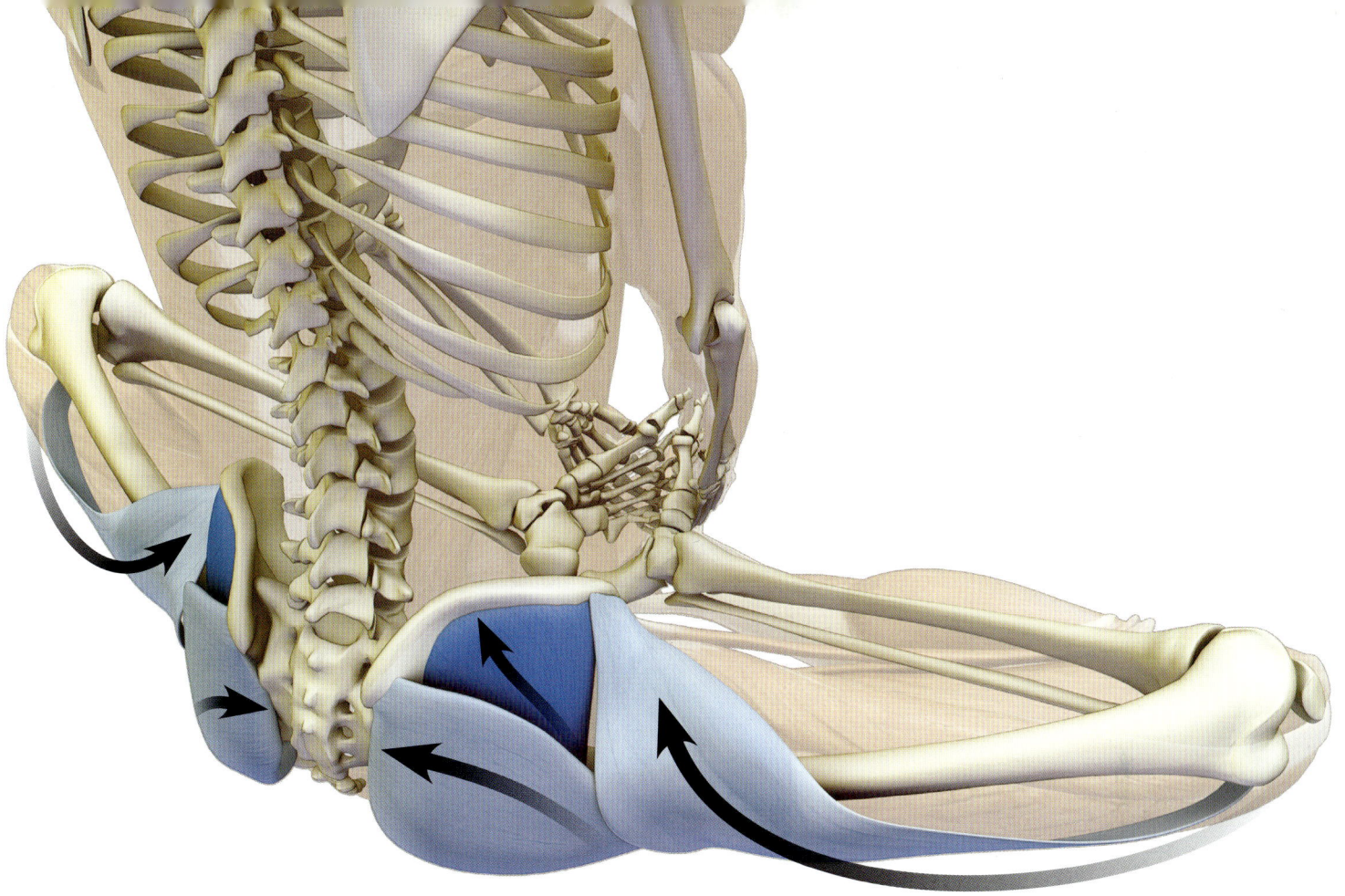

步骤二 臀部两侧用力，使髋关节外展、外旋，并把膝关节往地面拉。收缩臀大肌，可外旋髋关节；收缩臀中肌和阔筋膜张肌，可外展髋关节。启动这些肌肉的同时，也会刺激大腿内侧的内收肌产生交互抑制作用，使其放松，进而伸展。当你在收缩臀中肌和阔筋膜张肌时，可能会察觉矛盾之处，因为这两条肌肉会使髋关节内旋，而练习束角式时，这两条肌肉主要的动作是外展股骨。不过当然，此时其部分肌纤维必定也会伸展，以外旋髋关节，如同我们在"束角式准备动作"一节描述的情形。

请注意，当髋关节完全外展时，臀中肌和阔筋膜张肌收缩的力道会小很多，因为两条肌肉的长度几乎已缩到最短。此时，必须收缩腘绳肌，并用双手把双足往骨盆的方向拉，同时膝关节尽量贴近地面。臀中肌、臀大肌和阔筋膜张肌（这些肌纤维皆附着于髂胫束上）共同作用，可增加髋关节外展的幅度。（髂胫束是一种带状纤维肌腱，从大腿外侧一路延伸至膝关节外侧的正下方。臀大肌和阔筋膜张肌的止端皆附着于髂胫束上。髂胫束可使髋关节外展，并稳定膝关节。）

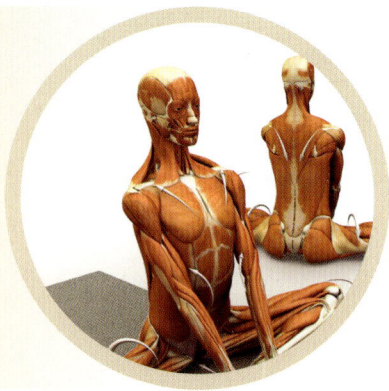

步骤三 收缩肱二头肌和肱肌，使肘关节弯曲。这个动作会把足跟往骨盆的方向拉。接着，按照步骤四、步骤五的说明，收缩肌肉。

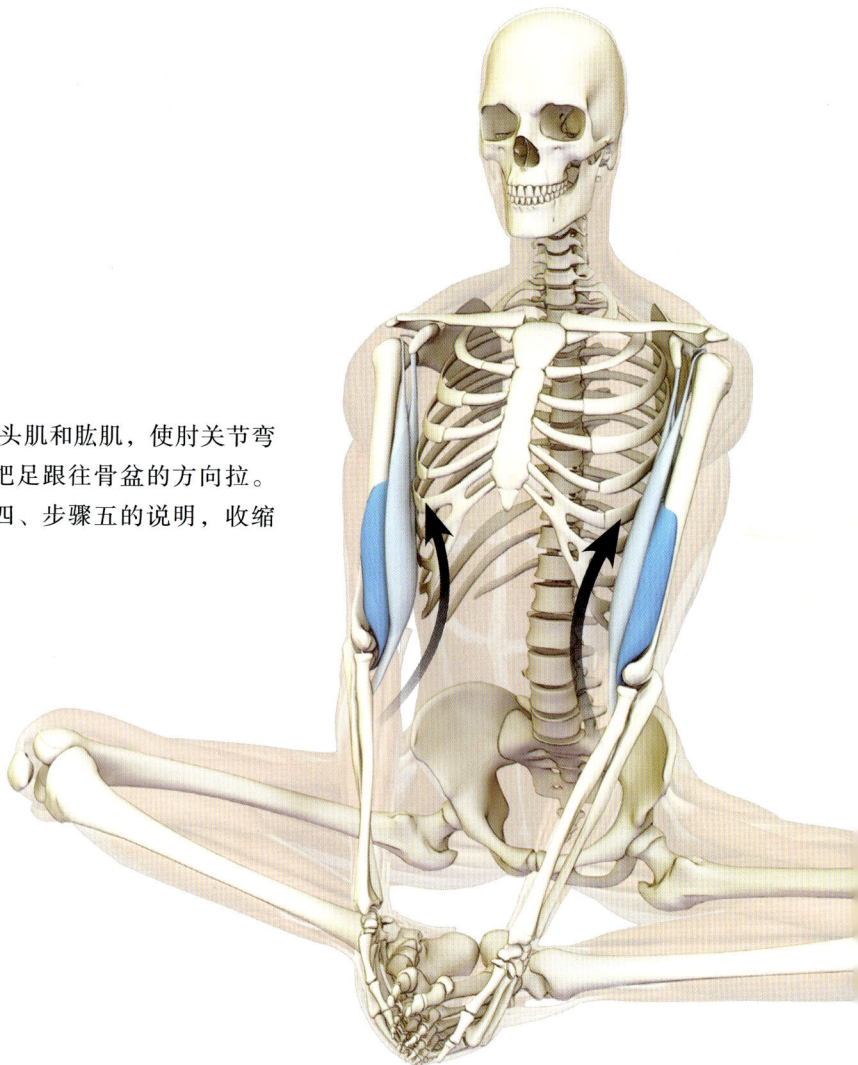

步骤四 收缩下斜方肌，使肩膀往下背的方向拉；收缩菱形肌，使两块肩胛骨往脊椎方向集中。你会发现，这个动作让胸部往前展开，并在双手握住双足的情况下，拉近足跟和骨盆的距离。下斜方肌和菱形肌收缩的动作，要跟步骤五说明的背部伸展动作结合起来。

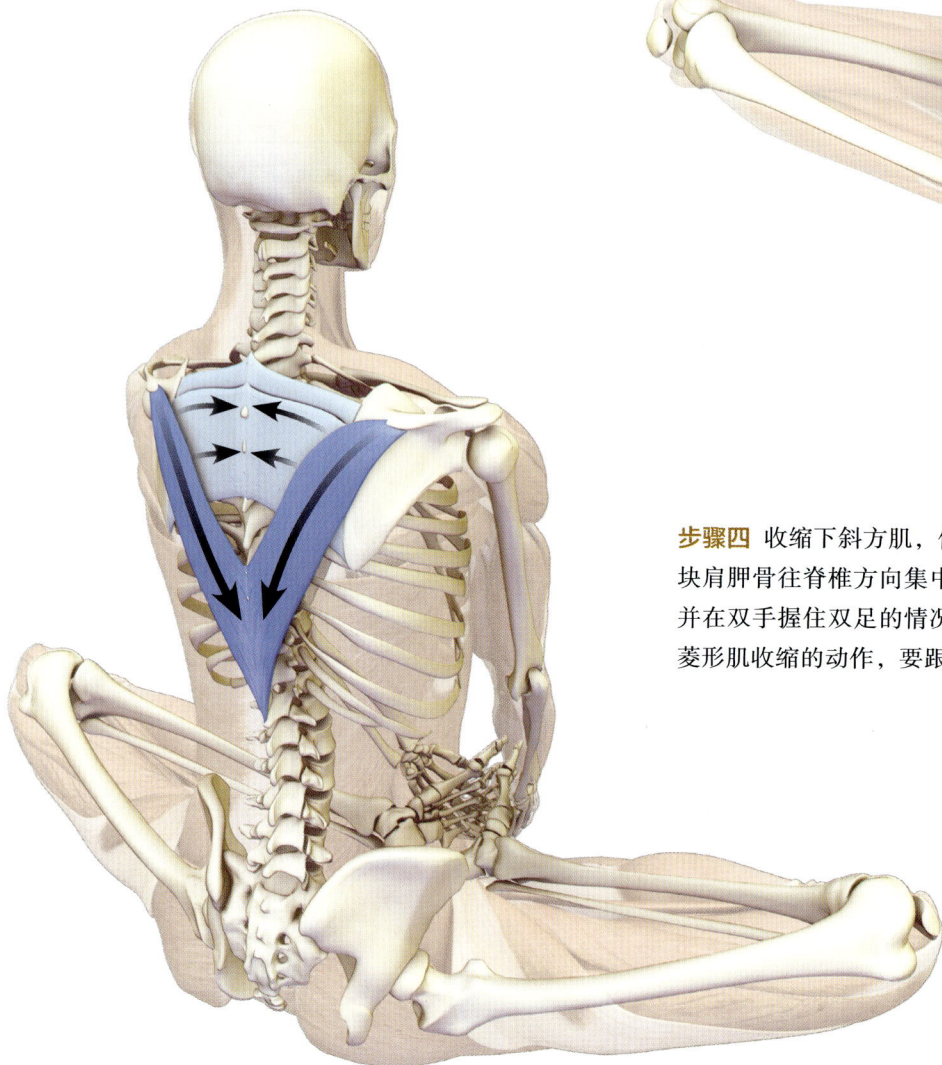

步骤五 启动竖脊肌和腰方肌，以坐得既直又挺。这两块肌肉一收缩，可将力道传到握住双足的双手，进而把双足往骨盆拉近，促进伸展大腿内侧的内收肌。你会发现，下背挺起时，骨盆随之前倾，带动附着于坐骨上的腘绳肌。腘绳肌一被拉动，小腿自然往大腿收拢。

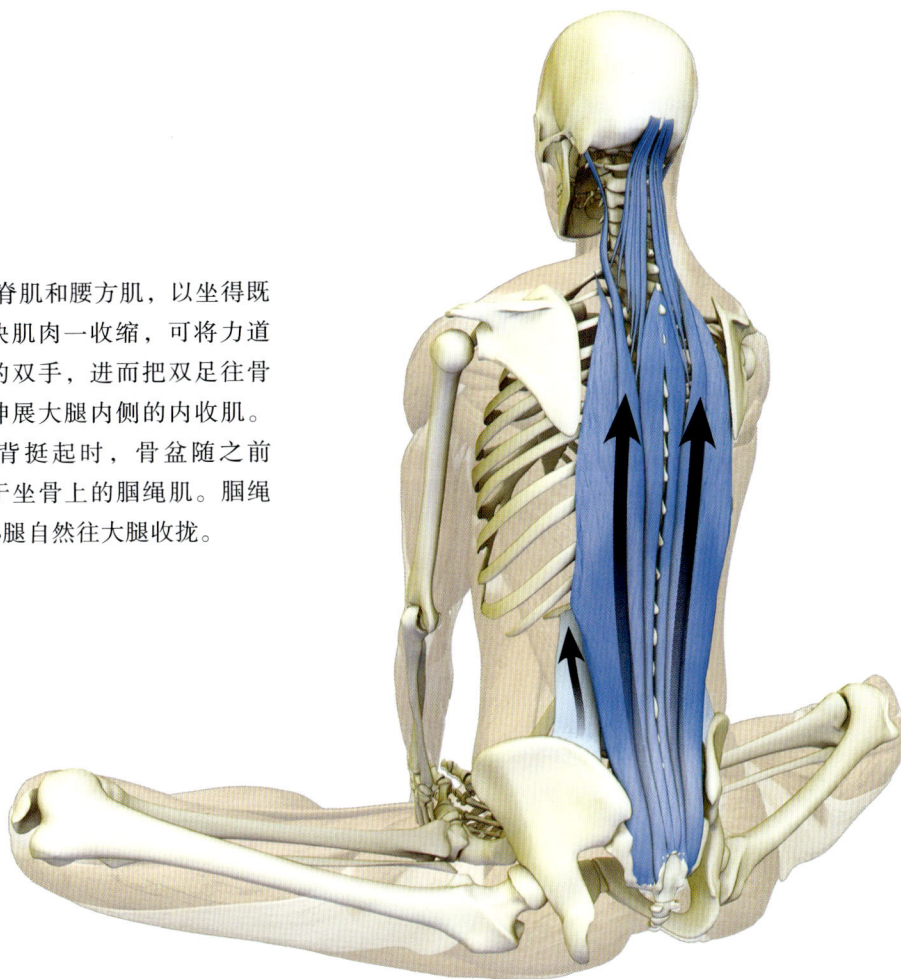

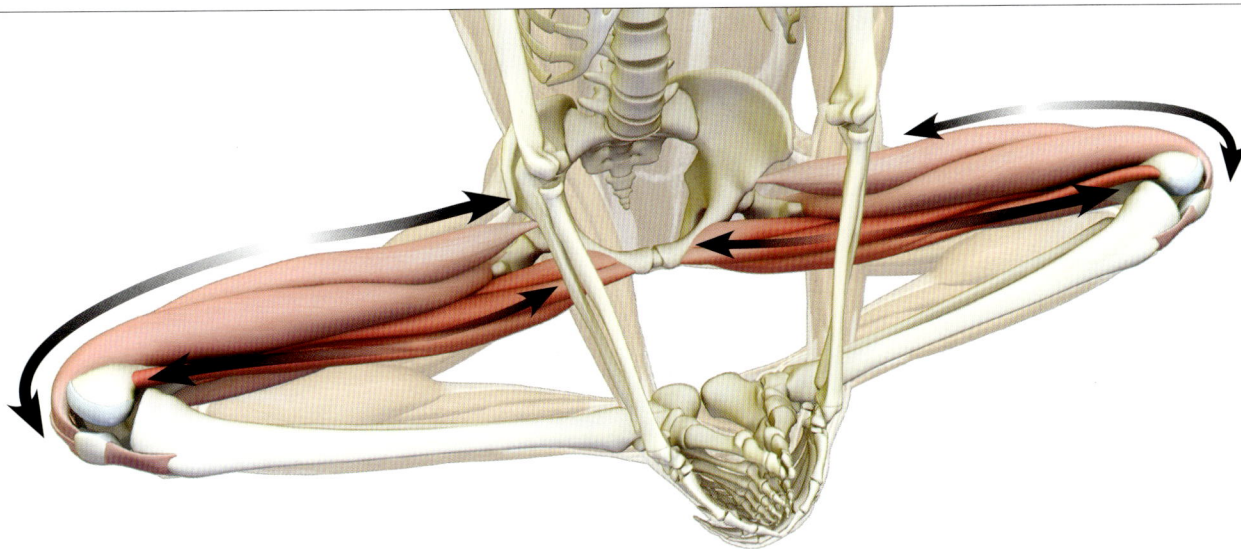

总结 以上环环相扣的动作要素，使大腿内侧的内收肌，以及帮助髋关节内旋的臀中肌、臀小肌和阔筋膜张肌的肌纤维，通通伸展开来。完成束角式后，记得回到手杖式，平衡前述肌肉的伸展，此外，也可仔细感觉自己练习完束角式后，手杖式是否有进步。

UPAVISTHA KONASANA

坐角式

　　我们先来比较坐角式、束角式和坐姿前弯式。这三个体式，无论是表现形式或功能，皆独具特色，必须仔细分辨其异同。例如练习束角式时，髋关节要弯曲、外展、外旋。坐角式的髋关节动作，跟束角式一模一样，但其他部位的动作（例如膝关节伸直、躯干弯曲）就近似于坐姿前弯式。请注意，髋关节完全弯曲时，原动肌却处在主动收缩肌力不足的状态下，也就是说，即使收缩腰肌及协同肌所有的肌纤维，也无法施展足够的力道，加深前弯的姿势。不过，你可以善用腰肌"多关节肌"的特质。腰肌始于腰椎，中间经过骶髂关节和骨盆前侧，止端落在股骨上。收缩腹肌，背部稍稍弓起，这个动作会拉长腰大肌，而拉到某个程度以后，再加以收缩，此时便能施展力道，进一步弯曲髋关节。一旦进入更深的弯曲，马上用双手和双臂固定髋关节，接着启动竖脊肌和腰方肌，挺起下背。

　　复习一下坐角式的重点：肌肉完全收缩时，无法施展太多的力道加深动作，然而，若碰到像腰肌这种多关节肌，我们就能移动其他关节。也就是说，多关节肌可以先在某个点上被伸展，之后又在其他点上进一步收缩。此外，坐角式还能连接双手和双足，维持并加深髋关节和躯干的弯曲。

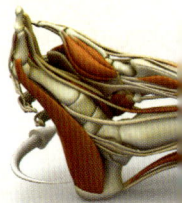

———— 基本关节位置 ————

- 髋关节弯曲、外展、外旋
- 膝关节伸直
- 踝关节保持中立
- 足外翻
- 躯干前屈

- 颈椎挺直
- 肩膀伸展、外展、外旋
- 肘关节弯曲
- 腕关节弯曲

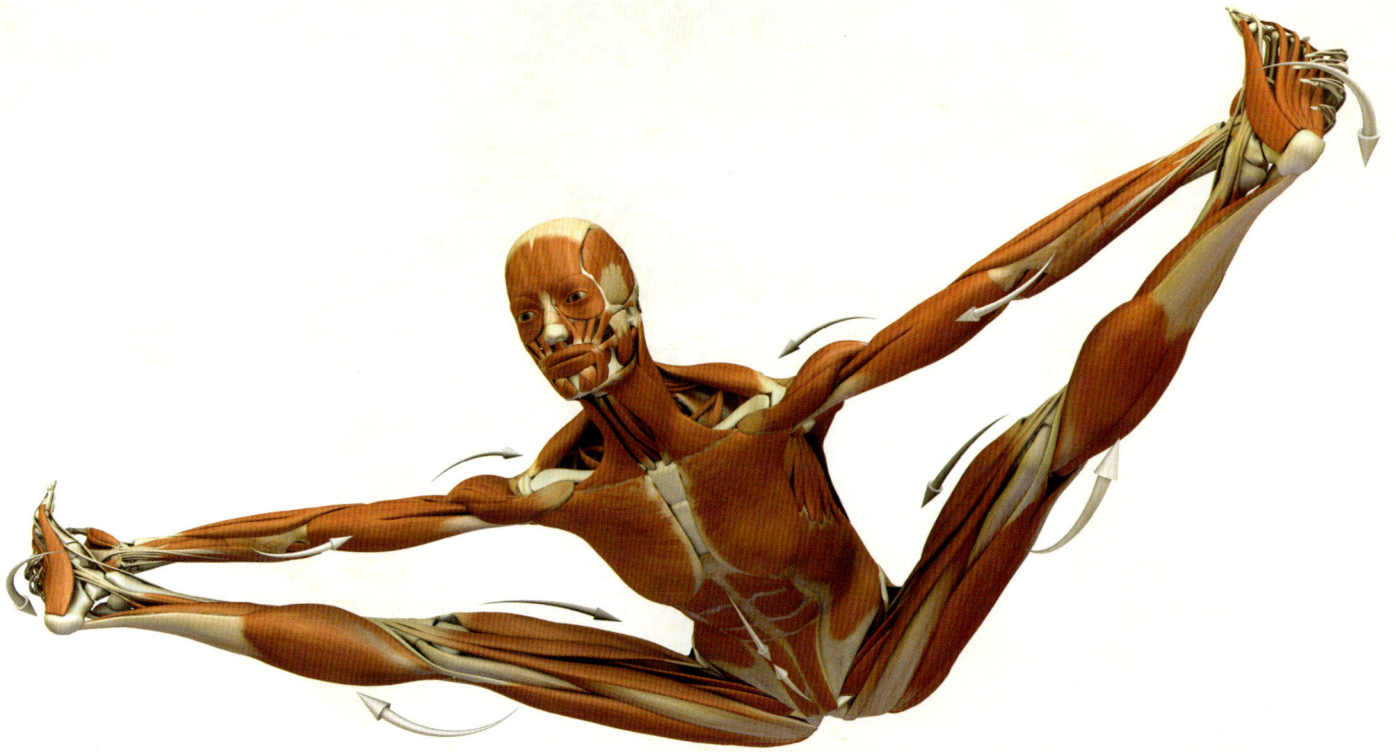

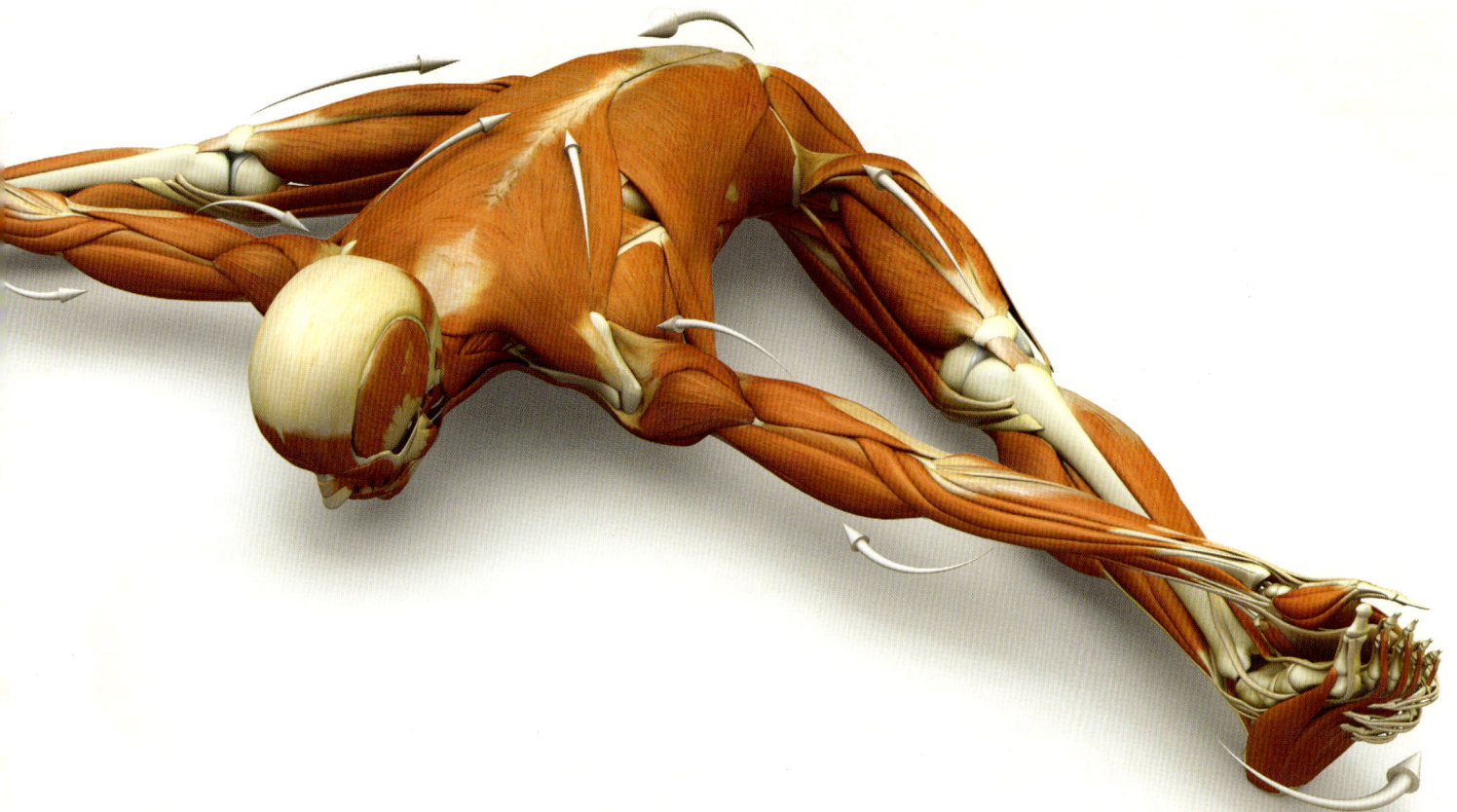

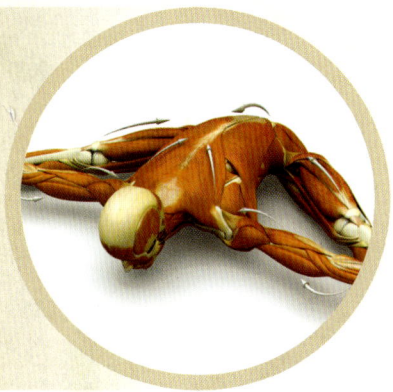

坐角式准备动作

　　连接上下肢。如果双手无法碰到双足，就利用瑜伽绳。弯曲膝关节，以放松腘绳肌位于小腿的止端，接着，把躯干往地面拉。弯曲膝关节时，腘绳肌处于松弛的状态，但躯干和地面的距离一拉近，就会把腘绳肌位于坐骨粗隆的起端往上、往后带，收紧腘绳肌。接着，伸直膝关节，从止端拉长腘绳肌，并感受一下伸展的感觉。最后，弯曲肘关节，把躯干再往前拉。

　　当身体够柔软时，瑜伽绳便可丢在一旁。伸手握住双足，膝关节再次弯曲，使腘绳肌放松。接着，双手握牢，伸直膝关节，把躯干往前拉。

　　解开坐角式以前，要记得先屈膝。接着，有意识地收缩下背肌肉，坐起来。用双手帮忙内收双腿，回到身体中线，并进入手杖式。分别以内收髋关节、温和的脊椎伸展，来平衡坐角式强力的髋关节外展和躯干弯曲。先稳固身体，并在有意识地控制下，优雅退出体式。

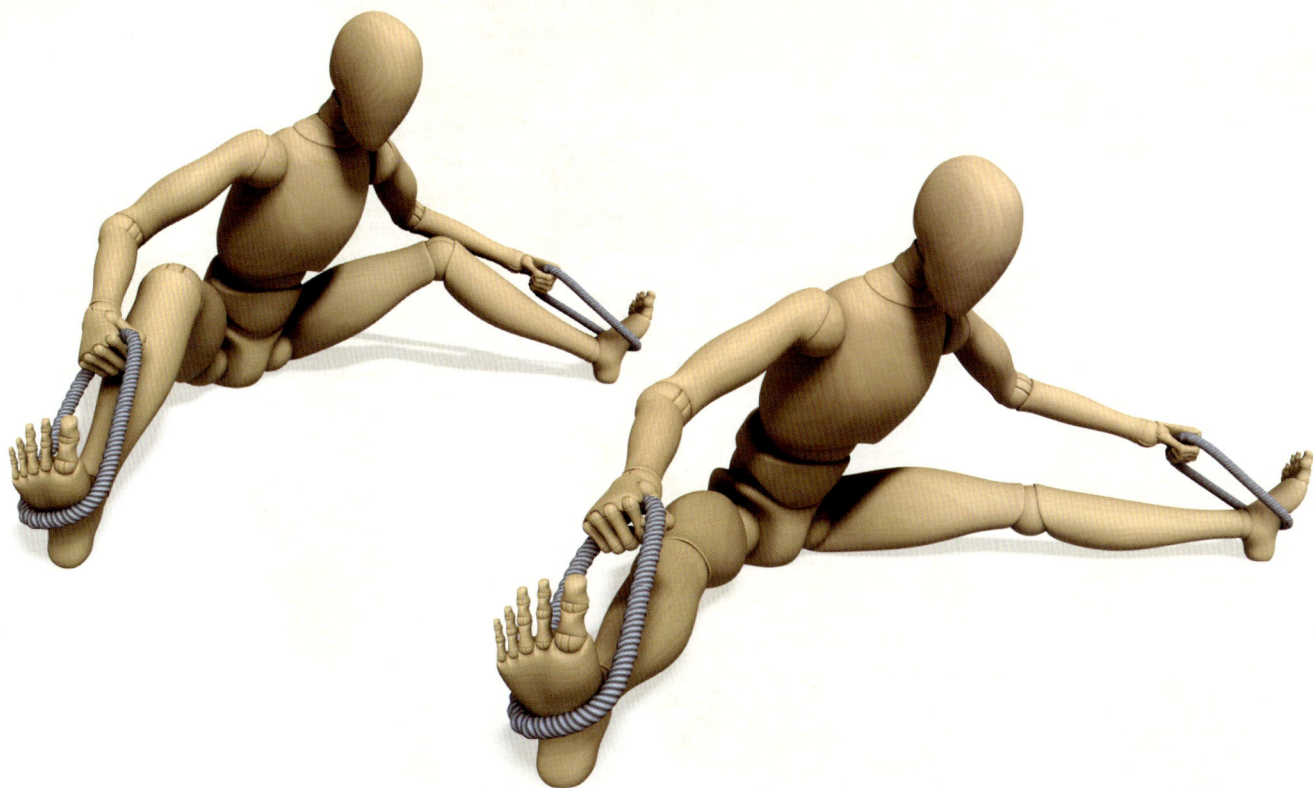

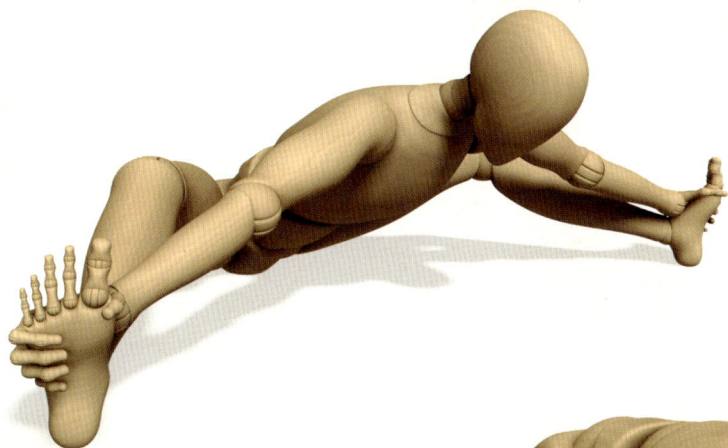

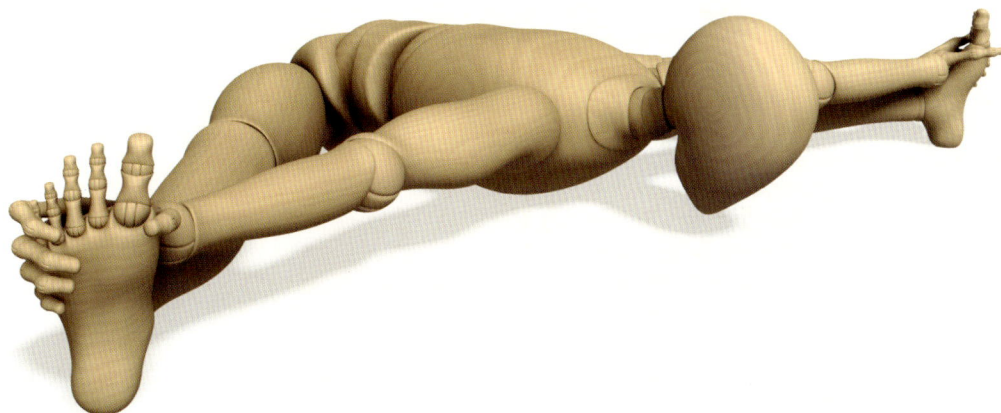

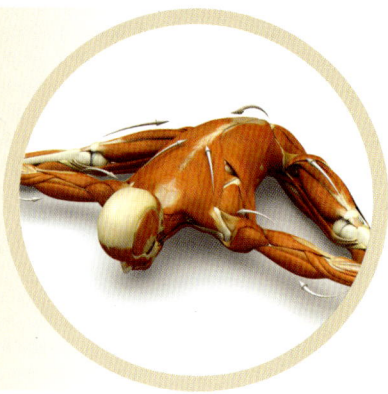

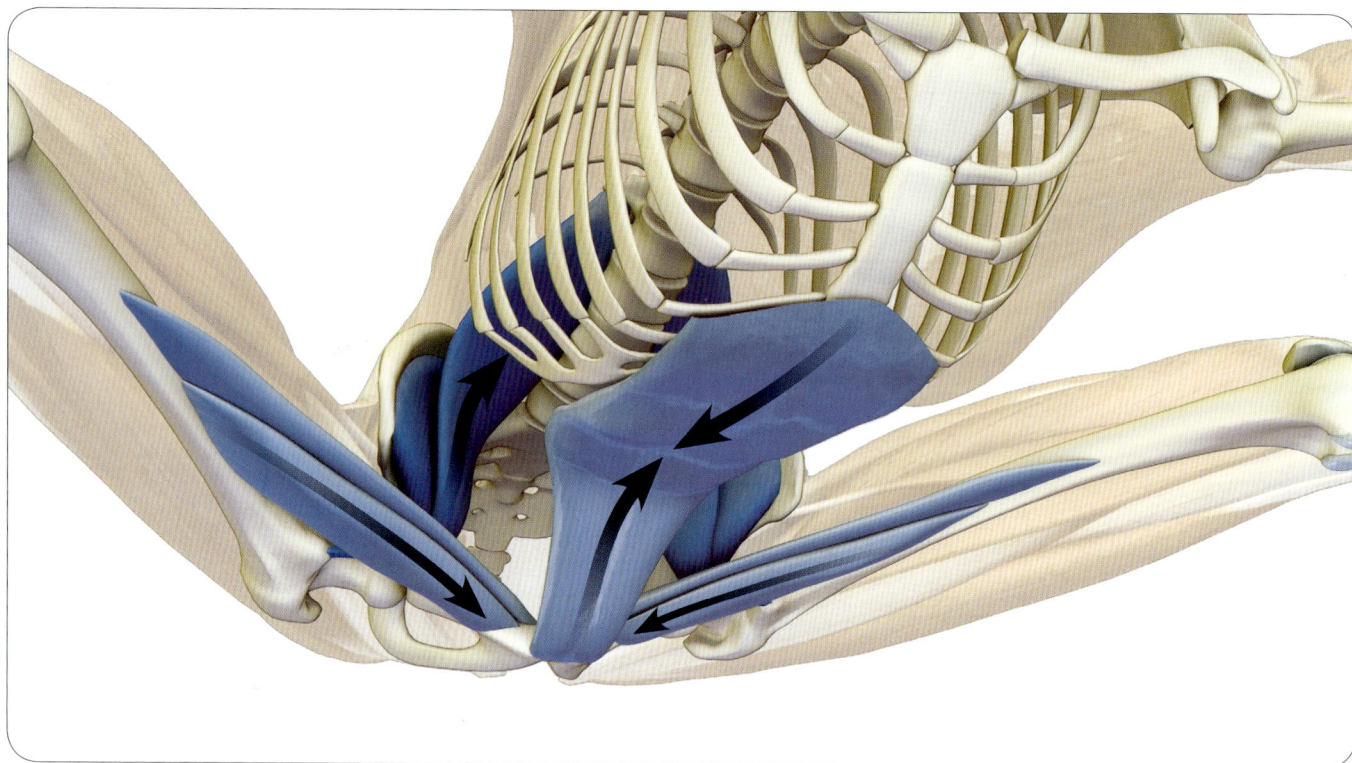

步骤一 身体先摆出坐角式大致的模样，接着，运用你的生物力学知识，以精准且严谨的方式加深体式。尽管表面看来，身体只有几厘米的进展，但短短的距离却能发生不可思议的能量开启。例如，腰肌在完全收缩的情况下，根本无法施展多余的力道进一步弯曲躯干，因此，必须将腰肌拉到一定长度后，才可进一步收缩。先收缩腹直肌和腹横肌，使身体前弯，拉长躯干。接着，收缩腰肌，把躯干往前拉，进入更深的弯曲。

髋关节弯曲时，内收长肌、内收短肌和耻骨肌就变成腰肌的协同肌。启动这些肌肉的诀窍是，双脚足跟先固定在瑜伽垫上，之后尝试将肌肉往彼此的方向"推"过去。由于瑜伽垫摩擦力的关系，足跟实际上不会挪移，但往中间"推"的这个动作却能收缩髋屈肌。仔细感觉，当你掌握了这项诀窍后，姿势是否变得更深了？

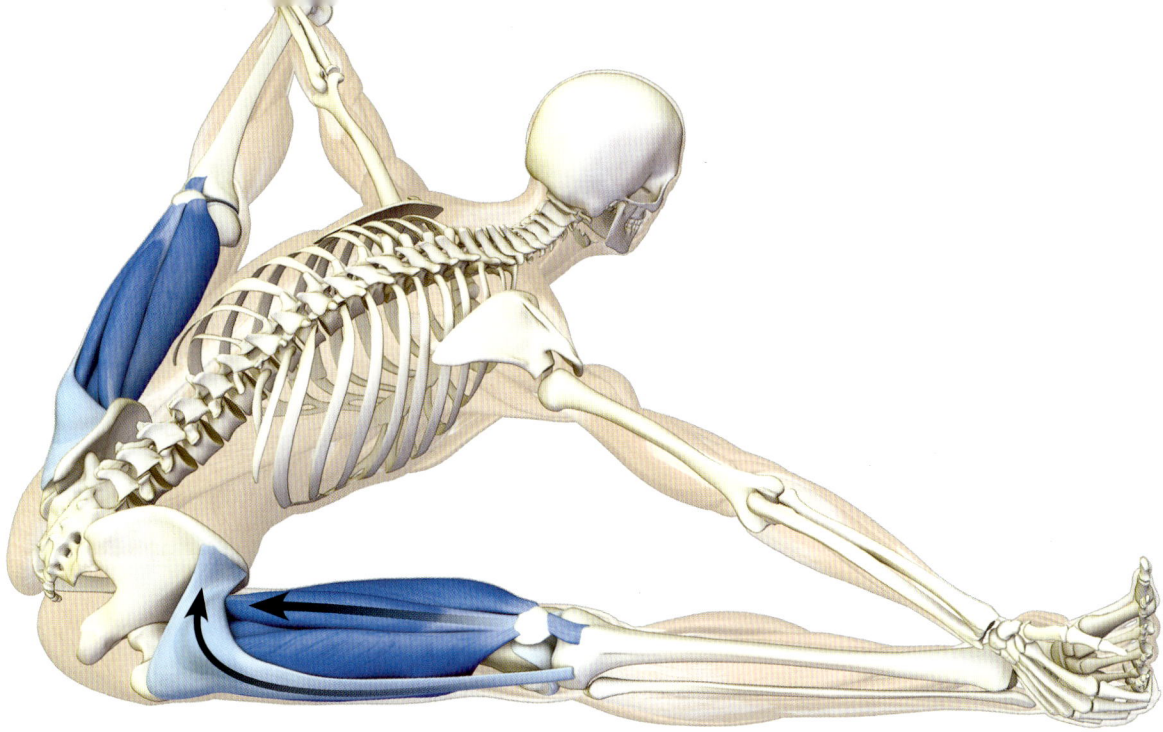

步骤二 收缩股四头肌，以伸直膝关节，并把膝盖骨往上提。这样，我们便可从腘绳肌的止端处（附着于小腿上）拉长腘绳肌，并利用交互抑制作用，让这些肌肉得以放松。当然，我们本身也要有意识地放松腘绳肌。收缩臀中肌和阔筋膜张肌，把双腿往两旁拖曳，远离身体中线（外展）。请注意，当你在伸展一条肌肉的同时，也会拉扯到肌肉止端附着的那块骨头。这就是为什么臀大肌一伸展，通常会导致大腿外旋。为了克服这个问题，我们必须把两条大腿往内旋，使膝盖骨朝向正上方。此外，髋关节的外展肌（也就是臀中肌和阔筋膜张肌）也负责内旋大腿，所以，别忘了启动这两条肌肉。阔筋膜张肌会协同股四头肌，一起伸展膝关节。

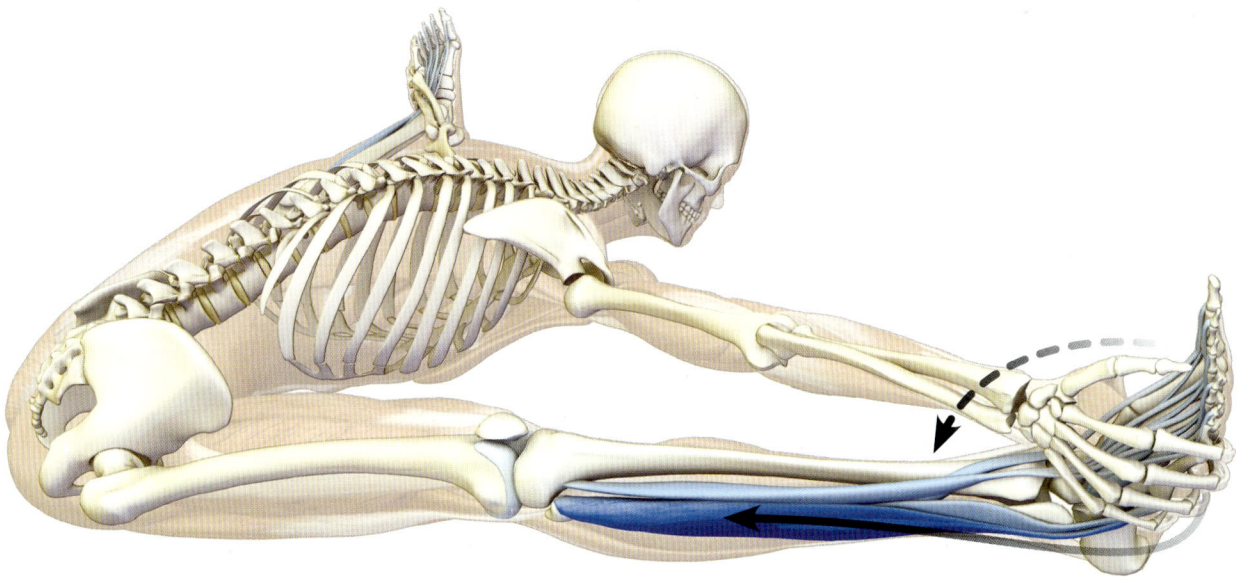

步骤三 启动腓骨长肌与腓骨短肌，使双足向外倾斜，做外翻的动作。收缩伸趾长肌与伸趾短肌，挺直脚趾。收缩胫骨后肌，活化足弓①（见46页）。仔细感觉上述三个动作一结合，如何稳定踝关节，并展开足底。

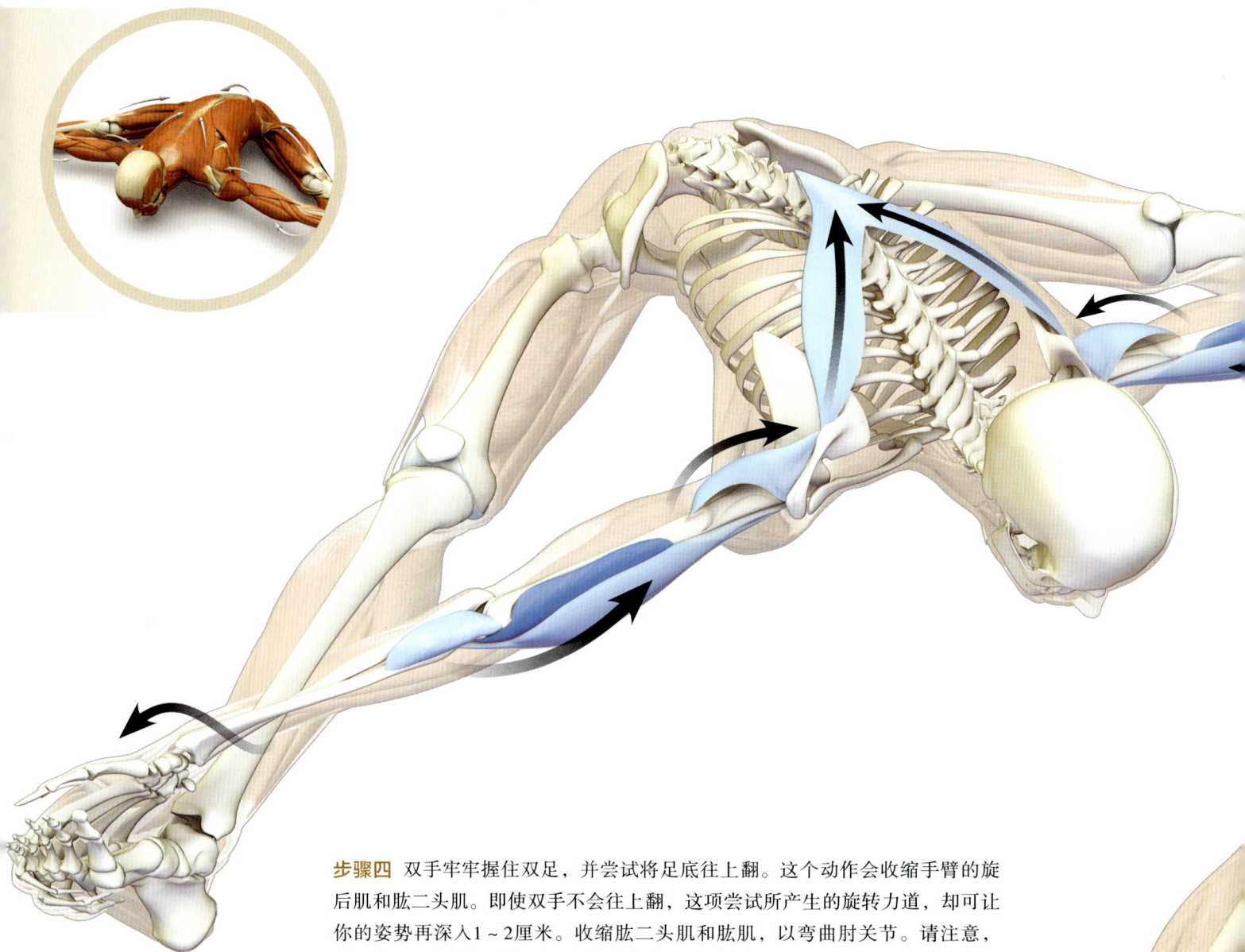

步骤四 双手牢牢握住双足，并尝试将足底往上翻。这个动作会收缩手臂的旋后肌和肱二头肌。即使双手不会往上翻，这项尝试所产生的旋转力道，却可让你的姿势再深入1～2厘米。收缩肱二头肌和肱肌，以弯曲肘关节。请注意，肱二头肌也会使前臂旋后。弯曲腕关节，双手紧握双足，并尝试从肩膀处把双臂往上举。即使双手不会挪移，这个动作却可收缩三角肌前束和三角肌中束，并把躯干带入更深的弯曲。最后，利用下斜方肌，把肩膀往下拉，使之远离耳朵，并仔细感觉胸腔如何在肩膀下拉的带动下，向前扩展开来。

① 所谓活化足弓，作者在官方网站上提供了更具体的说明："活化足弓的肌肉分成足部内在肌和外在肌。内在肌的起端和止端皆附着于足部的骨骼上；而外在肌起端附着于小腿，止端才位于足部。今天我们要探讨的是腓骨长肌、腓骨短肌和胫骨后肌，这三条肌肉全属足部外在肌。腓骨长肌与腓骨短肌一收缩，双足会向外倾斜（外翻）；收缩胫骨后肌，双足则向内倾斜（内翻）。这三条肌肉可强化足部的纵向足弓，加深足弓弧度。"详细内容请参阅http://www.bandhayoga.com/keys_arches.html 。——译者注

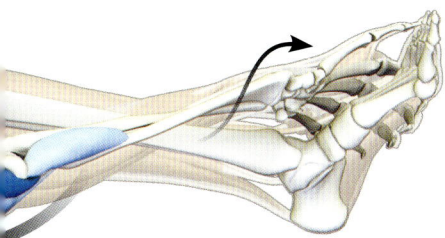

在这些动作的巧妙结合下，整个背部运动链，从双足到脊椎顶端，都会伸展开来。伸直膝关节时，会伸展腓肠肌和腘绳肌。弯曲髋关节时，会伸展腘绳肌、臀大肌，以及臀中肌后侧的纤维。弯曲躯干时，会伸展竖脊肌和腰方肌。只要收缩步骤一到四的拮抗肌，就会创造这些肌肉的交互抑制作用，使其放松，进而伸展。

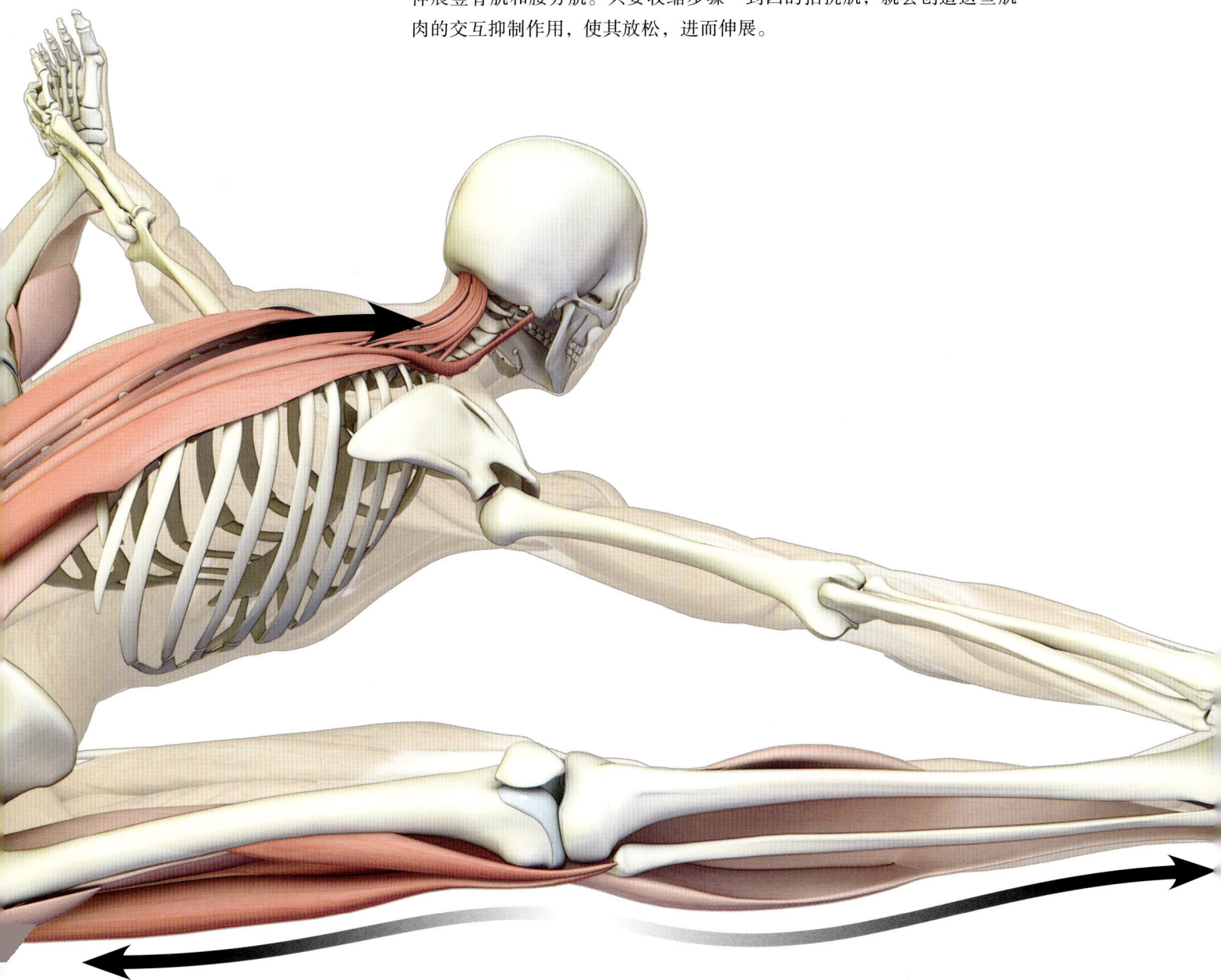

SUPTA PADANGUSTHASANA B

仰卧手抓脚趾伸展式B

　　练习仰卧手抓脚趾伸展式B时，要弯曲、外展和外旋上抬腿侧的髋关节，并伸直膝关节。倘若我们伸直膝关节，或弯曲髋关节，将上抬腿抬得更高，就更能伸展腘绳肌。这个动作堪称是说明三角交叉检视法（triangulation）最好的例子，因为腘绳肌位于坐骨粗隆上的起端，代表三角形其中一个点；其位于小腿上的止端又是另一个点；整条腘绳肌则是顶点，或说是伸展焦点。任何能够让肌肉的起端和止端远离彼此的动作，只要联合起来便可伸展腘绳肌。外旋大腿会优先拉长半膜肌和半腱肌（位于腘绳肌内侧）。

　　肩膀和手臂是影响伸展焦点的次要元素。如果你把手臂往上举，并尝试弯曲肘关节，便能把上抬腿拉得更高。若再稍微挺起背，将躯干转离上抬腿，更有助于完成这个动作。

　　平放在瑜伽垫上的那条腿则保持伸展。这只脚的足部通常会离地，足跟无法平贴地面，甚至会外旋，因此，我们要用几个关节动作来克服这些问题。伸展腰椎和髋关节，把足部带回地面，接着，把足跟压向瑜伽垫，并试着往一旁拖曳。这项诀窍会收缩内旋大腿的肌肉，抗衡大腿外旋的倾向。

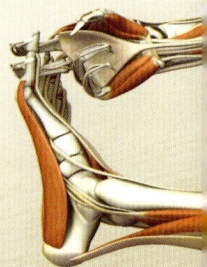

基本关节位置

- 地面腿髋关节伸展、内旋
- 上抬腿髋关节弯曲、外展、内旋
- 膝关节伸展
- 躯干伸展；颈椎旋转
- 上抬腿侧肩膀外展、外旋

- 另一侧肩膀内收、内旋
- 上抬腿侧肘关节伸展
- 另一侧肘关节稍微弯曲
- 前臂旋前

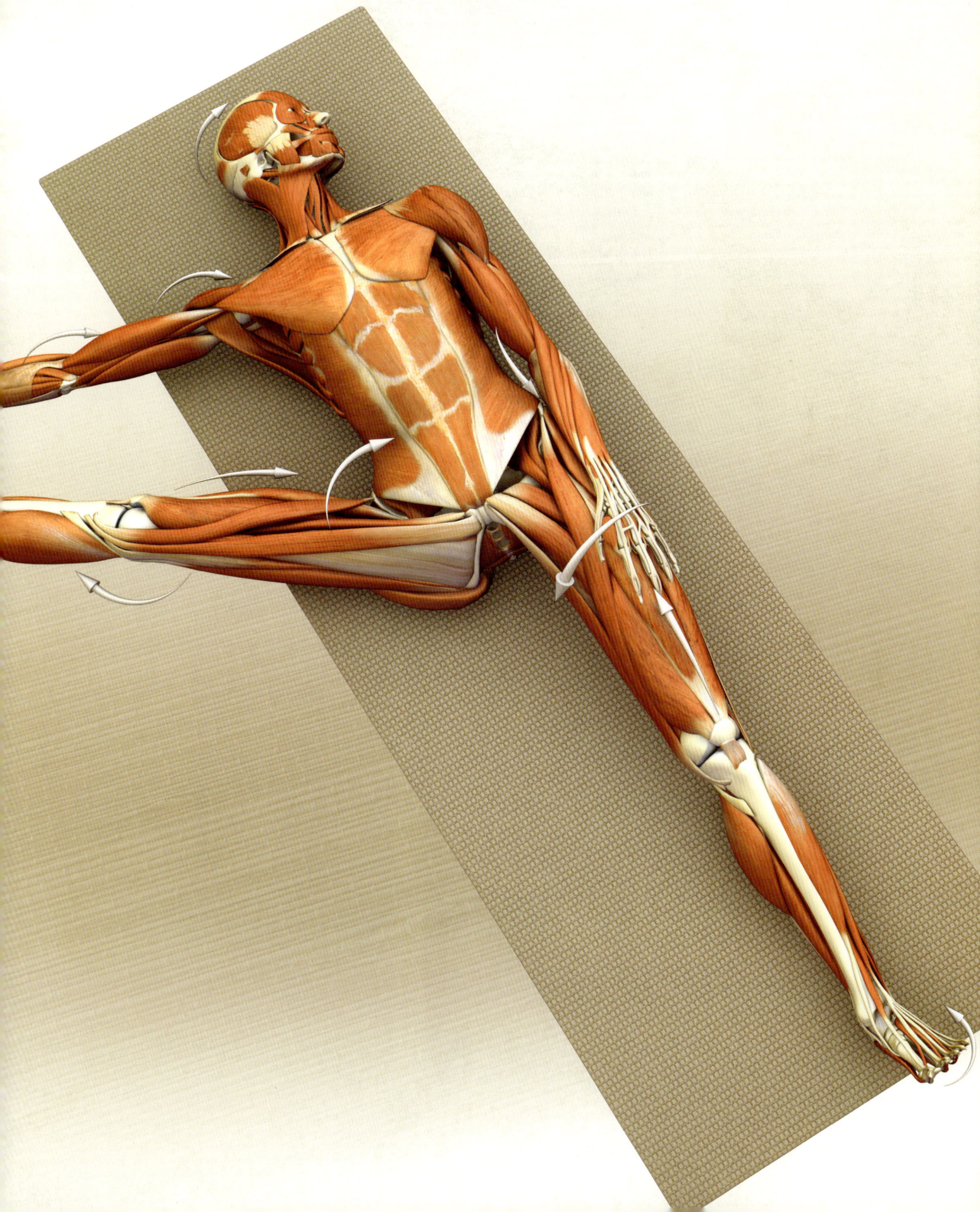

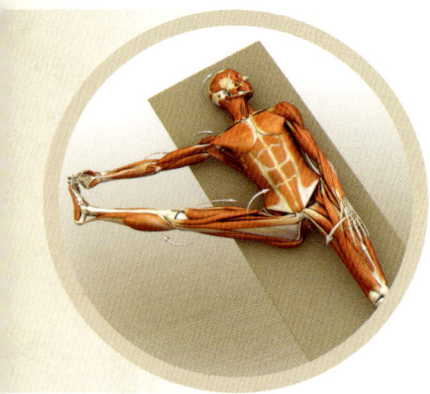

仰卧手抓脚趾伸展式B准备动作

手如果无法碰到足部，就用瑜伽绳套住外展的上抬腿。当身体够柔软时，再用拇指、食指和中指，握住大拇趾。

仔细感觉，弯曲肘关节和抬高手臂的动作如何加强上抬腿后侧的伸展。另一条腿则是一开始先保持膝屈，手掌放在大腿上，接着再收缩股四头肌、臀肌和下背的肌肉，做膝伸和髋伸的动作。手要压住大腿前侧，使这条腿更加稳固。

准备时，你可以加练三角伸展式，从不同的方向伸展腘绳肌，让自己对各个体式的关联性有更透彻的理解。

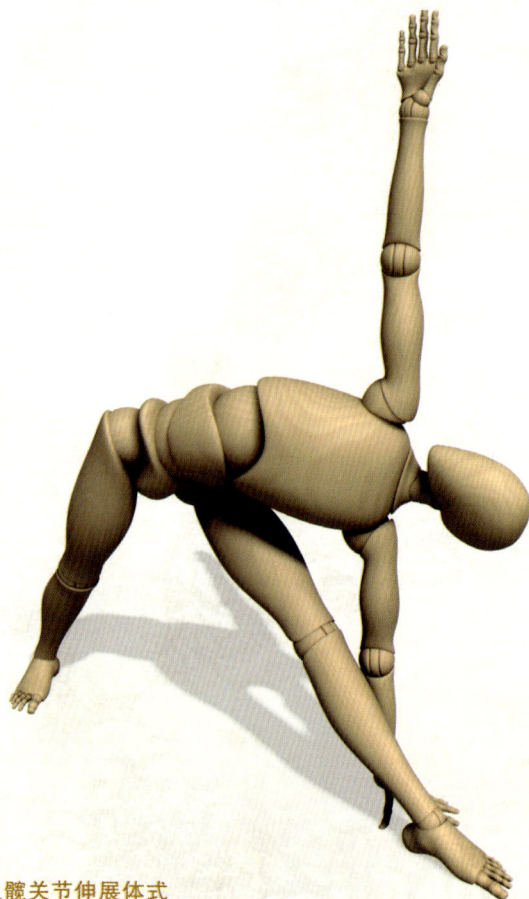

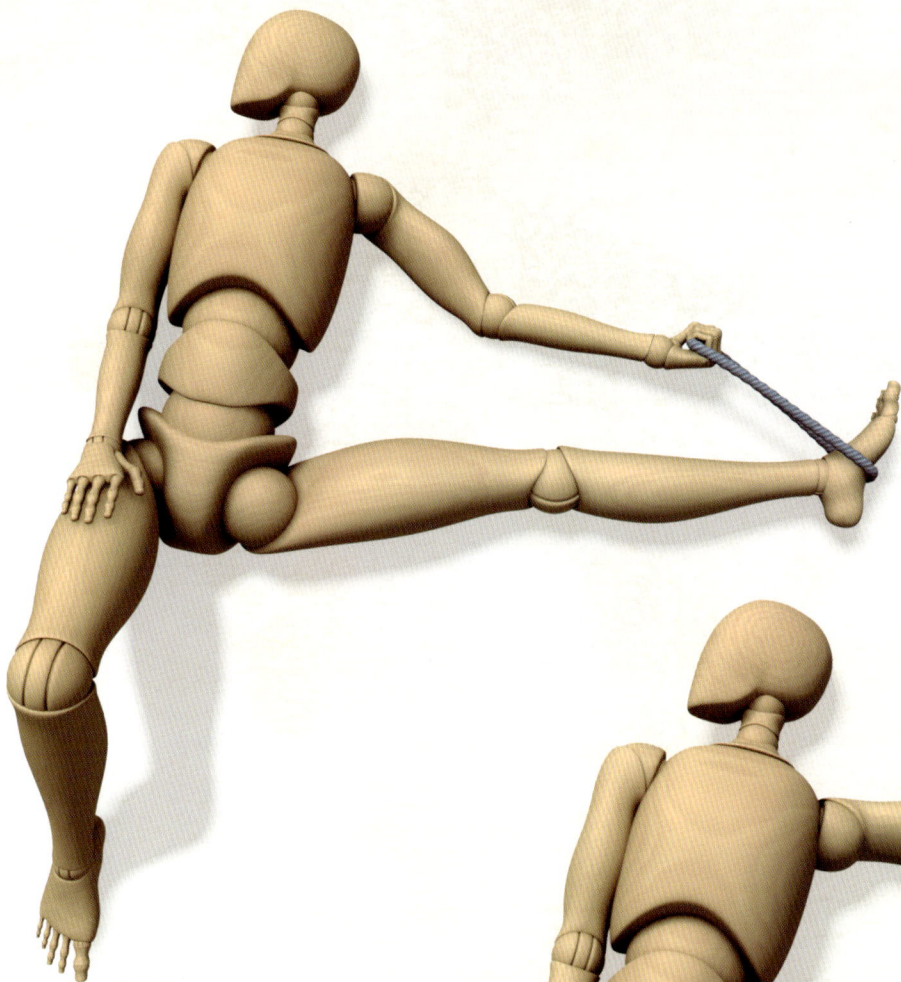

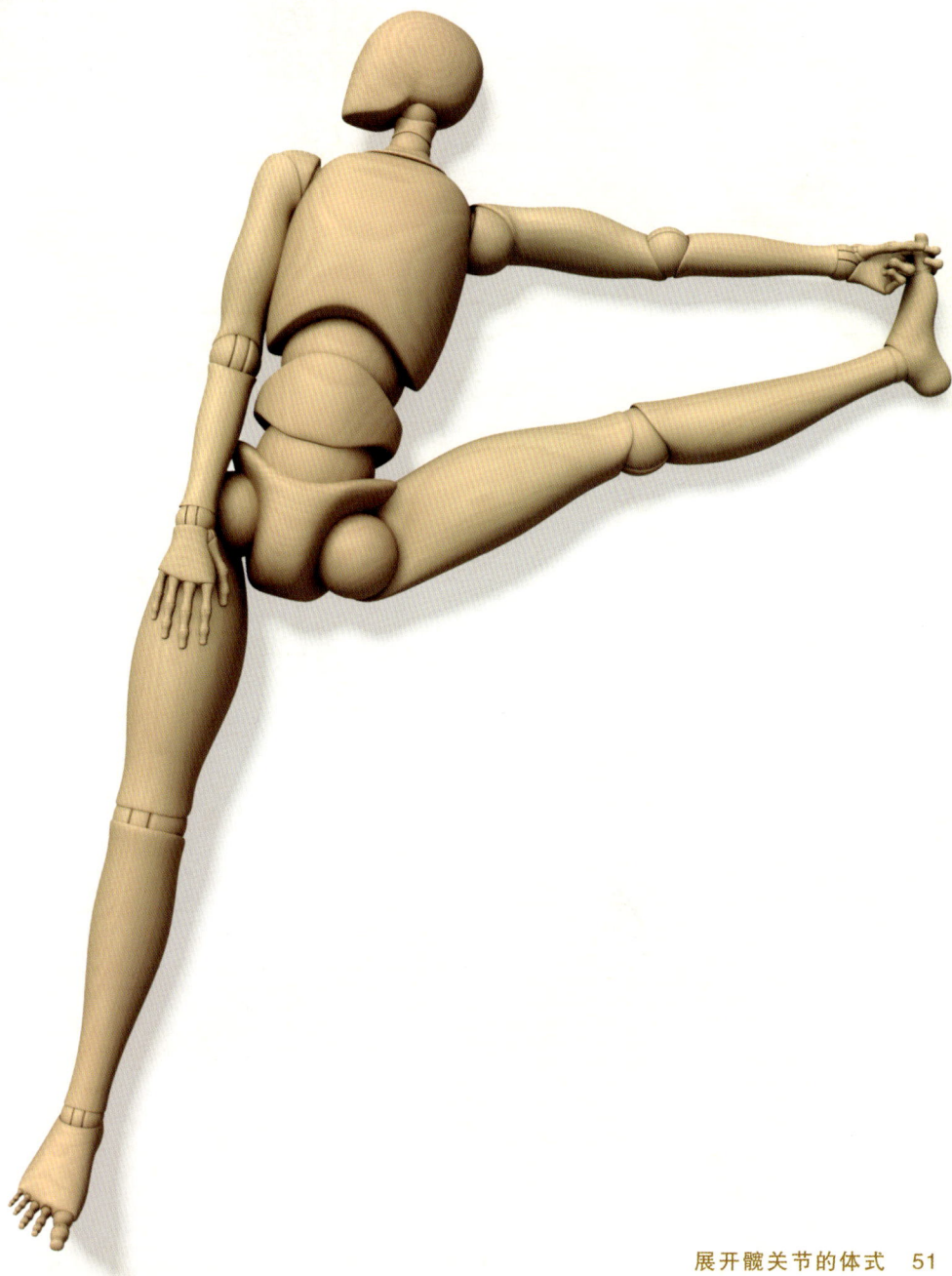

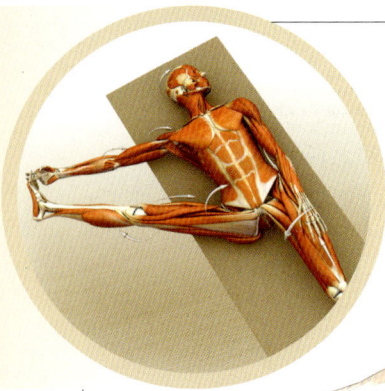

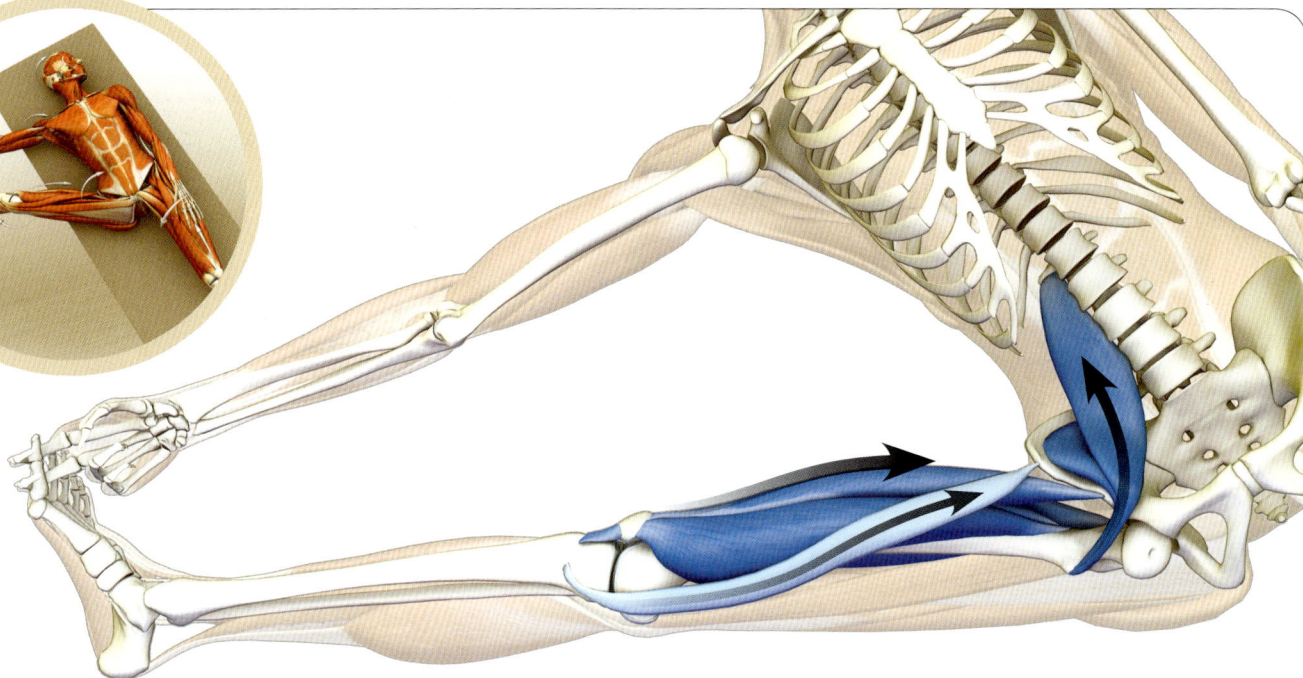

步骤一 启动腰肌及扮演协同肌角色的缝匠肌，可做上抬腿的髋屈及髋外旋动作。你会发现，腰肌其实紧贴着骨盆前侧。因此，只要腰肌一收缩，骨盆自然往前倾，同时还会弯曲、外旋股骨。这是最典型的关节耦合动作（coupled joint movement）。接着，收缩股四头肌，以伸直膝关节。

步骤二 我们要用上半身的胸大肌和三角肌中束，来外展、提起肩关节，并抬高上抬腿。此外，只要一察觉到这些肌肉收缩，便要全神贯注通过这些肌肉来调整并固定抬腿的动作。收缩旋后肌，使前臂外旋；收缩肱二头肌和肱肌，使肘关节稍微弯曲。我们在这里结合上肢的动作来抬高大腿，因此可推论，当我们需要移动特定关节时（这里指的是髋关节），可利用远程的肌肉从旁协助。

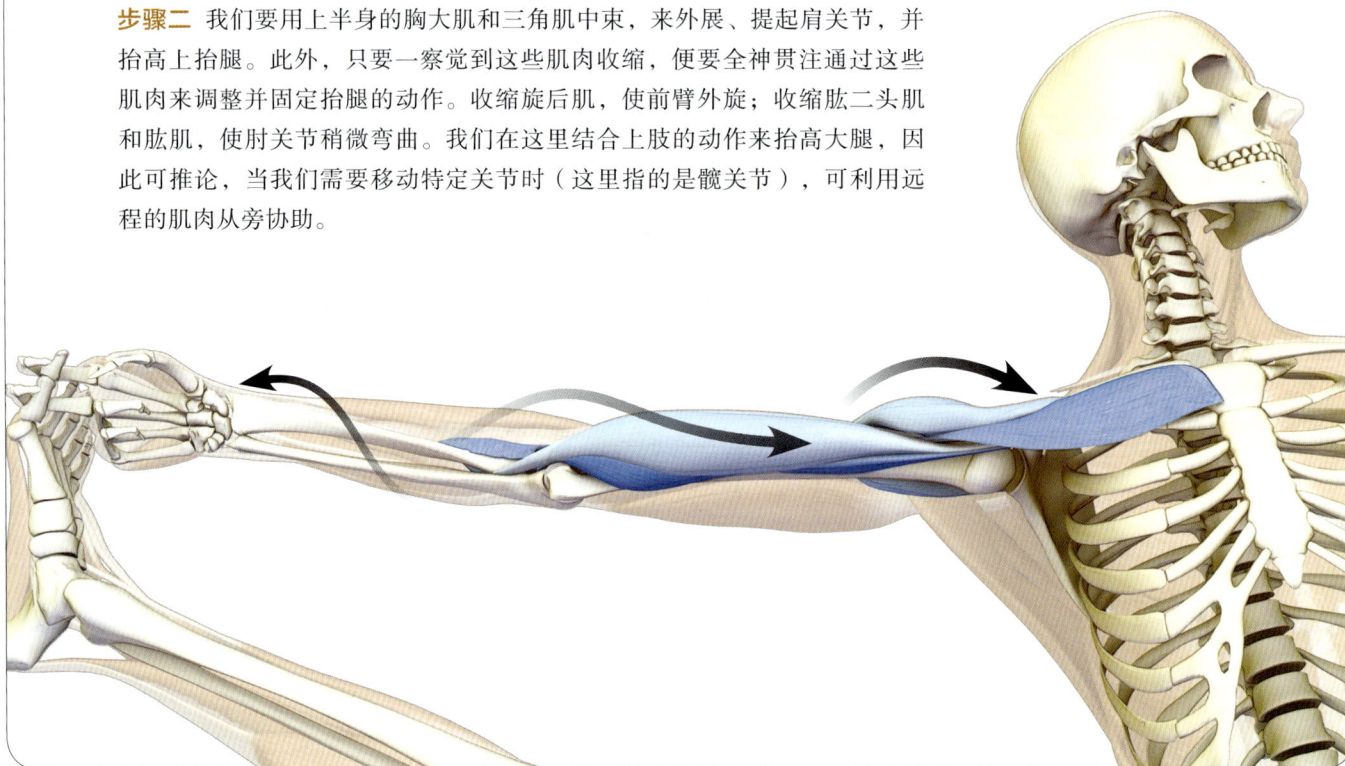

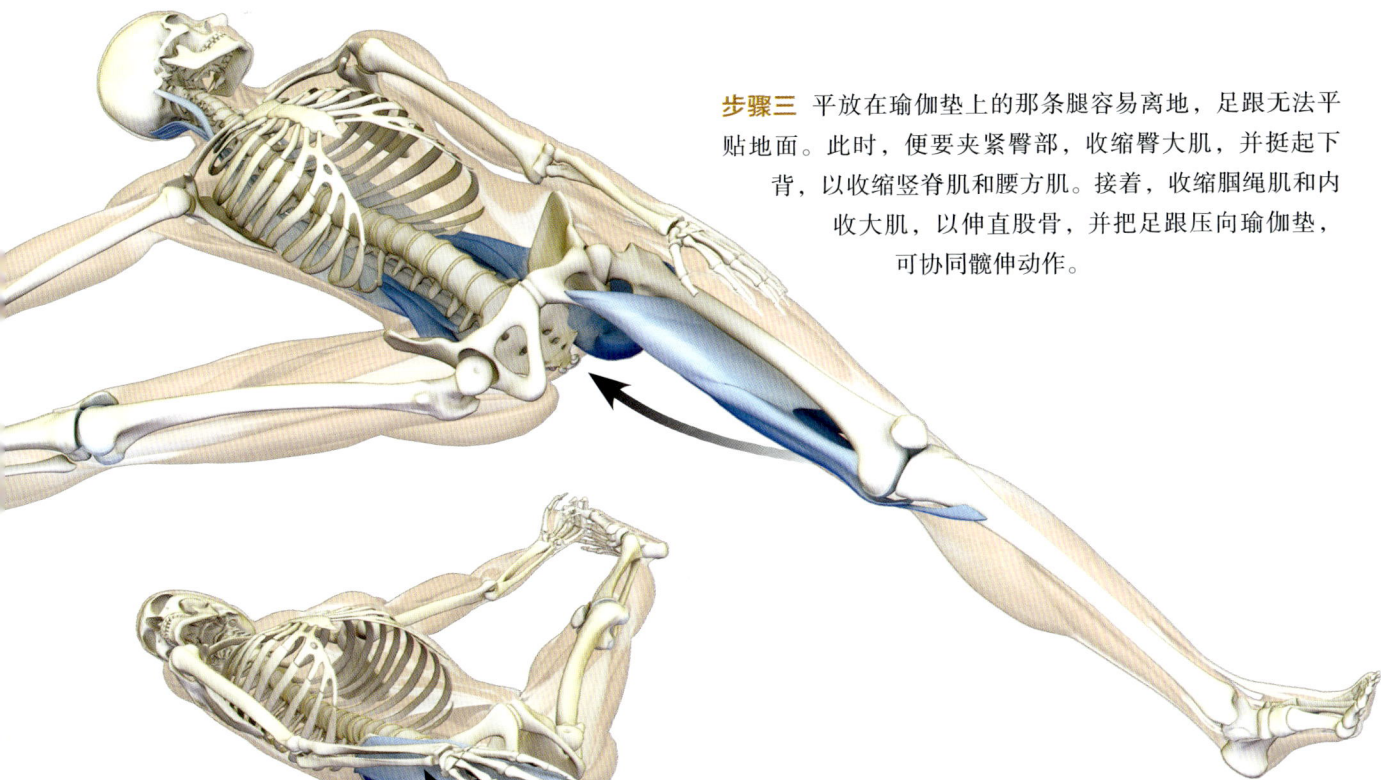

步骤三 平放在瑜伽垫上的那条腿容易离地，足跟无法平贴地面。此时，便要夹紧臀部，收缩臀大肌，并挺起下背，以收缩竖脊肌和腰方肌。接着，收缩腘绳肌和内收大肌，以伸直股骨，并把足跟压向瑜伽垫，可协同髋伸动作。

▲ **步骤四** 你可以借由将膝盖骨往骨盆的方向提，启动地面腿的股四头肌来伸直膝关节。踝关节朝外，收缩腓骨长肌与腓骨短肌，做足外翻的动作，再收缩胫骨后肌做足内翻动作，可令踝关节处稳定。脚趾尽量伸直可活化足弓。足跟紧紧压向瑜伽垫，并试着往一旁拖曳。这个动作会收缩臀中肌和阔筋膜张肌，使地面腿的腿部与足部内旋。

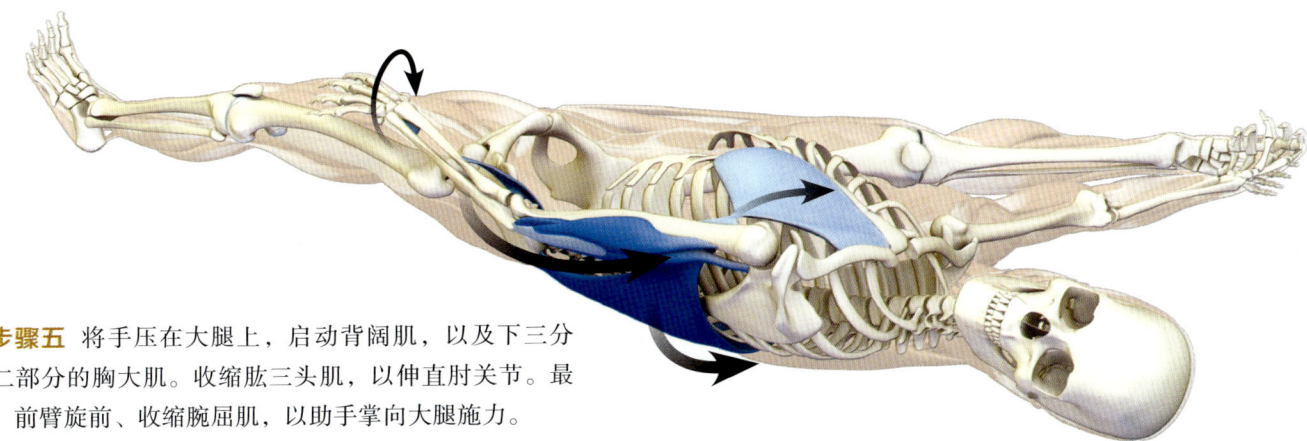

▶ **步骤五** 将手压在大腿上，启动背阔肌，以及下三分之二部分的胸大肌。收缩肱三头肌，以伸直肘关节。最后，前臂旋前、收缩腕屈肌，以助手掌向大腿施力。

SUPTA PADANGUSTHASANA

仰卧手抓脚趾屈膝变化式

　　练习仰卧手抓脚趾屈膝变化式时，上抬腿的髋关节要完全弯曲。因为这体式的重点是臀大肌和近端腘绳肌（腘绳肌起端位于坐骨，近端腘绳肌指的是位于此起端附近的肌肉）的伸展。双手握住足部并弯曲肘关节，以将整条腿往腋窝的方向拉，强化伸展臀部肌肉。这是仰卧手抓脚趾屈膝变化式的首要重点。接着收缩腹肌，弯曲躯干。通过这个次要动作，我们得以加深首要重点的伸展。最后，收缩地面腿的臀肌以伸展髋关节，并收缩股四头肌以伸直膝关节。由于臀大肌收缩容易使足部外旋，因此，你可以把大腿内转，抗衡足部外旋的情形。当然，纸上谈兵很容易，所以，下文的解说步骤里会提供各项提示，协助你完成动作。

基本关节位置

- 地面腿髋关节伸展、内旋
- 膝关节伸展
- 足外翻
- 脚趾伸展
- 上抬腿髋关节弯曲、内旋
- 膝关节弯曲

- 躯干弯曲
- 肩关节弯曲、外展、外旋
- 肘关节弯曲
- 前臂旋后
- 腕关节弯曲

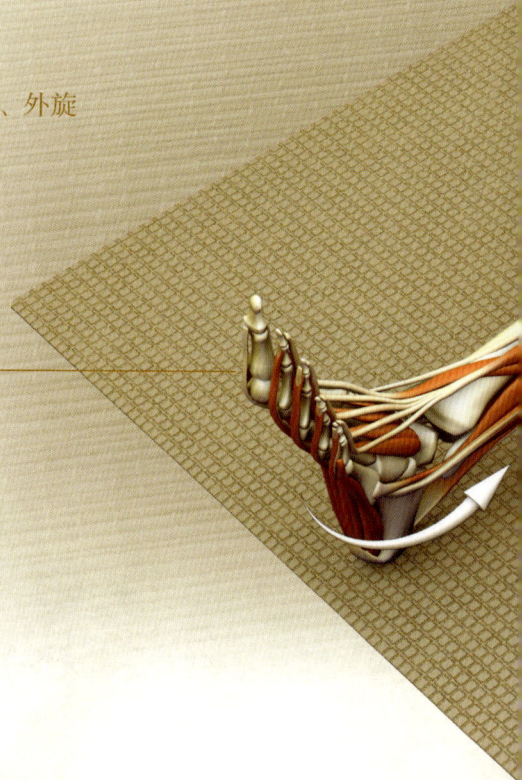

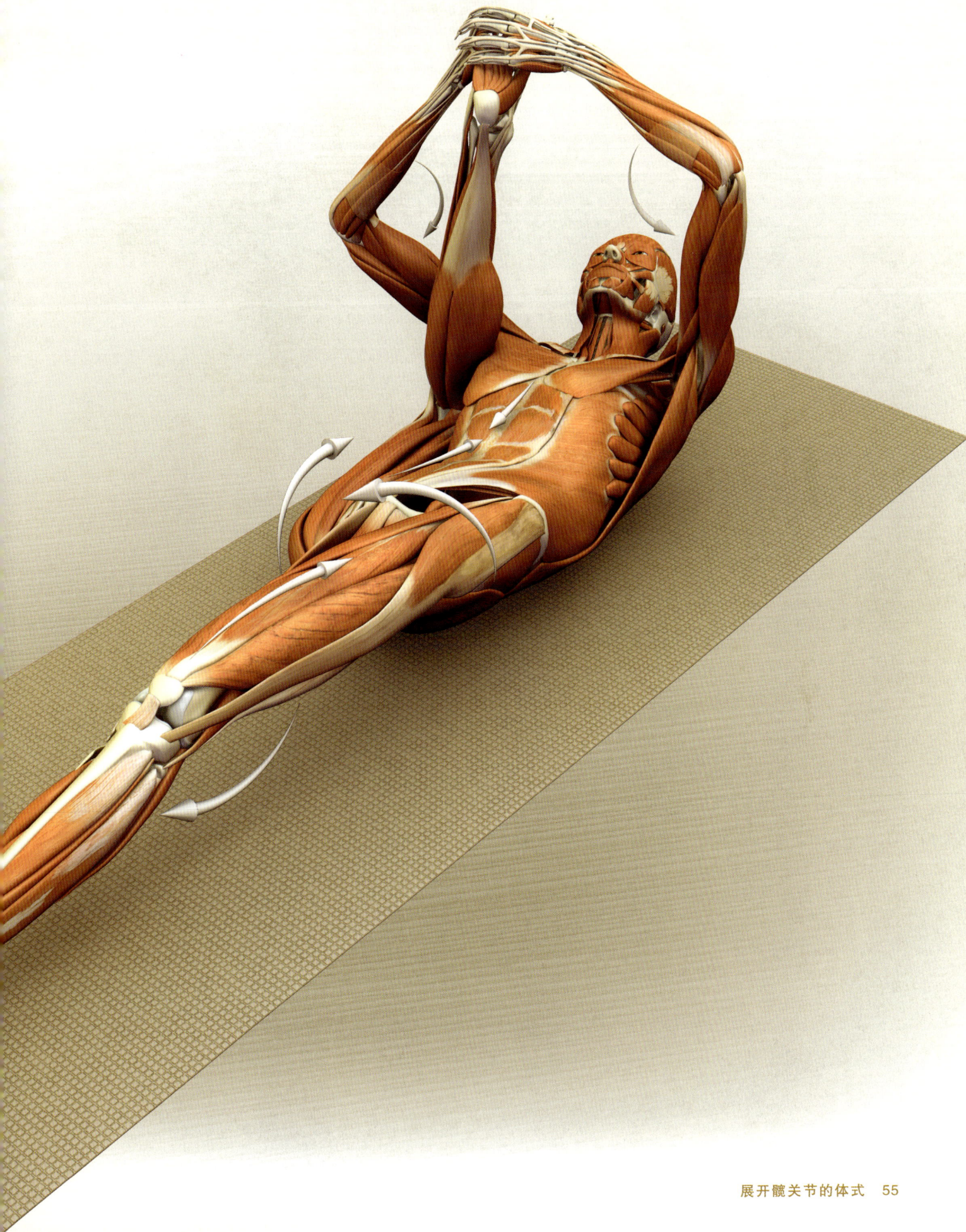

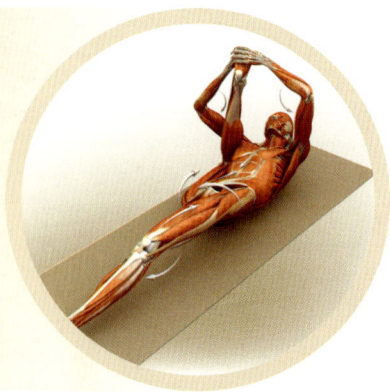

仰卧手抓脚趾屈膝变化式准备动作

　　如下图所示，先用瑜伽绳套住上抬腿，地面腿则保持弯曲。人体肌腹内有个伸展感受器叫肌梭，肌梭会侦测出肌肉长度和张力的变化。每当肌肉伸展时，感受器就会通知中枢神经系统发出讯号，命令肌肉收缩，避免拉伤。然而，此时如果收缩调控体式大致模样的肌肉（主动肌），肌梭就会慢慢适应（拮抗肌）伸展的状态，于是脊髓下达的收缩指令也慢慢减弱，使拮抗肌放松，进入更深的伸展。等身体够柔软，就用双手握住足部。弯曲肘关节，这样收缩肱二头肌的力道就会直通胫骨长轴。现在，伸直地面腿，并伸展髋关节，以完成整个体式。

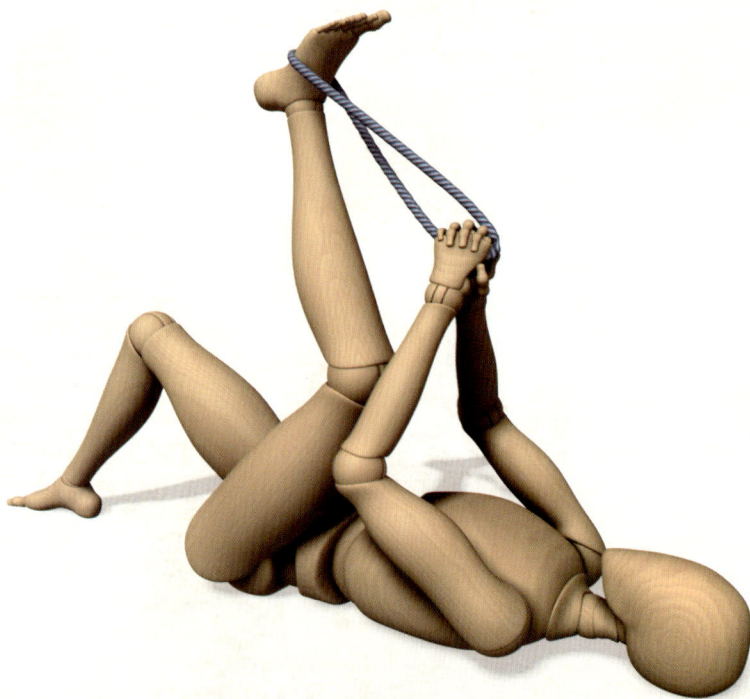

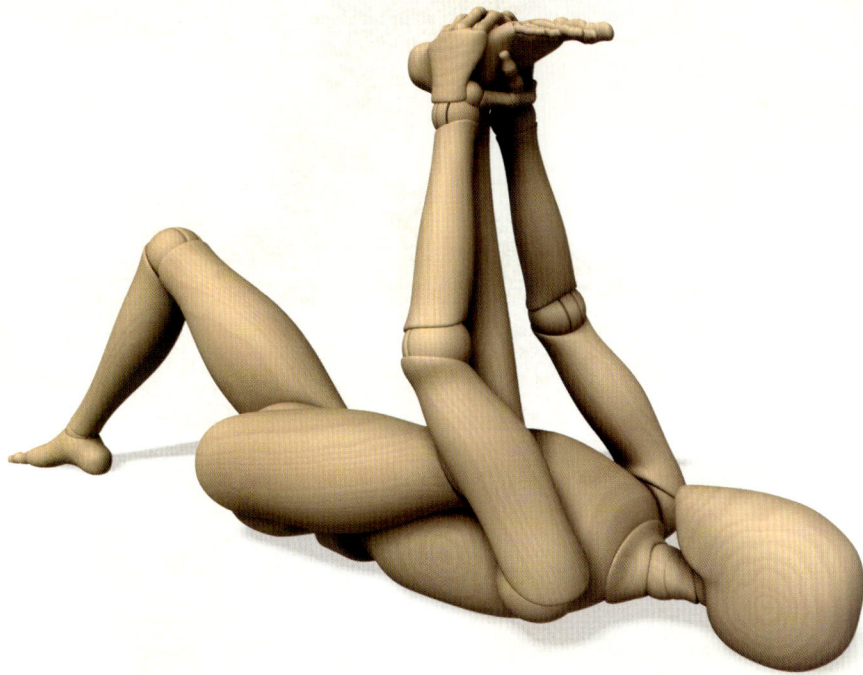

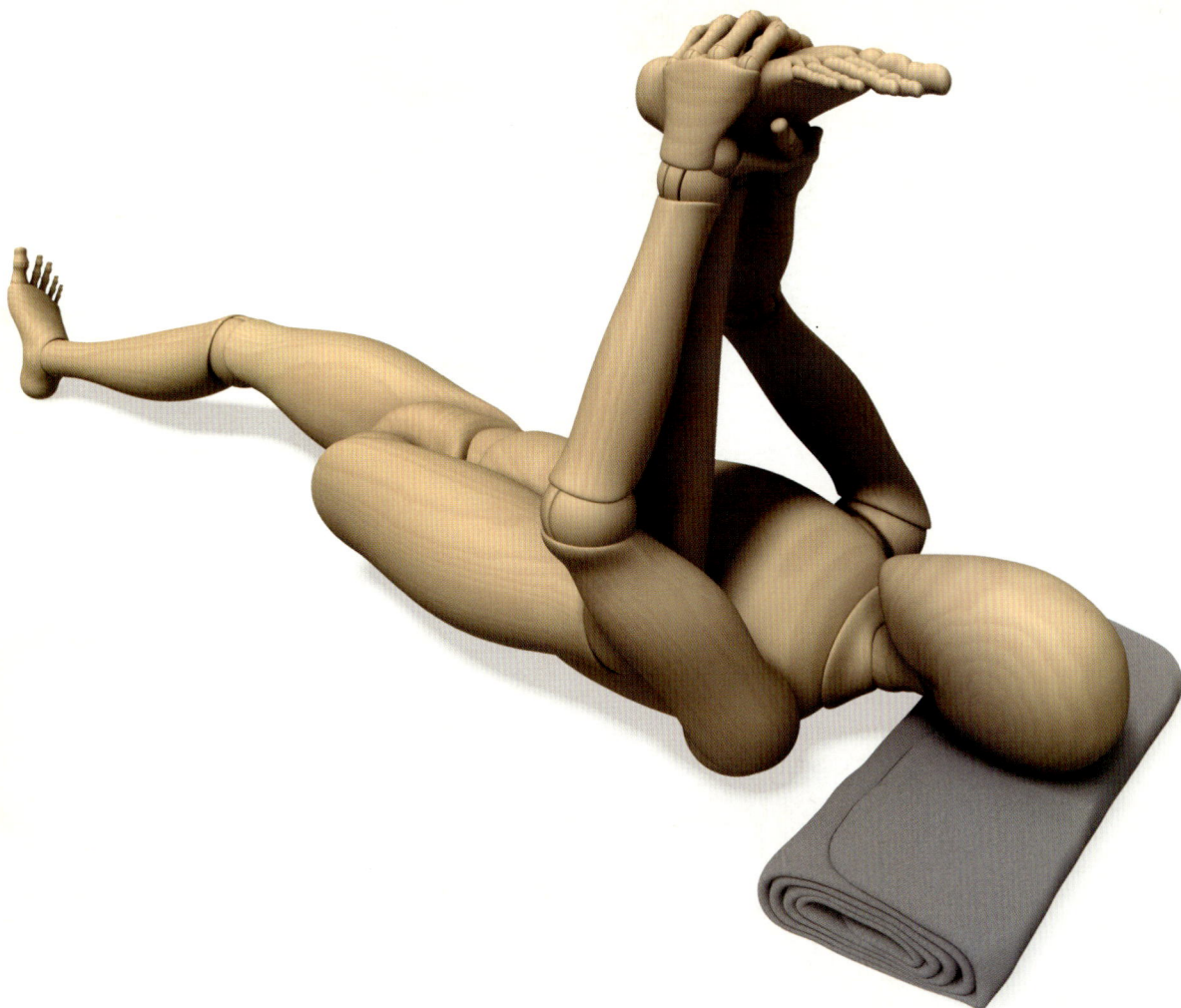

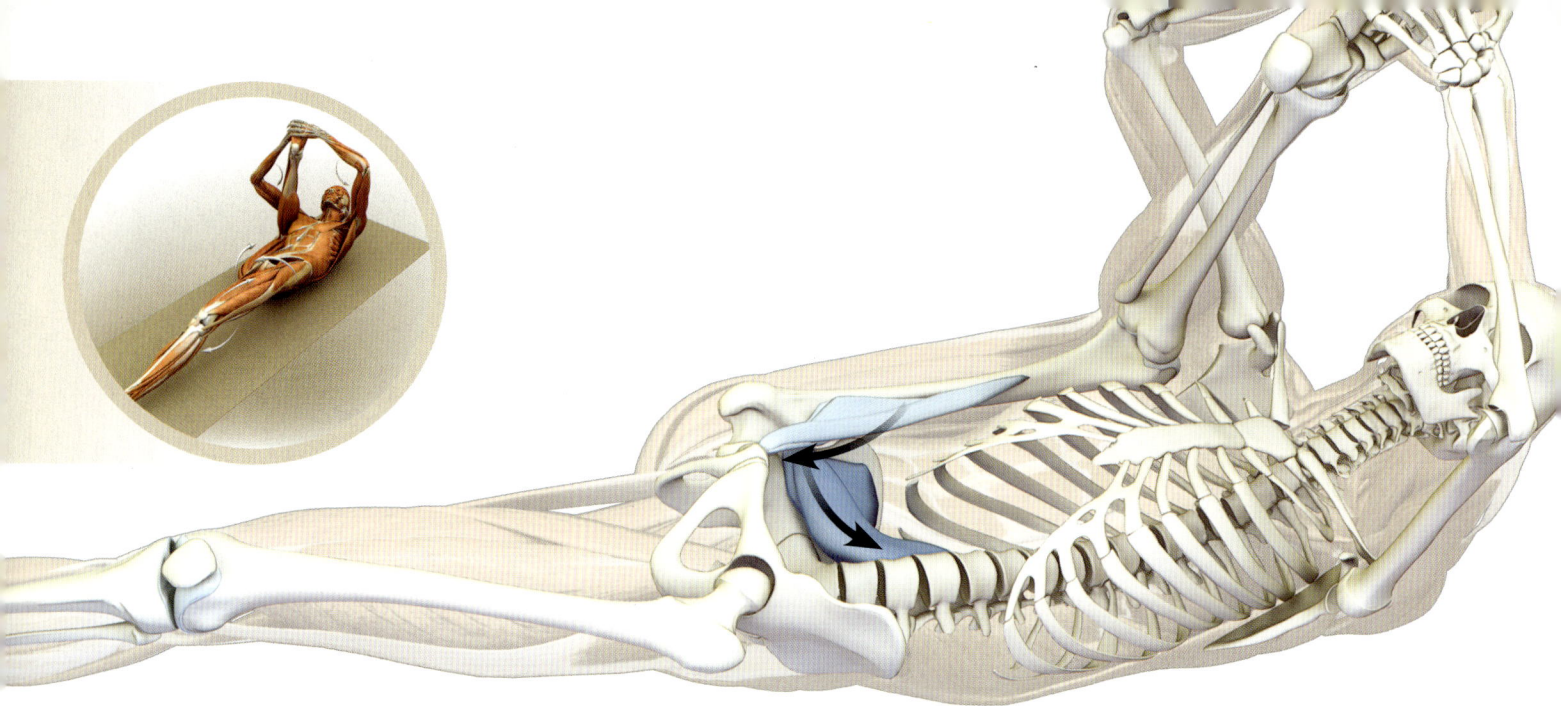

步骤一 利用腰肌及其协同肌（耻骨肌、内收长肌和内收短肌），进行髋关节弯曲。请注意，当髋关节弯曲得很深，我们便很难再用这些肌肉加深弯曲的幅度，因为肌肉里头的横桥（cross-bridges）迭合程度已达最大值，很难施展更多的收缩力道[1]。这时，就要靠上肢把足部往下拉，进一步加深髋关节弯曲的幅度。

---

[1] 根据肌纤维细丝滑动学说（sliding filament theory），肌肉收缩是由于肌动蛋白微丝在肌凝蛋白微丝之上滑行所致。在收缩的过程中，肌凝蛋白微丝和肌动蛋白微丝本身的长度并未改变。——译者注

▶ **步骤二** 双手握住足部，想象你正要将双臂从身体正前方高举过头。利用这项诀窍启动三角肌前束来上抬手臂，加深髋屈动作。接着，收缩肱二头肌和肱肌，以弯曲肘关节。手掌要与胫骨成90度，确保肘关节弯曲而产生的下拉力道，可贯通胫骨长轴。

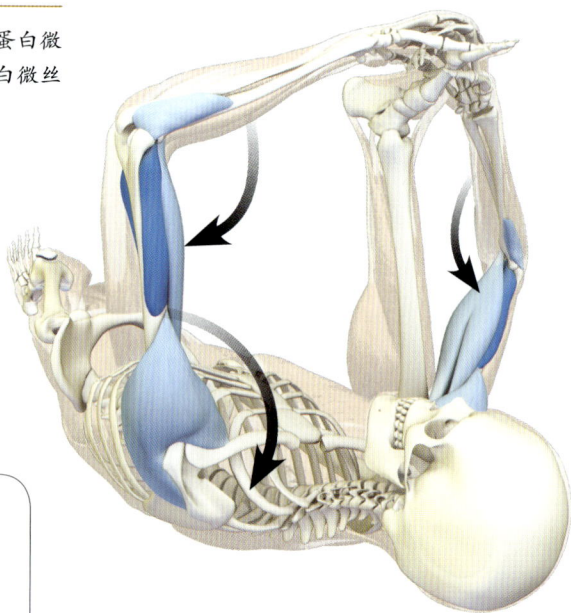

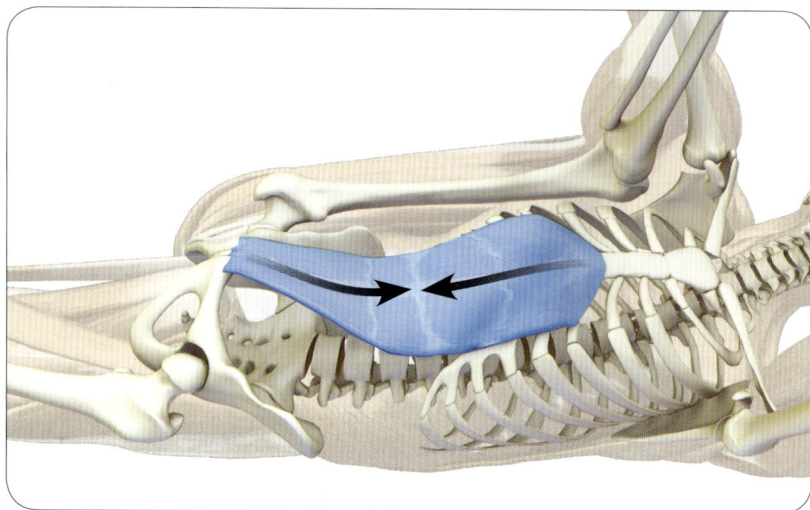

◀ **步骤三** 双手握住足部，收缩腹直肌，使躯干往大腿方向弯曲。同时，将足部往腋窝的方向拉。先用双臂把足部固定在这个姿势上，再按照步骤四的指示完成后续动作。

▶ **步骤四** 伸展地面腿的髋关节，并将背部挺起。在步骤三，我们收缩腹直肌并用双臂握住足部，使躯干紧贴着大腿。在这个步骤，我们则要收缩竖脊肌和腰方肌，令下背微微离地。骨盆会因为背挺而前倾，同时，也会加深上抬腿臀肌和腘绳肌的伸展。

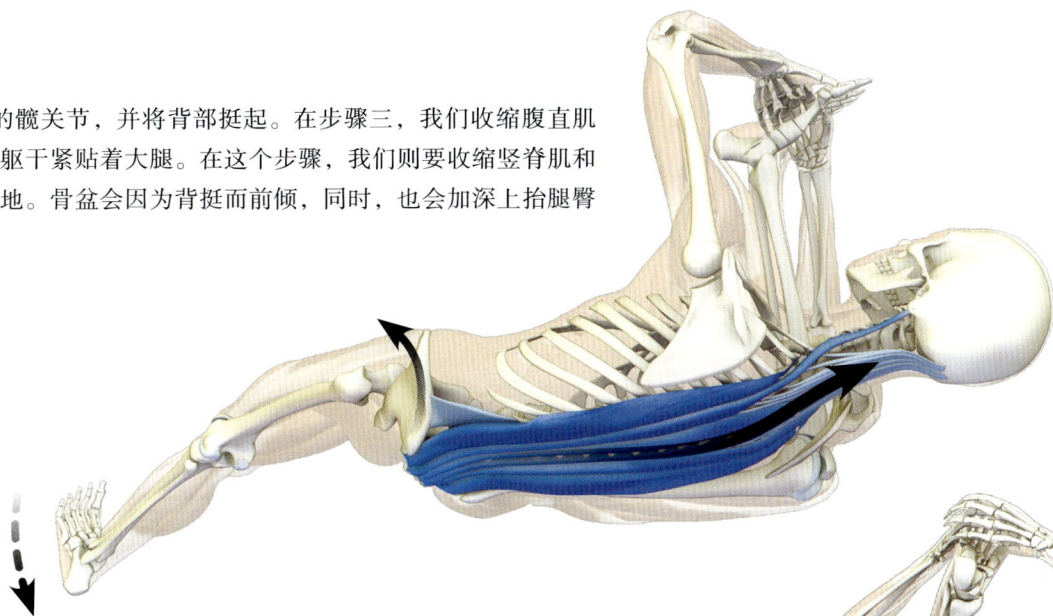

步骤五 收缩地面腿的臀大肌，以伸展髋关节。不过，这个动作会产生副作用，也就是大腿和足部容易外转（我们稍后再来解决这个问题）。先启动股四头肌，以伸直膝关节，接着，足跟施力压向地面，并试着往一旁拖曳（外展）。由于足跟已固定在瑜伽垫上，实际上不会挪移，但大腿的外展肌（臀中肌和阔筋膜张肌）却会把大腿往内旋。因此，当足跟尝试"推"向一旁时，便可内旋大腿，使膝盖朝向正上方。

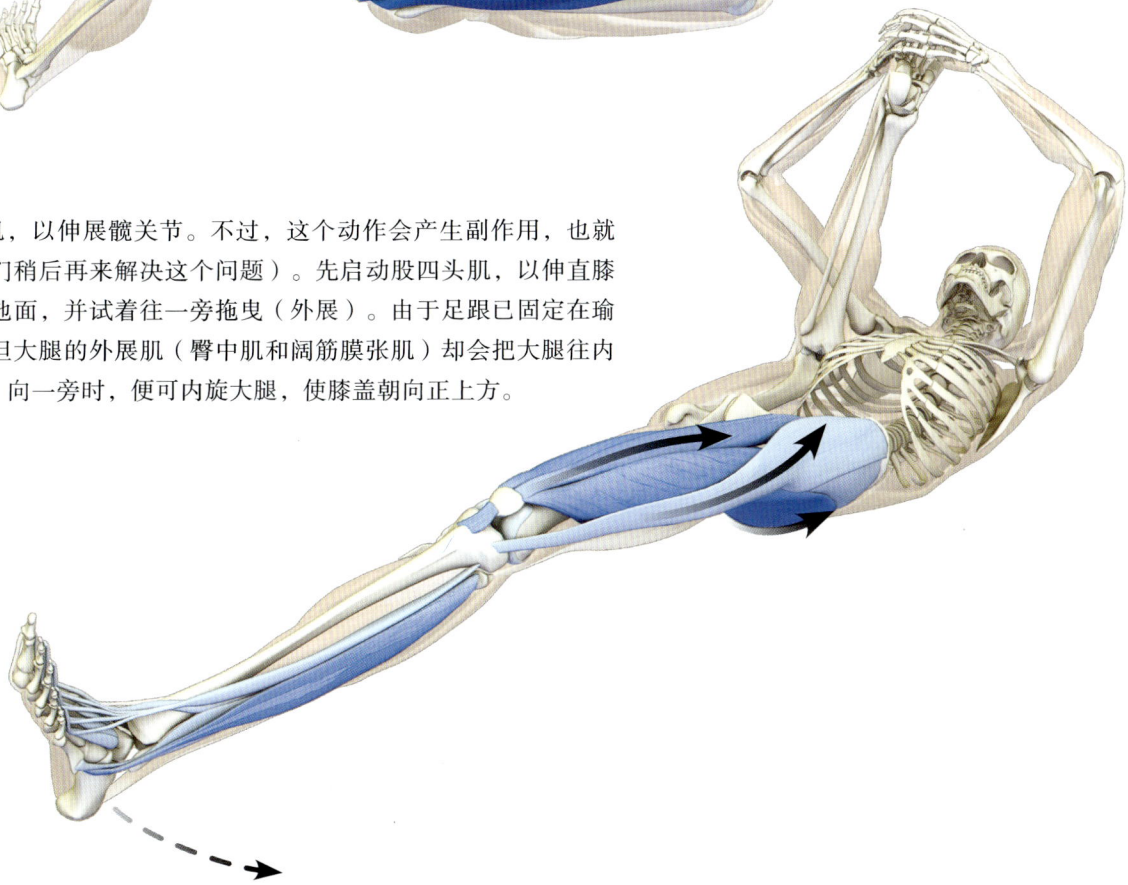

总结 我们可以把屈膝变化式当作"仰卧"版本的弓箭步，而这里的弓箭步跨幅特别深。我们在这个体式伸展上抬腿的臀大肌和腘绳肌，尤其是附着于坐骨粗隆上的起端这块区域。另外，伸展地面腿时，也必须伸展其髋屈肌。髋屈肌包括腰肌、耻骨肌、内收长肌、内收短肌、股直肌和缝匠肌，换言之，就是所有横跨髋关节前侧的肌肉。

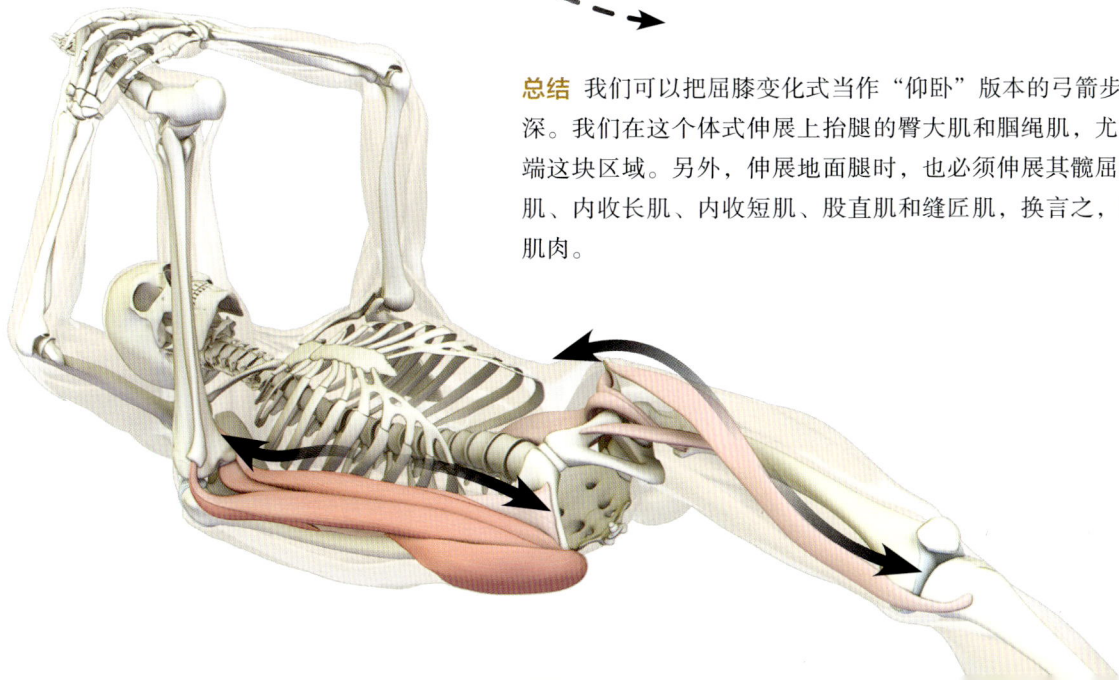

सुतपादांगुष्ठासन ॐ

SUPTA PADANGUSTHASANA A

仰卧手抓脚趾伸展式A

仰卧手抓脚趾伸展式A的重点是伸展上抬腿的腘绳肌、腓肠肌和臀大肌。本体式利用躯干的重量，把上抬腿往下拉，使其进入更深的伸展，同时，也收缩股四头肌，以伸直膝关节，创造腘绳肌的交互抑制作用。

仰卧手抓脚趾伸展式A是应用诱发式伸展的绝佳姿势。首先，双手牢牢握住足跟，接着尝试在屈膝状况下将腿慢慢伸直，令腘绳肌做离心收缩的动作。这个动作会刺激高尔基腱器官，使其传送讯号至脊髓，而脊髓一收到讯号，也会马上命令腘绳肌放松，进而伸展，完成整个反馈回路。控制肌肉张力和长度的系统十分复杂，这里仅说明部分环节，此外，也要小心运用诱发式伸展这项技巧。尽管本体式重点是伸展上抬腿的后侧，但是瑜伽垫上的那条伸直的腿也是关键。同时保持髋关节伸展、大腿内旋、足跟紧贴着地面，极具挑战性，但却是我们努力的目标。利用臀部和下背的肌肉，把足跟往下拉，并利用髋关节内旋肌，使膝盖骨朝向正上方。后续的肌肉讲解中，会再说明这项技巧。

基本关节位置

- 地面腿髋关节伸展、内旋
- 上抬腿髋关节弯曲
- 膝关节伸展
- 上抬腿踝关节跖屈
- 足外翻；脚趾伸展

- 躯干弯曲
- 肩关节弯曲、内收、外旋
- 肘关节弯曲
- 前臂旋后
- 腕关节弯曲

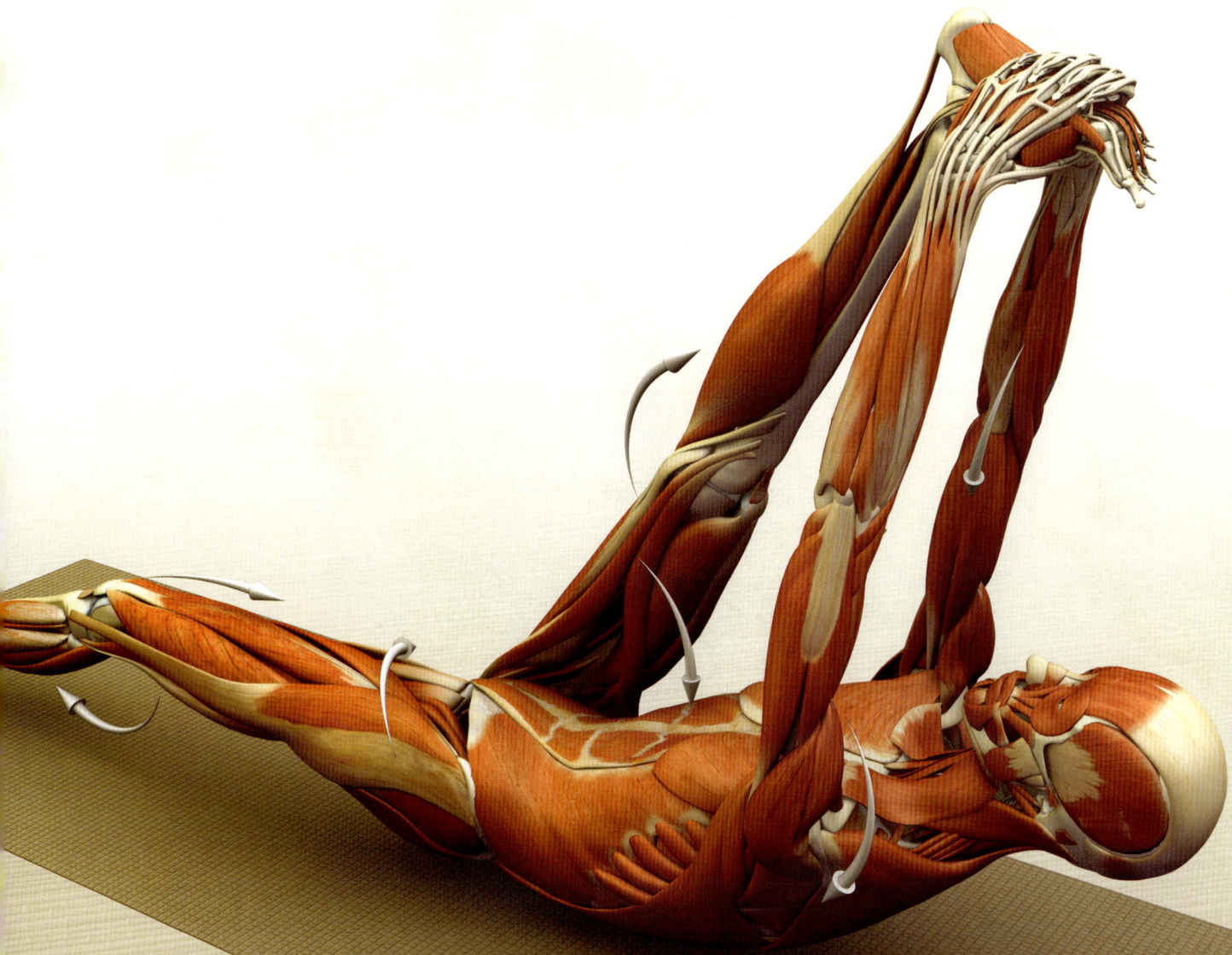

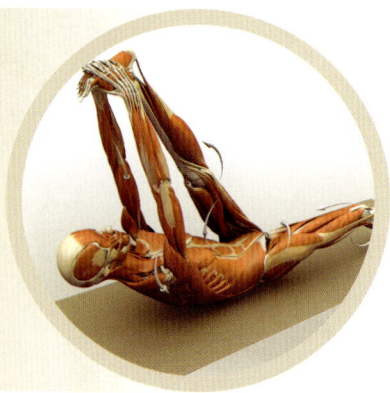

仰卧手抓脚趾伸展式A准备动作

　　如下图所示，先用瑜伽绳套住上抬腿。弯曲肘关节，将腿拉近身体。切记伸展腘绳肌时，不能躁进，更不宜施力强压，否则会伤及腘绳肌。当身体够柔软，双手便有办法碰到足部或小腿。紧握足部，并用肩膀的肌肉，尝试将双臂往头部的方向上举，把上抬腿带入更深的伸展。进行时，另一条腿可保持弯曲，但到了完成阶段，就要伸直膝关节，内旋大腿。

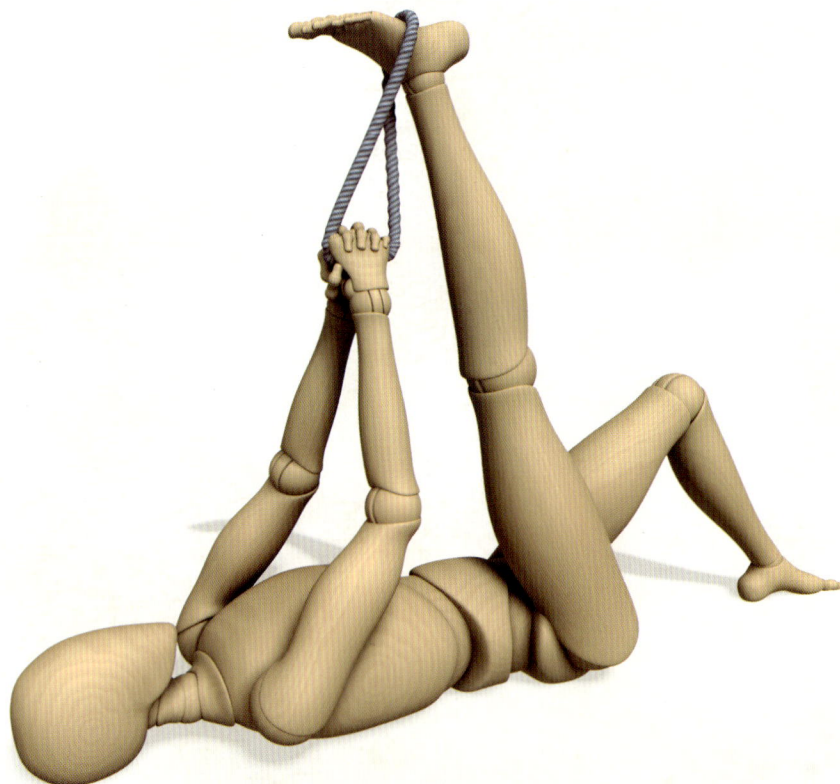

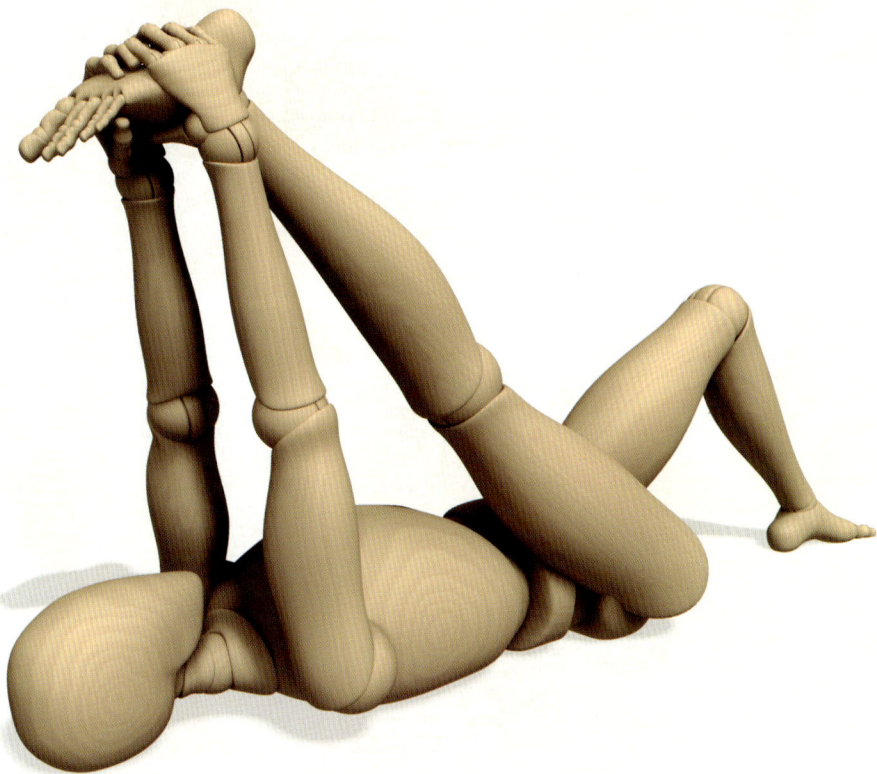

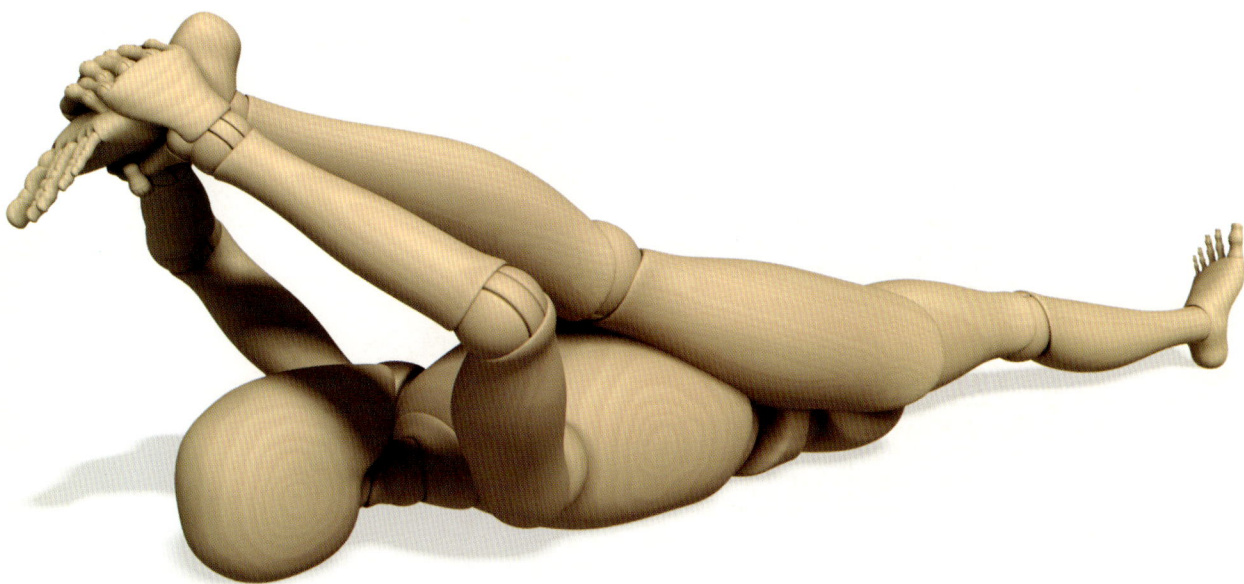

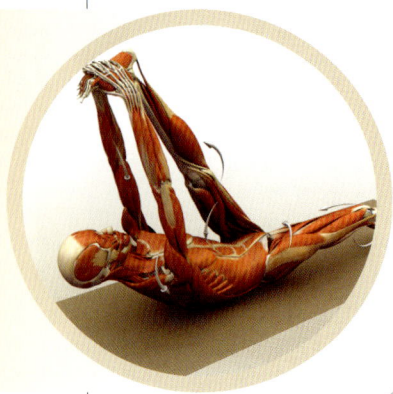

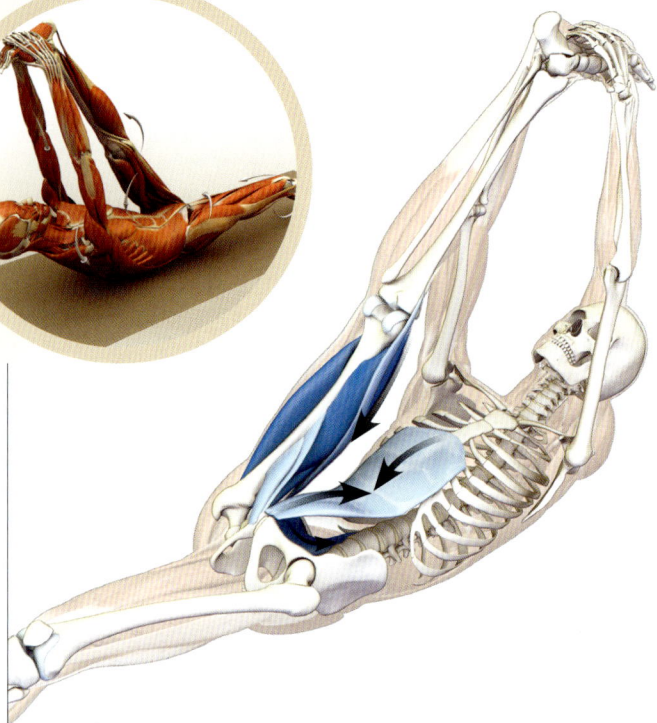

步骤一 启动髋屈肌（包括腰肌、耻骨肌、内收长肌、内收短肌），以把腿往上抬。请注意，当髋关节完全弯曲时，髋屈肌很难施展更多的力道，因为这已超过其最佳收缩长度（optimal contractile length）。夹紧腹部，使躯干往上抬腿的方向弯曲，并收缩股四头肌，以伸直膝关节。这两个动作会促使原本已被拉长的肌肉产生交互抑制作用，进而放松、伸展。

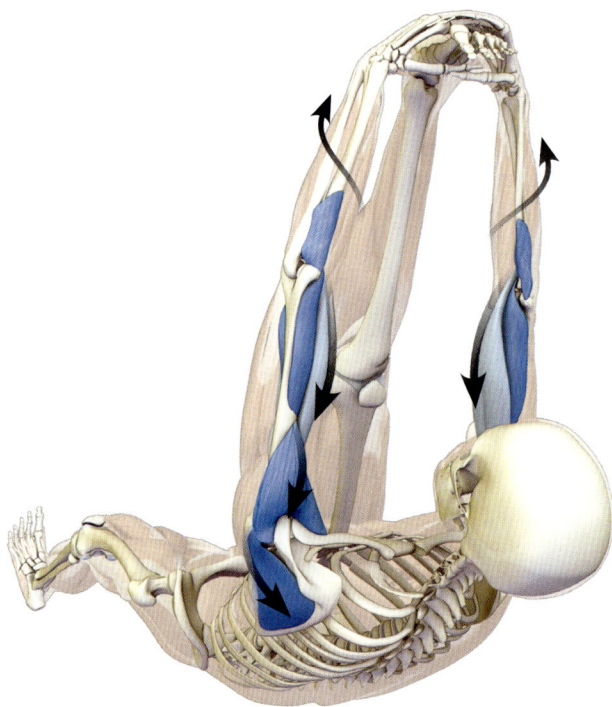

▲ **步骤二** 双手握住足部，并尝试将双臂高举过头。这个动作会收缩三角肌前束，把上抬腿带入更深的伸展。接着，启动肩关节旋转肌群的冈下肌和小圆肌，以外旋肩关节，并收缩肱二头肌和肱肌，以弯曲肘关节，把上抬腿带入更深的伸展。双手紧握足部、尝试把掌心上翻，使前臂旋后。如此一来，足部、肘关节和肩关节之间便形成了一股"螺旋"力道，产生的扭转效果也进而固定足部，并加深腿的伸展。

▶ **步骤三** 收缩竖脊肌和腰方肌，做挺背动作，此时，骨盆会前倾，使腘绳肌的起端往后移并远离止端，整条肌肉也随之伸展。收缩下三分之一的斜方肌，使肩膀下拉，远离颈部。仔细感觉足部如何在这个动作的带动下更靠近脸部。启动菱形肌，让两块肩胛骨往身体中线靠拢，以扩展胸腔。

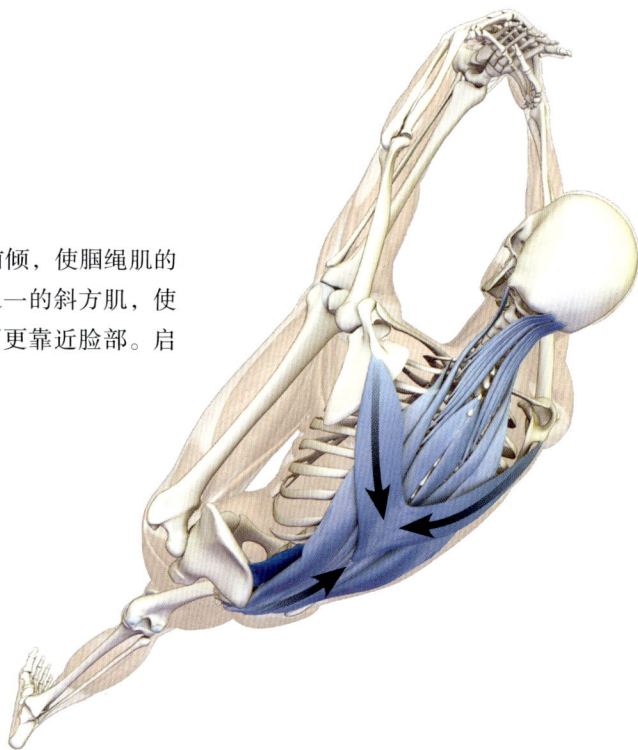

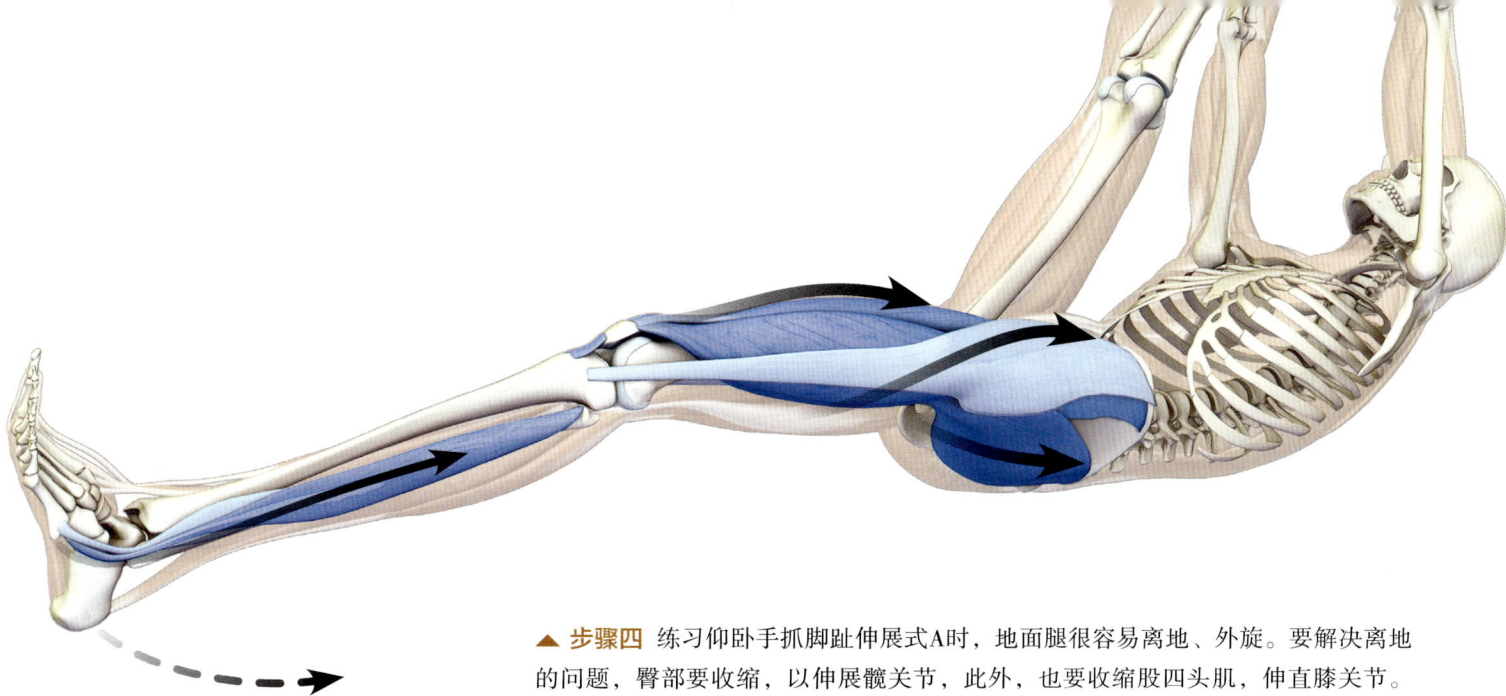

▲ **步骤四** 练习仰卧手抓脚趾伸展式A时，地面腿很容易离地、外旋。要解决离地的问题，臀部要收缩，以伸展髋关节，此外，也要收缩股四头肌，伸直膝关节。不过，启动臀大肌时，容易使得大腿外旋。最理想的状态应该是足部保持中立，膝盖骨朝向正上方，因此，我们需要把整条腿内旋。把足跟压向地面，并试着往一旁拖曳。足跟实际上不会挪移，但此举会收缩臀中肌和阔筋膜张肌，使大腿内旋，回到中立的位置。此外，阔筋膜张肌横跨膝关节，因此当膝关节伸直时，收缩阔筋膜张肌具有稳定膝关节的作用。

启动小腿外侧的腓骨长肌与腓骨短肌，做足外翻的动作。仔细观察这些肌肉如何展开足底，并使之外转。接着，收缩胫骨后肌做足内翻的动作，这些肌肉共同运作可令踝关节处在稳定状态。

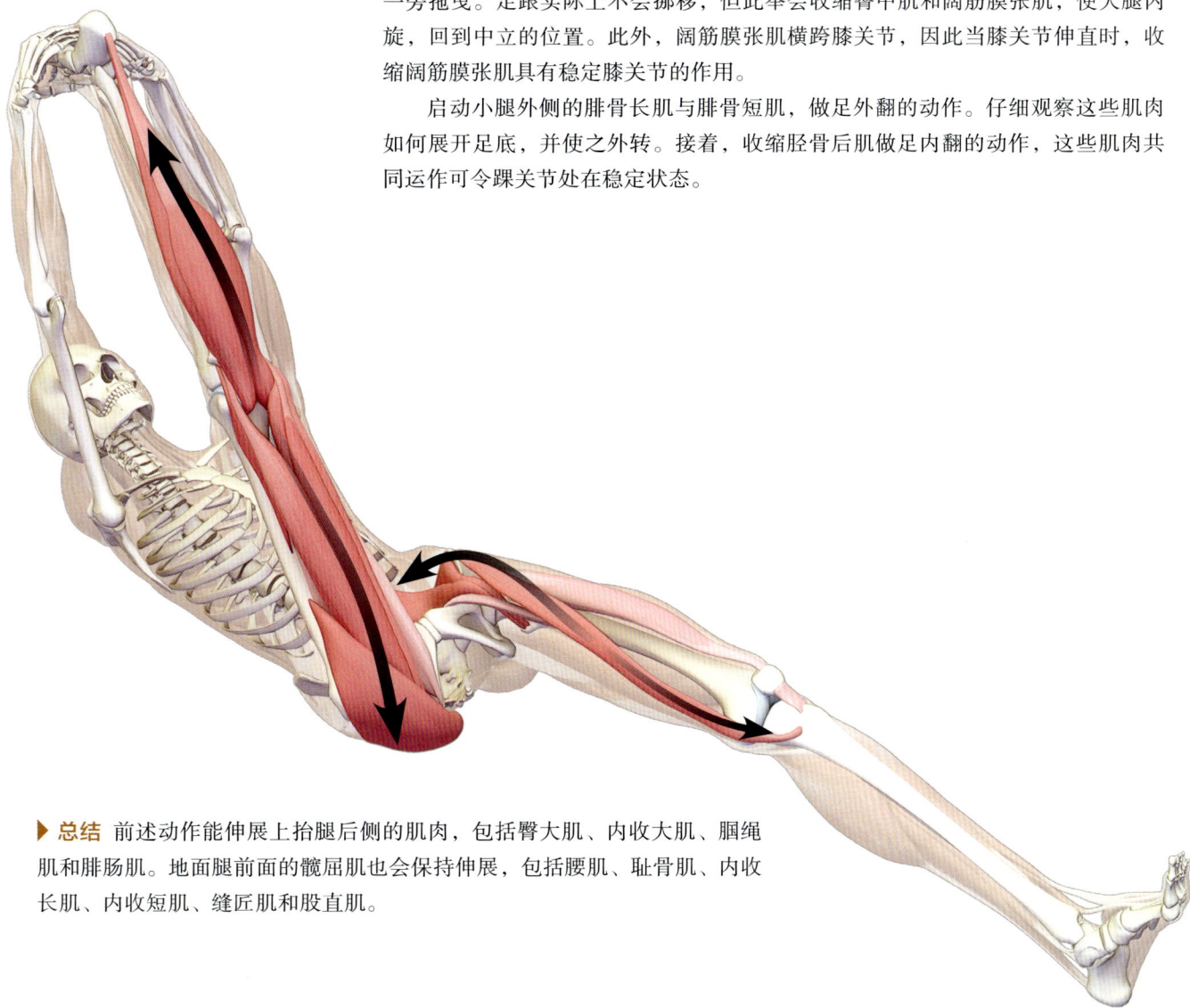

▶ **总结** 前述动作能伸展上抬腿后侧的肌肉，包括臀大肌、内收大肌、腘绳肌和腓肠肌。地面腿前面的髋屈肌也会保持伸展，包括腰肌、耻骨肌、内收长肌、内收短肌、缝匠肌和股直肌。

SUPTA PADANGUSTHASANA

仰卧手抓脚趾侧转变化式

仰卧手抓脚趾侧转变化式有两个彼此对立的重点。当肩膀和胸腔往某个方向转时，骨盆和下半身却朝反方向扭转。收缩创造此扭转的肌群，可提高扭转的幅度。你会发现，当我们把地面那只手臂的肩胛骨往身体中线拉，胸腔便可转离骨盆。同样地，上抬腿内收，骨盆也自然朝肩膀的反方向转。最后，在手掌下压足部同时，足部也抵住手掌往上反推，可创造出收束。这个动作也会启动大腿的外展肌，进而稳定骨盆。不知你是否观察到，骨盆因肘关节伸展而变得更加稳固。这项诀窍也可与站姿体式"三角扭转伸展式"所提供的诀窍做一比较。练习三角扭转伸展式时，手掌压在踝关节外侧，足部也抵住手掌往外推。由此可见，两者的功效其实一模一样，而我们也可通过其他体式来改善当前正在练习的体式。

下半身的重点不同于上半身。上抬腿弯曲、内旋同时，地面腿则进行伸直。将上抬腿高举跨过躯干，朝着肩胛带的反方向内收，以旋转脊椎。脊柱衔接肩胛带和骨盆，并为两个相反的动作提供连贯性。别忘了呼吸，呼吸是体式练习的配乐。

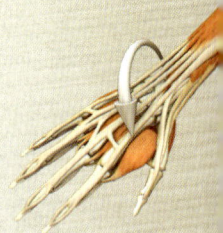

基本关节位置

· 地面腿髋关节伸展、内旋
· 上抬腿髋关节内收、内旋
· 膝关节伸展
· 踝关节跖屈
· 足外翻

· 躯干扭转
· 肩关节外展、外旋
· 肘关节伸展
· 前臂旋前

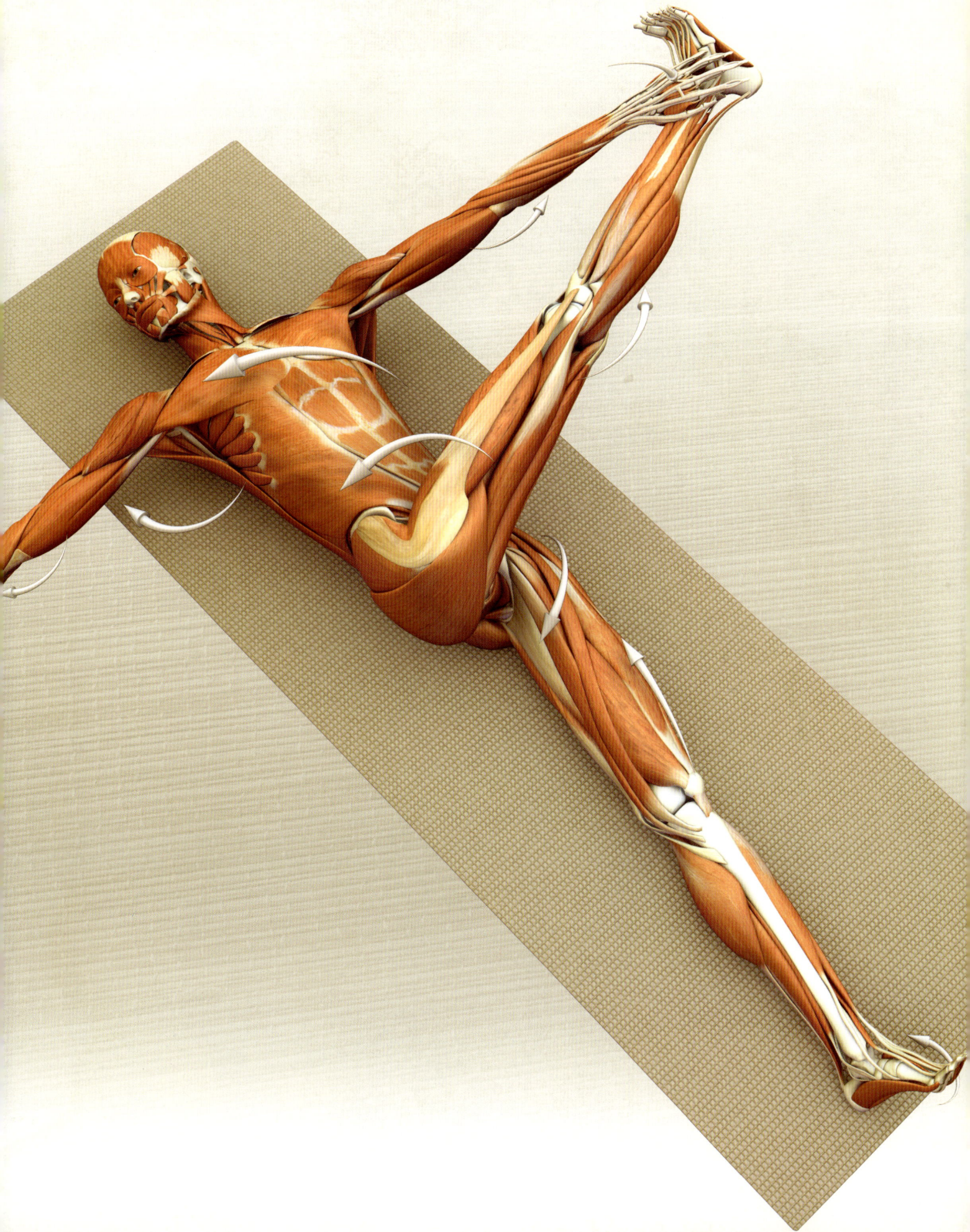

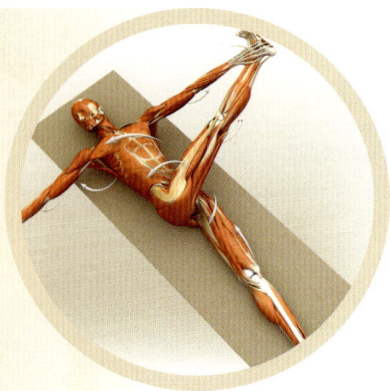

仰卧手抓脚趾侧转变化式准备动作

先用瑜伽绳套住上抬腿，再将足部拉越身体。接着用另一侧的肩膀和手臂，将上半身和胸腔转离上抬腿。当身体够柔软时，再用手握住足底外缘，掌心施力下压，将髋关节转过来。收缩臀部肌肉，以伸直、伸展地面腿。最后，先将身体撑住，再慢慢解开动作。扭转躯干前，可先练习圣哲玛里琪三式。

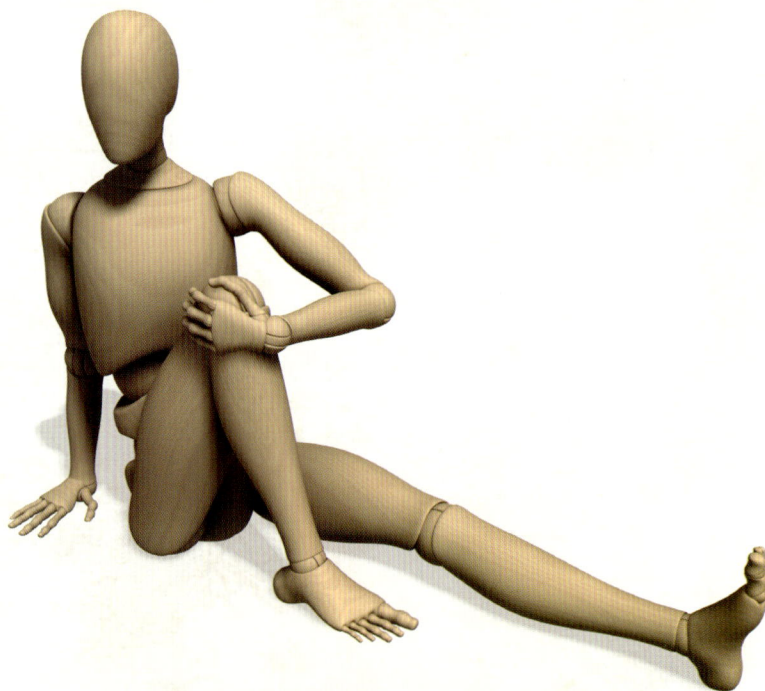

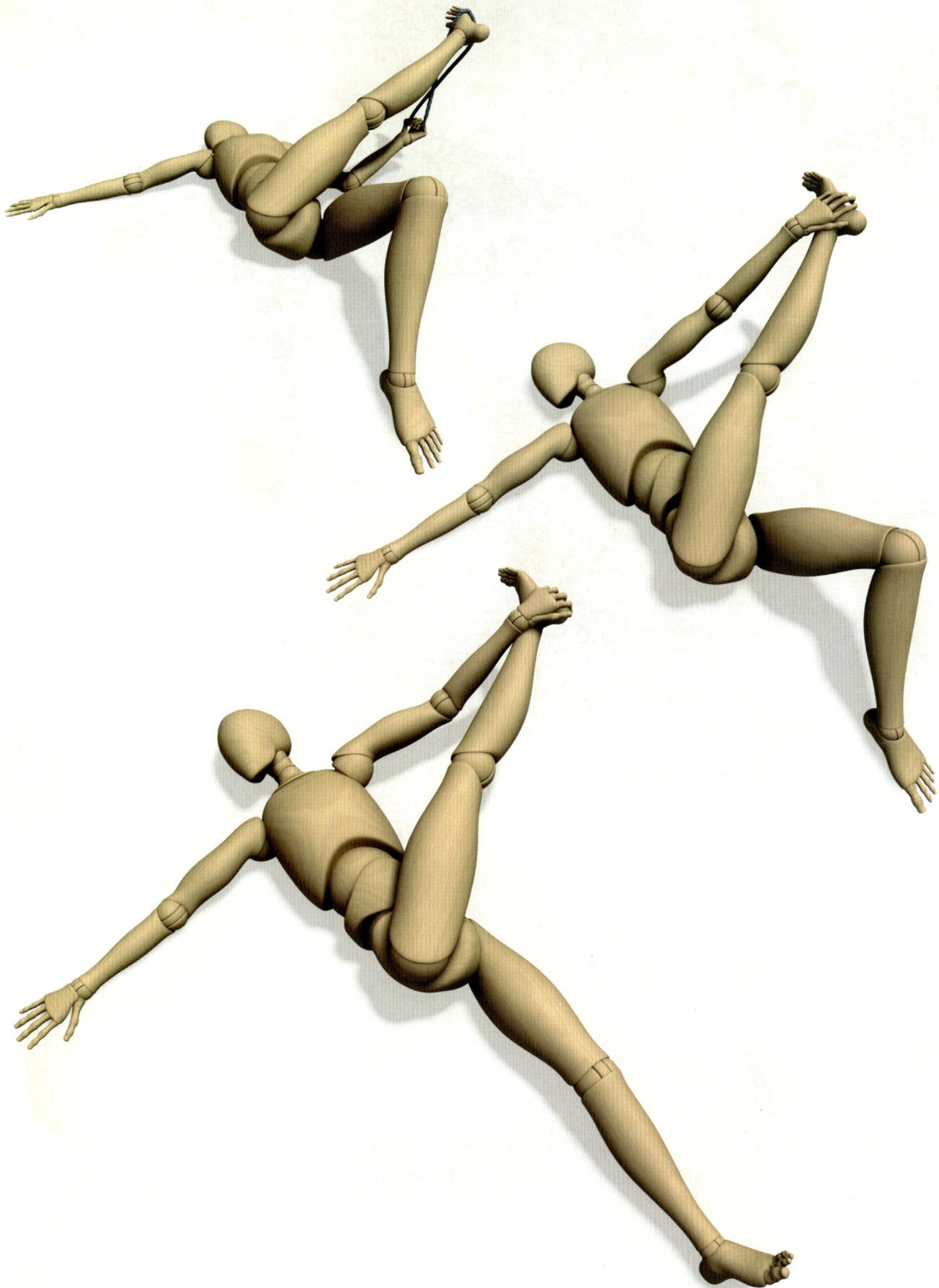

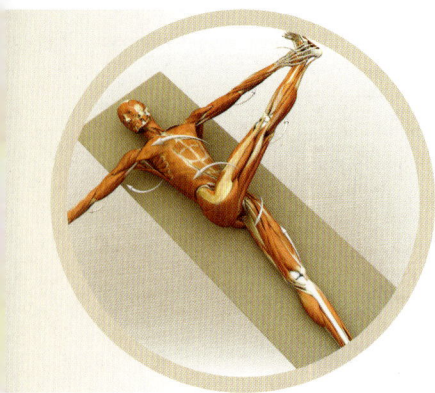

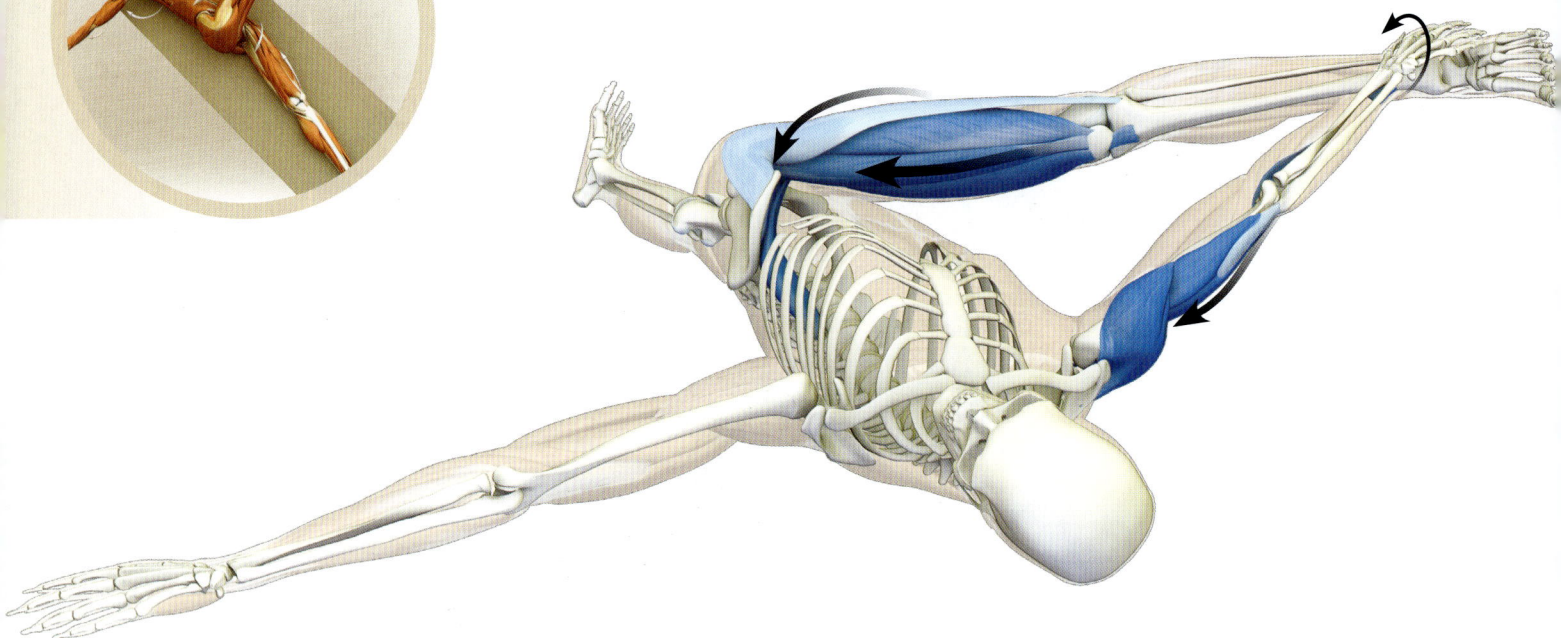

步骤一 启动腰肌及其协同肌，以弯曲髋关节（协同肌包括阔筋膜张肌、耻骨肌、内收长肌、内收短肌和臀小肌）。离心收缩阔筋膜张肌，腿的侧面抵着手掌往上反推（这项诀窍意在仿效股骨外展的动作，因为阔筋膜张肌其中一项功能就是外展股骨），此外，这个动作还可固定并内旋股骨。收缩股四头肌来伸直膝关节。将肘关节伸直，前臂旋前（掌面朝下）。启动三角肌后束，肩膀朝后，把足部压向地面。收缩三角肌中束，外展肩关节，把整条腿往头部的方向举。这是通过上下肢连接来强化躯干弯曲最好的例子。

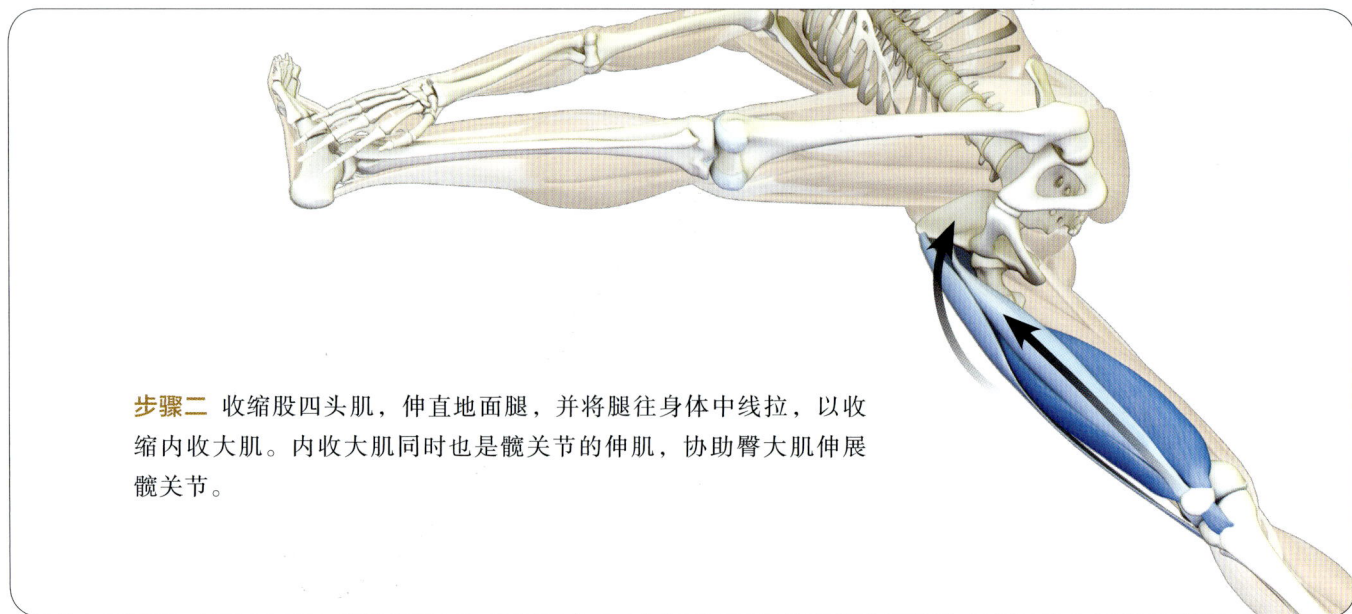

步骤二 收缩股四头肌，伸直地面腿，并将腿往身体中线拉，以收缩内收大肌。内收大肌同时也是髋关节的伸肌，协助臀大肌伸展髋关节。

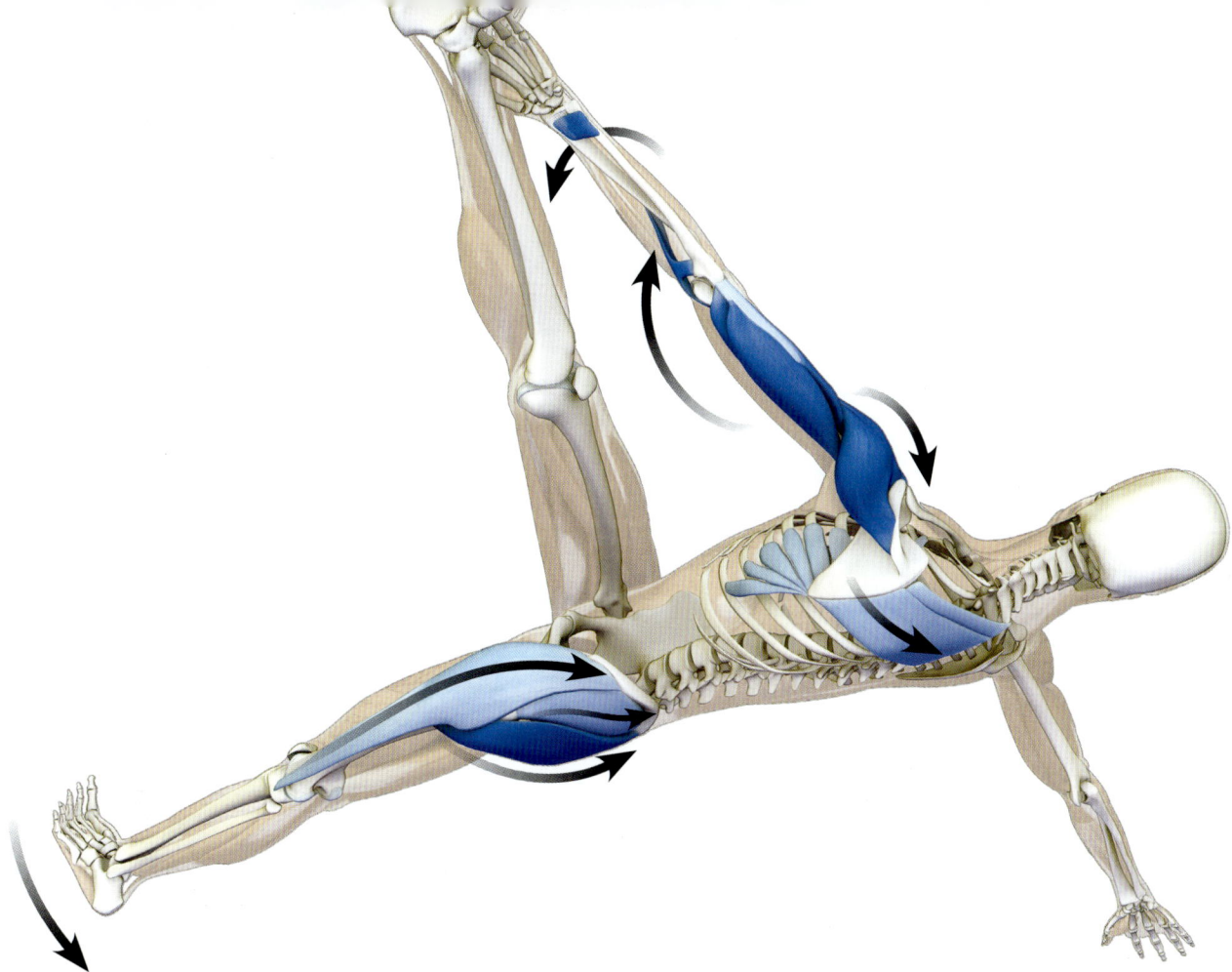

步骤三 上半身与下半身的动作完全相反。图片呈现了手臂压向腿时所使用的肌群。收缩前臂的旋前圆肌和旋前方肌，使掌面朝下。启动肱三头肌，伸直肘关节。启动三角肌中束和三角肌后束，下压足部。收缩菱形肌，把肩胛骨往身体中线拉。

前锯肌可扩展胸腔，连带会把肩膀和手臂往足部方向拉。同时，启动臀大肌，以伸直地面腿。请注意，这个动作会产生副作用，也就是足部容易外转。欲抗衡这种情形，足跟可施力压向地面，并试着往一旁拖曳，远离身体中线。这项诀窍能收缩阔筋膜张肌，并从髋关节处内旋股骨，抗衡臀大肌外旋的倾向。

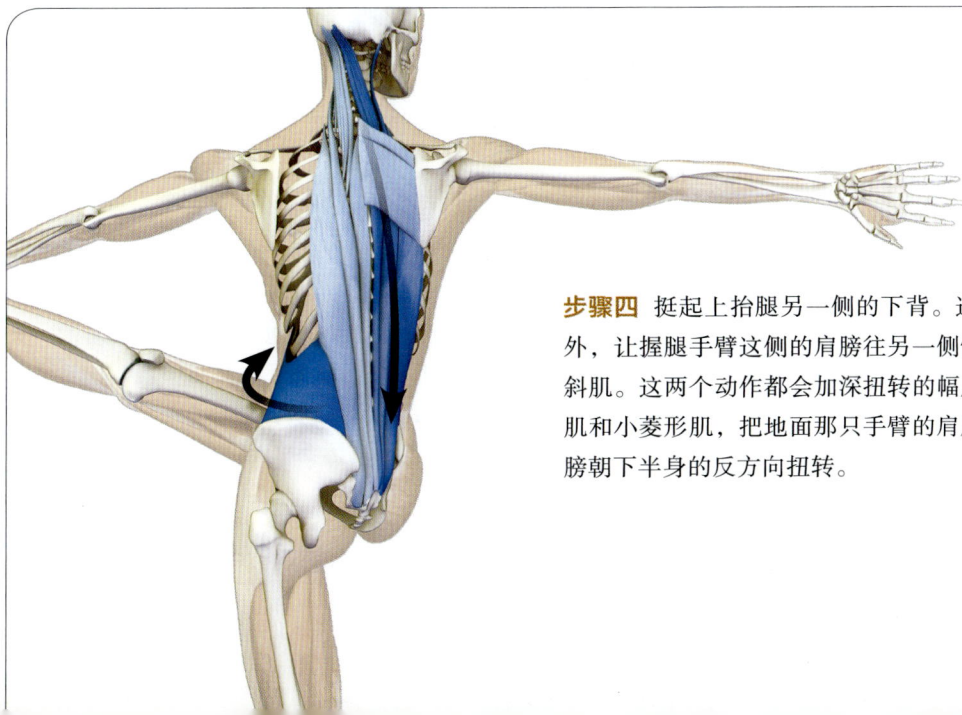

步骤四 挺起上抬腿另一侧的下背。这个动作会收缩竖脊肌和腰方肌。另外，让握腿手臂这侧的肩膀往另一侧髋关节的方向转，以绷紧这一侧的腹斜肌。这两个动作都会加深扭转的幅度，并稳定脊椎。最后，收缩大菱形肌和小菱形肌，把地面那只手臂的肩胛骨往身体中线拉。这个动作会使肩膀朝下半身的反方向扭转。

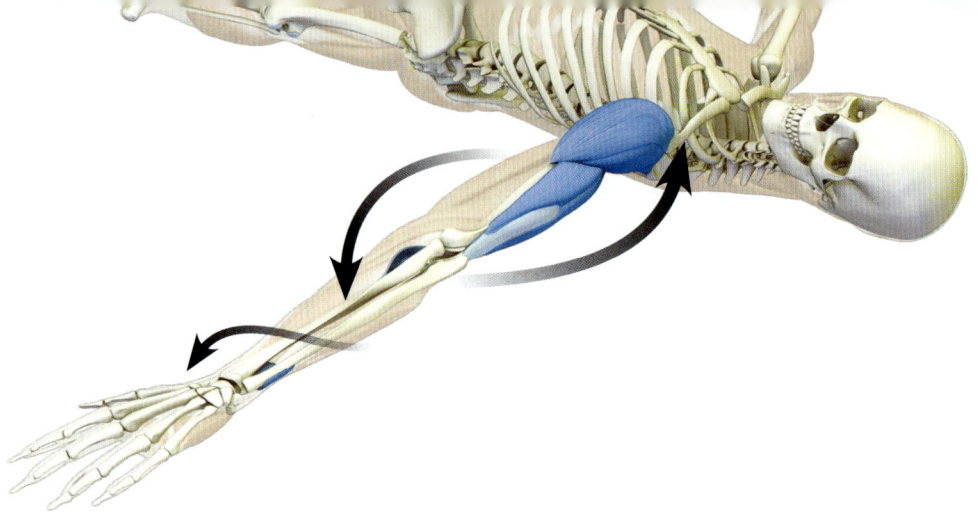

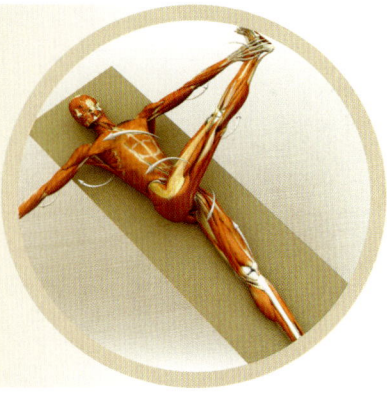

步骤五 启动三角肌中束，外展肩关节；启动三角肌后束，使握腿手臂往地面方向拉。收缩肱三头肌。收缩前臂的旋前圆肌和旋前方肌，使掌面朝下。接着，收缩上抬腿侧的菱形肌，把肩胛骨往身体中线拉。这有助于将肩膀和胸腔转离骨盆。

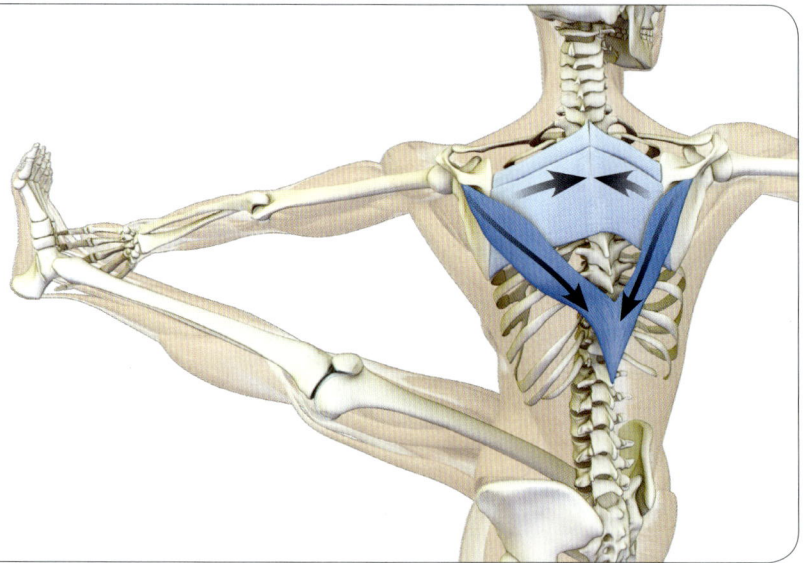

步骤六 避免耸肩。利用下三分之一的斜方肌，使肩膀下拉，远离耳朵。扩展胸腔，肩胛骨往脊椎的方向集中。延续步骤三收缩前锯肌的动作，并收缩菱形肌，以稳定肩膀。

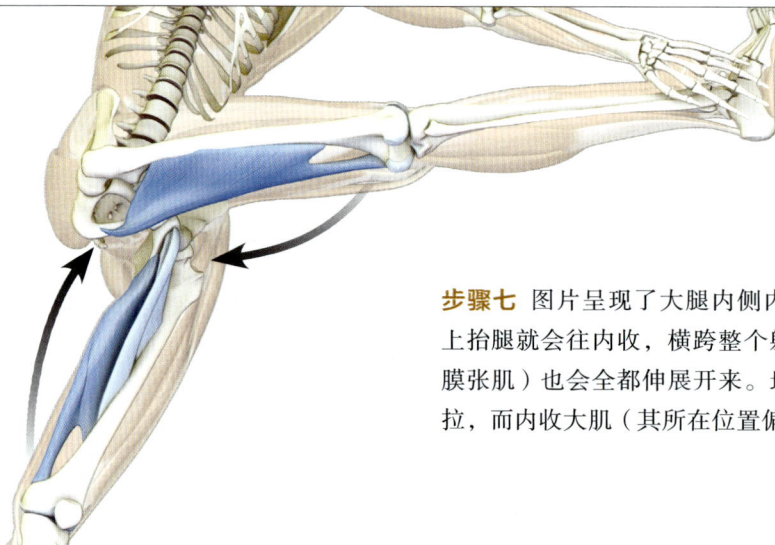

步骤七 图片呈现了大腿内侧内收肌发挥的功能。内收肌一收缩，上抬腿就会往内收，横跨整个躯干，其拮抗肌（包括臀中肌和阔筋膜张肌）也会全都伸展开来。地面腿的内收肌会把股骨往身体中线拉，而内收大肌（其所在位置偏后）则可协助臀大肌伸展髋关节。

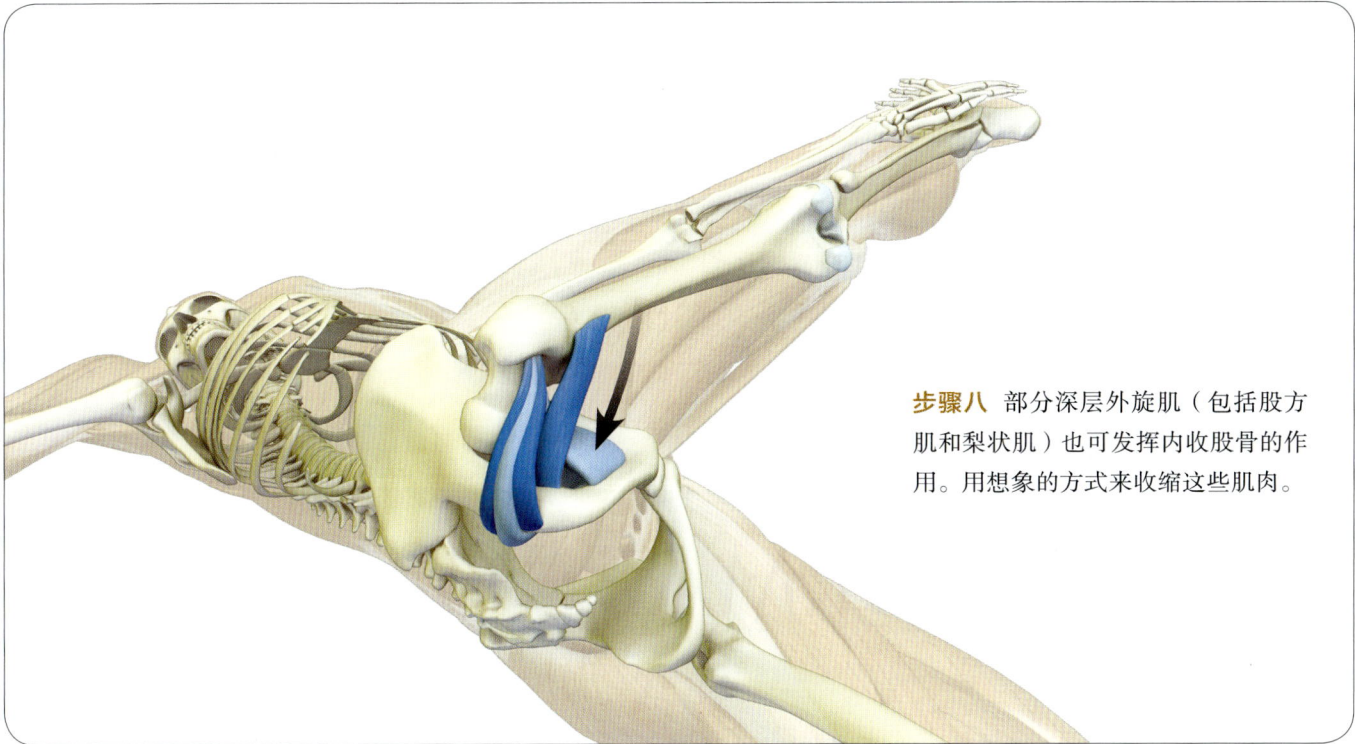

步骤八 部分深层外旋肌（包括股方肌和梨状肌）也可发挥内收股骨的作用。用想象的方式来收缩这些肌肉。

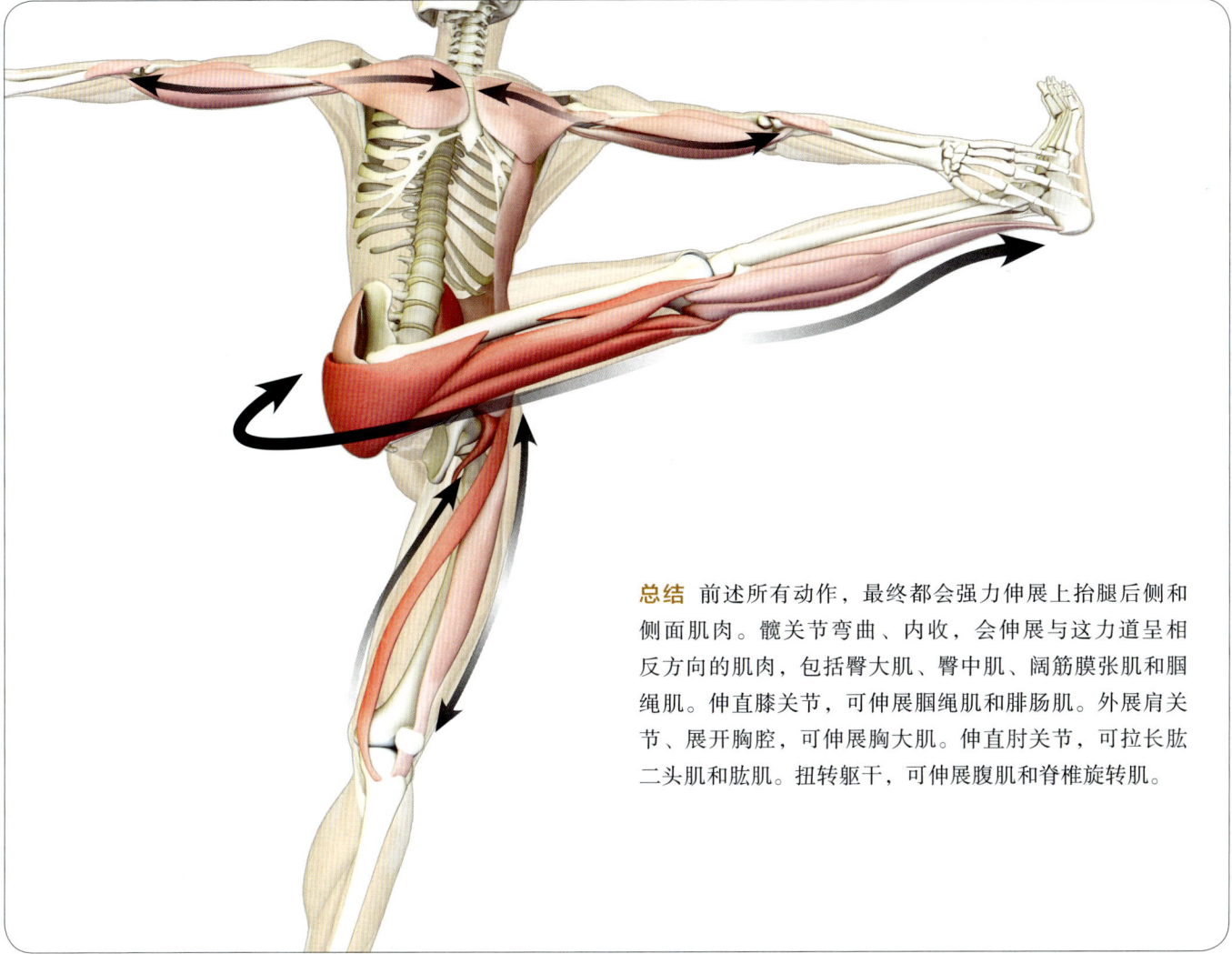

总结 前述所有动作，最终都会强力伸展上抬腿后侧和侧面肌肉。髋关节弯曲、内收，会伸展与这力道呈相反方向的肌肉，包括臀大肌、臀中肌、阔筋膜张肌和腘绳肌。伸直膝关节，可伸展腘绳肌和腓肠肌。外展肩关节、展开胸腔，可伸展胸大肌。伸直肘关节，可拉长肱二头肌和肱肌。扭转躯干，可伸展腹肌和脊椎旋转肌。

कूर्मासन

KURMASANA
龟式

古代瑜伽行者想出一个绝妙的招式来伸展难以控制的肌肉，这一招正是龟式。练习龟式时，我们连接双臂和双腿，借此伸展下背和髋关节。龟式的首要重点是躯干前弯，次要重点是把肘关节置于膝关节下。膝关节一伸展，便会下压肘关节后侧，也会把躯干带入更深的弯曲。收缩肱二头肌和肱肌，使肘关节保持弯曲，避免过度伸展。当大腿压在上臂时，将掌心贴地固定不动，然后尝试弯曲肘关节，如此一来，躯干就会被带入更深的弯曲，增加3～5厘米的伸展，助你体验瑜伽的意义。

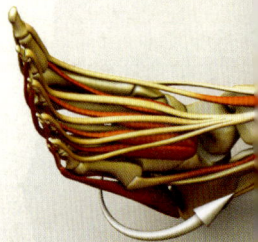

基本关节位置

- 髋关节弯曲、外展
- 膝关节伸展
- 踝关节跖屈
- 足外翻

- 躯干弯曲
- 肩关节伸展、外展、外旋
- 肘关节伸展
- 前臂旋前

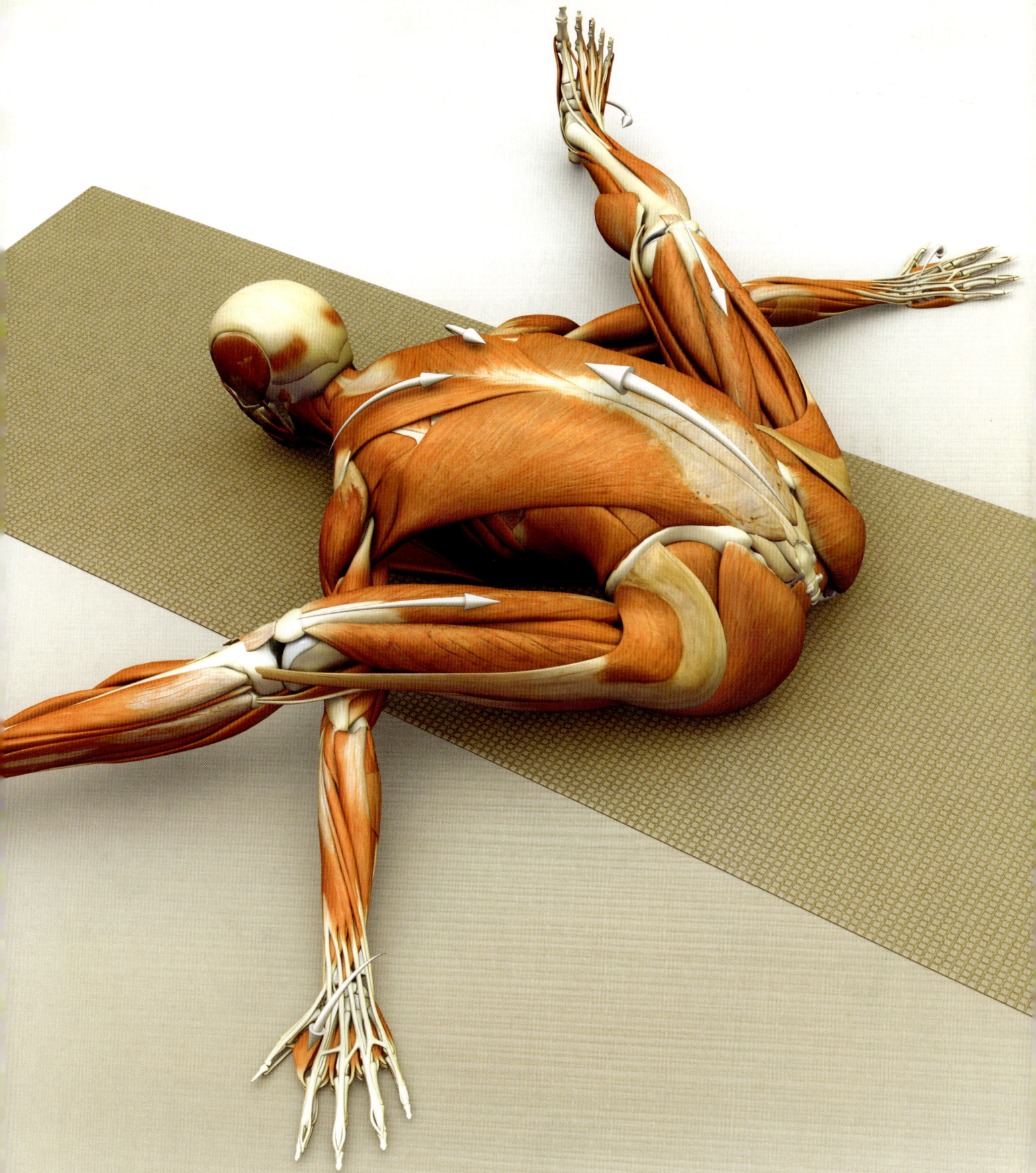

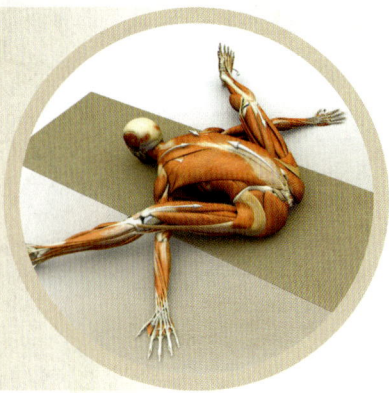

龟式准备动作

　　保持膝关节和肘关节弯曲，直到你准备好进入龟式为止。接着，膝关节的后侧轻轻压在上臂，同时肘关节记得保持弯曲，避免过度伸展。当身体够柔软时，大腿再慢慢沿着手臂后侧上移至上臂，这时只要把膝关节伸直，便能获得较强的杠杆作用，将躯干下压得更深。在进入龟式前，可先练习两个体式做预备：一是仰卧手抓脚趾屈膝变化式，伸展臀肌和上半段腘绳肌；一是坐角式，伸展背部肌肉。

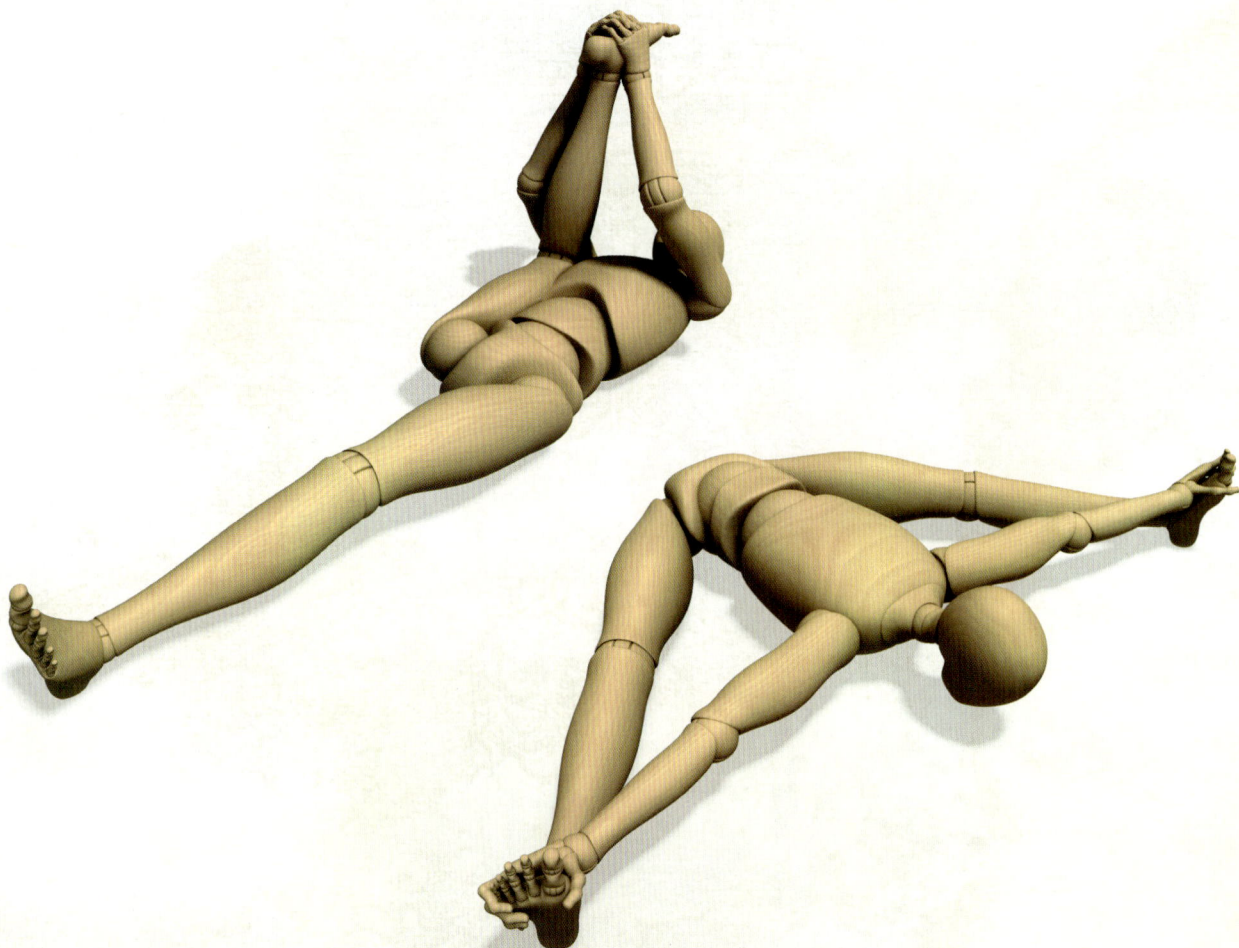

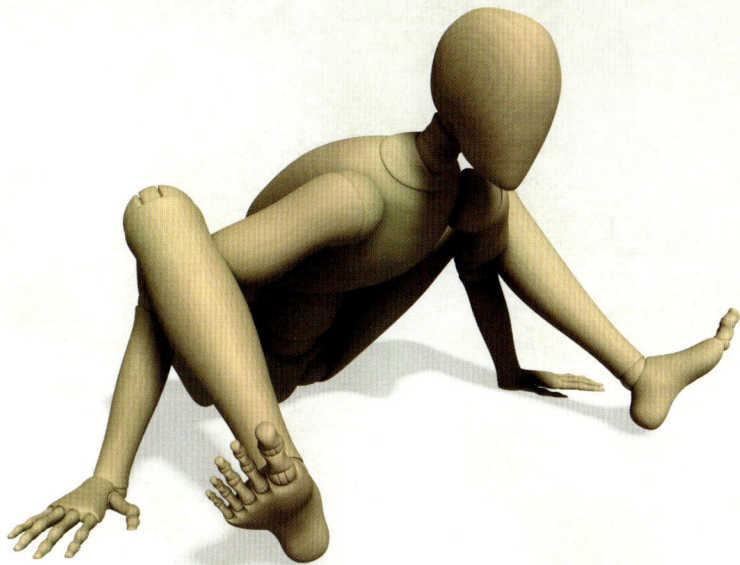

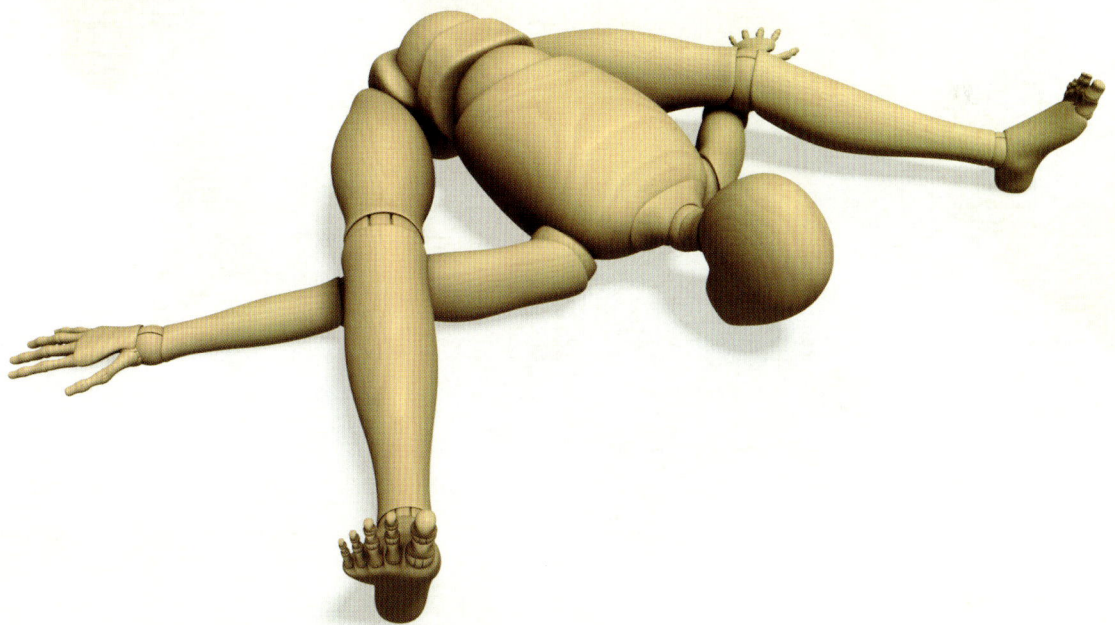

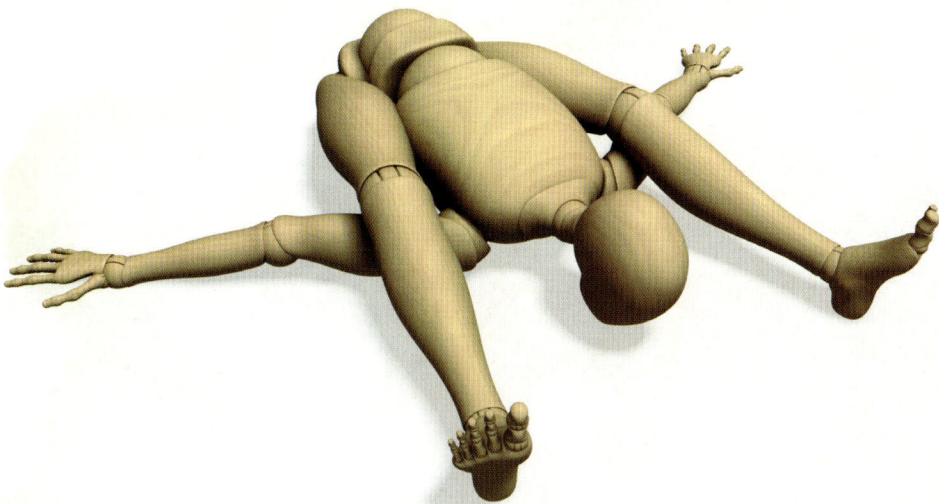

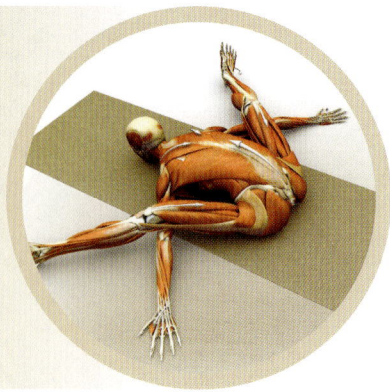

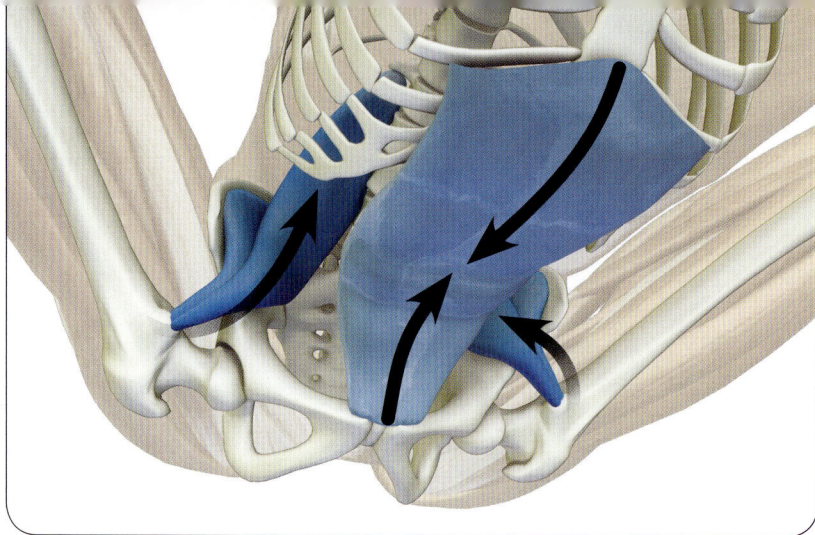

▲ **步骤一** 收缩腹肌，以弯曲躯干。启动腰肌，以弯曲股骨。腰大肌的起端位于腰椎上，只要一收缩，便有助于加深前弯的幅度。然而，当髋关节完全弯曲，髋屈肌进一步收缩并弯曲髋关节的空间也变得十分有限。碰到这种情形时，你可以适时连接上下肢，加深前弯的幅度。

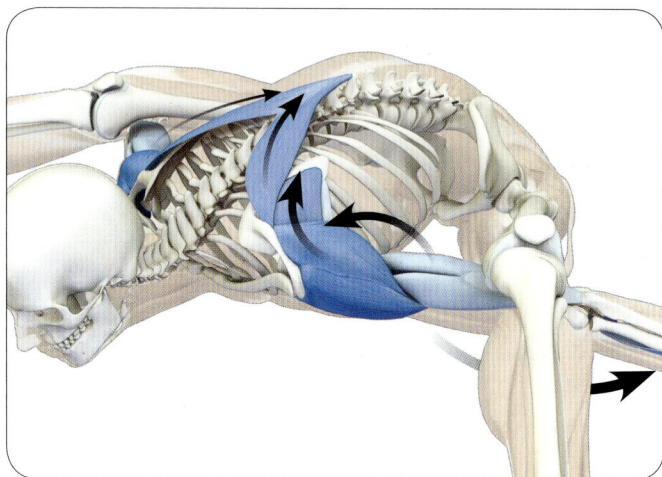

◄ **步骤二** 双臂穿过双腿，掌心贴地。下压食指根部的指丘，收缩旋前圆肌和旋前方肌，使前臂旋前。收缩肱三头肌，伸直肘关节，以使手臂穿得更深。肘关节和上臂骨头先抵住双腿后侧，再尝试往上举，以收缩三角肌中束和三角肌后束，加深躯干弯曲的幅度。收缩下三分之一的斜方肌，使肩膀下拉，远离耳朵。

▶ **步骤三** 启动股四头肌，以伸直膝关节。这个动作会使双腿压向双臂后侧，强力伸展背部肌肉和臀大肌。臀大肌是主要的髋伸肌。不过，大腿会在臀大肌伸展的拉扯下，出现外旋的情形，并使膝盖骨外转。因此，这时要内旋股骨，收缩阔筋膜张肌，抗衡外旋的情形。收缩阔筋膜张肌的诀窍是，将足跟压向瑜伽垫，再试着往两旁拖曳。由于足部已固定在瑜伽垫上，实际上不会挪移，但这项尝试却可收缩臀中肌和阔筋膜张肌，内旋股骨。阔筋膜张肌底下的臀小肌也会发挥作用。臀小肌可协助弯曲、内旋髋关节，并稳定嵌在髋臼窝内的股骨头。练习龟式时，可想象臀小肌的动作。

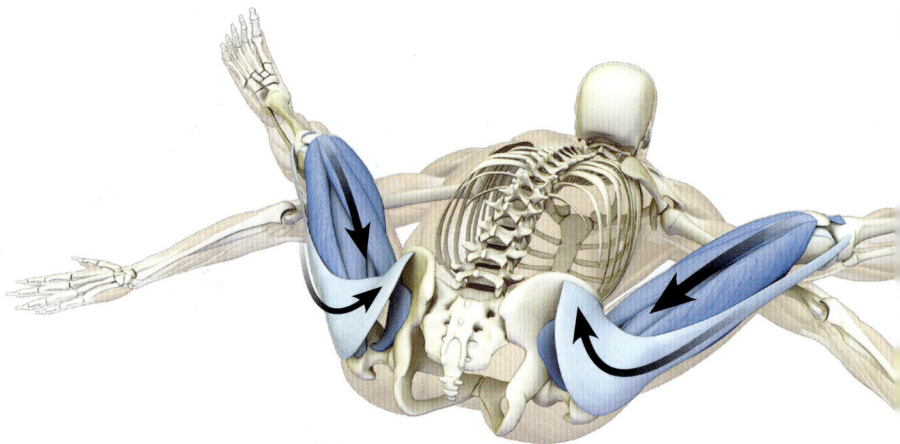

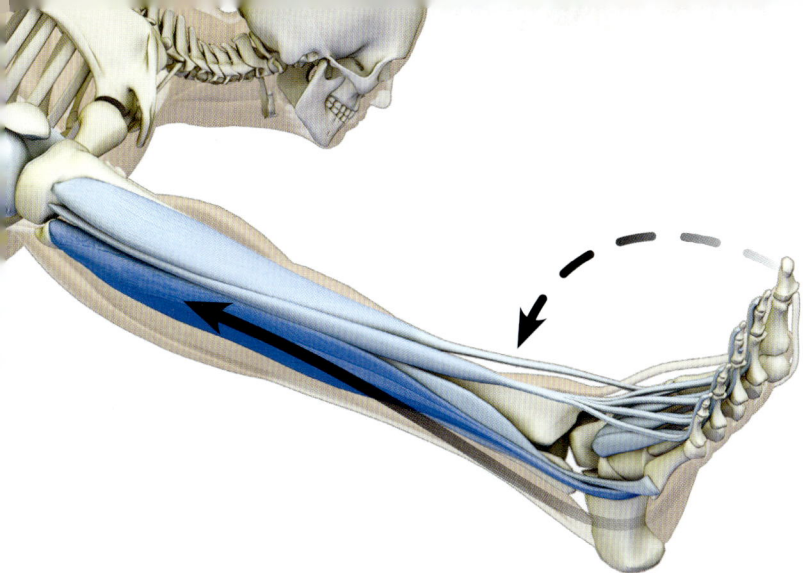

◀ 步骤四 收缩胫前肌，使踝关节背屈，做出倒勾的动作。练习龟式时，足部容易内转，为了克服这种情形，我们要收缩伸趾肌群，挺起脚趾，并收缩小腿外侧的腓骨长肌、腓骨短肌，外翻足底。接着，收缩胫骨后肌，平衡足底外翻，并强化足弓的支撑力。以上动作皆是为了展开足底，照亮该部位的次要脉轮。

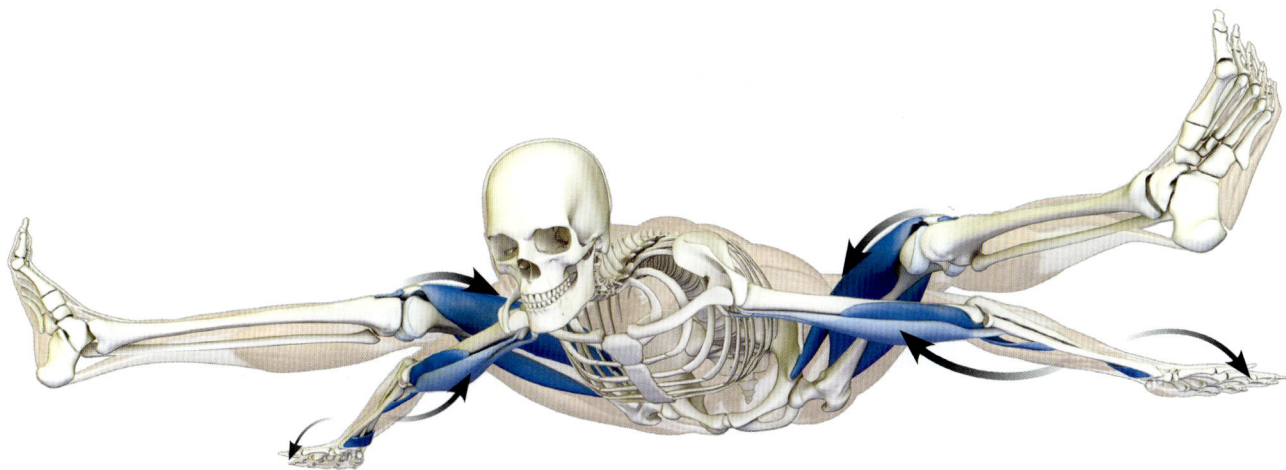

▲ 步骤五 收缩旋前圆肌和旋前方肌，使前臂旋前。收缩桡侧屈腕肌和尺侧屈腕肌，使腕关节弯曲。收缩肱二头肌和肱肌，使肘关节保持弯曲，避免过度伸展。肱二头肌的闭锁式运动链收缩，也可加深前弯的幅度。收缩股四头肌，以伸直膝关节，并把大腿压向手臂后侧，加深躯干弯曲的幅度。上图呈现了如何连接双臂和双腿，加深髋关节和骨盆的动作。

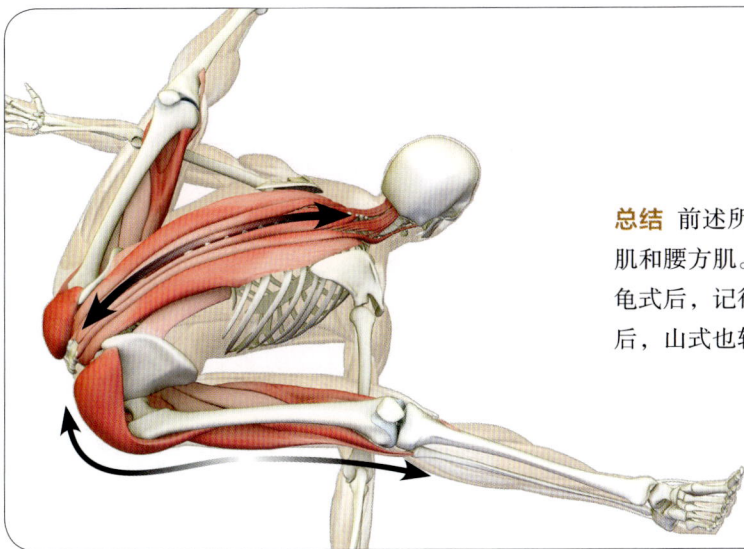

总结 前述所有动作，最后都会强力伸展下背肌肉，包括竖脊肌和腰方肌。另外也会伸展臀大肌、腘绳肌和内收大肌。解开龟式后，记得练习山式，以挺直背部。你会发现，练习完龟式后，山式也较以往有所进步。

PARIGHASANA

门闩式

　　仔细观察，你会发现门闩式是由几个重点动作交迭而成的。首先，门闩式是个侧弯动作，躯干会往大腿方向侧屈。另外，门闩式也是个开髋动作，伸展屈膝腿侧的骨盆前侧肌肉。尝试在伸直腿和屈膝腿间构成的直线上保持平衡，也可训练仪态。最后，把屈膝腿的足背和伸直腿的足底分别压向瑜伽垫，提升整体的平衡。

　　这个体式的稳定性来自于骨盆核心，收缩骨盆一侧的臀肌，以及另一侧的腰肌。这个动作会收紧骶髂韧带，形成"扭转"的拉紧现象（也称为"韧带牵引机制"，ligamentotaxis），进而在骨盆处创造收束，巩固下盘。

　　收缩伸直腿的股四头肌，以伸直膝关节。收缩小腿肚肌（小腿后方的腓肠肌和比目鱼肌），把足底压向瑜伽垫。同样地，启动屈膝腿的股四头肌和胫前肌，把足背压向地面。双足用力压向地面，可构成坚固的基座，连接腿骨和骨盆，并使骨盆更加稳定。

--- 基本关节位置 ---

- 伸直腿髋关节弯曲、外旋
- 伸直腿膝关节伸展
- 伸直腿踝关节跖屈
- 屈膝腿髋关节伸展、内旋
- 屈膝腿膝关节弯曲

- 屈膝腿踝关节跖屈
- 躯干侧屈
- 肩膀弯曲、外展、外旋
- 肘关节伸展
- 前臂旋前

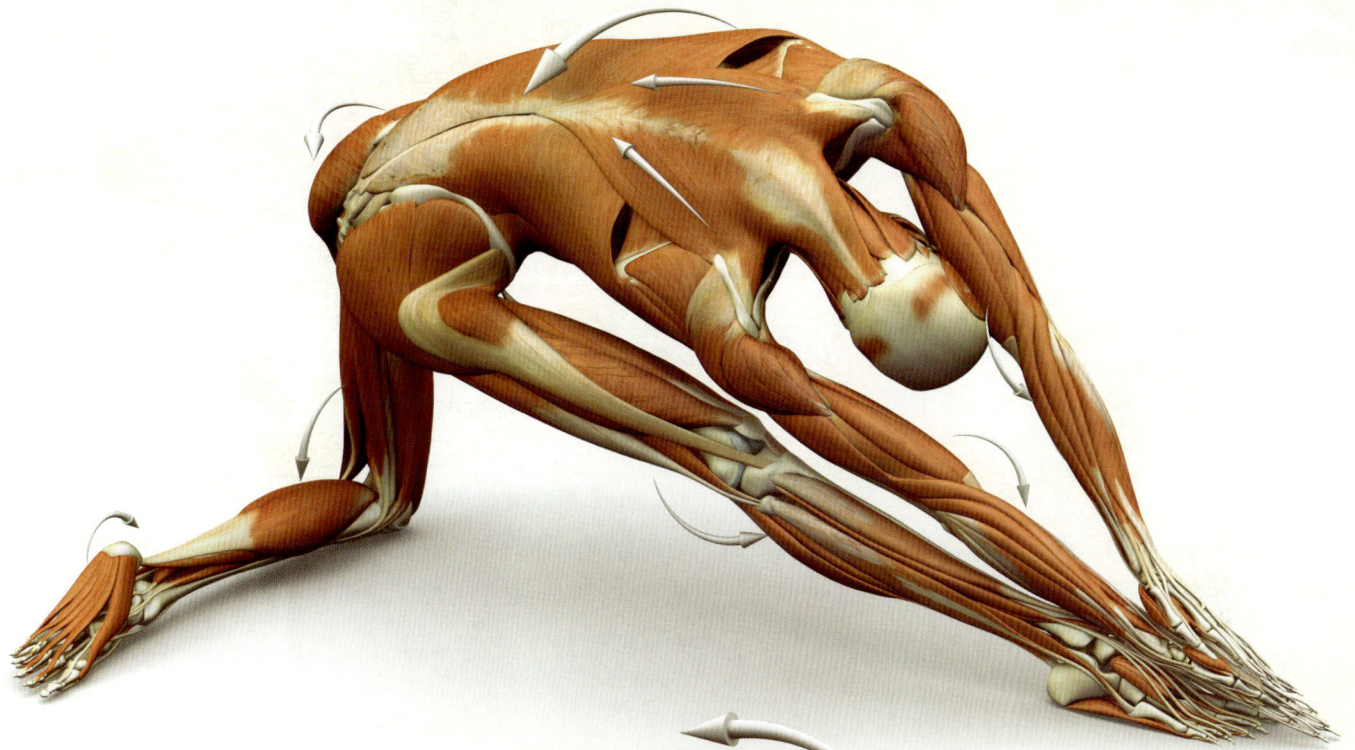

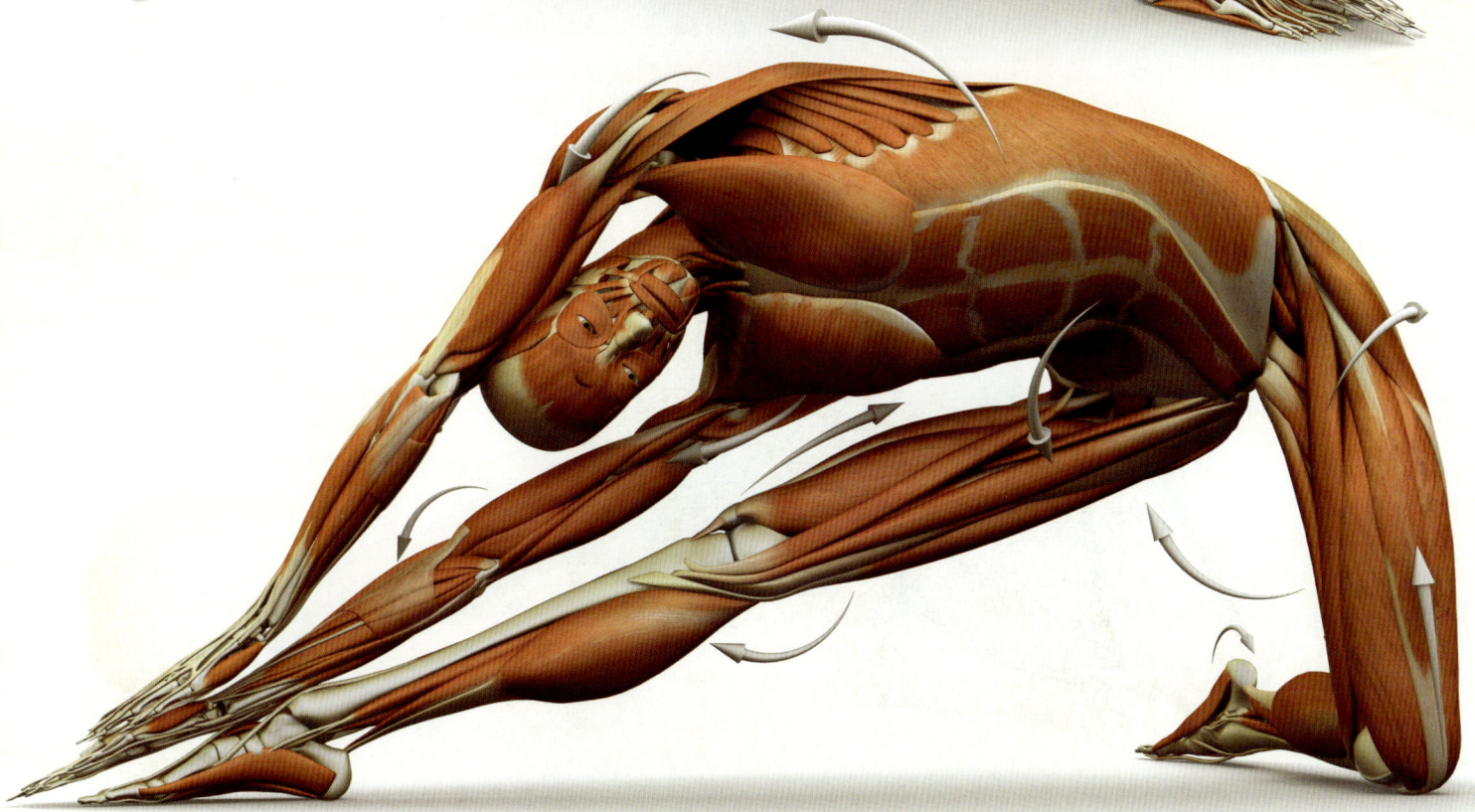

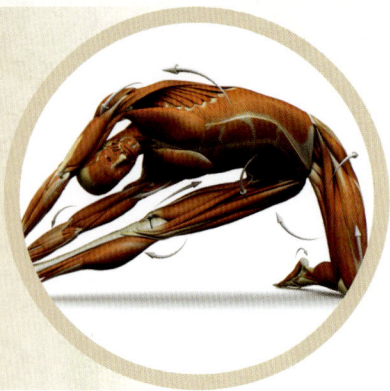

门闩式准备动作

先以侧弯动作伸展脊椎旋转肌和腹斜肌，帮助躯干肌肉做好准备。另一个准备动作则参考下图，用瑜伽绳练习坐姿门闩式（Parighasana I），伸展身体侧面。

双足先按第83页的右上图指示摆放，并平举双臂，展开胸腔，帮助身体保持平衡。接着，启动髋屈肌，把躯干往伸直腿一侧拉，斜身进入侧屈的姿势。千万要记得调整呼吸节奏。最后，撑住身体，收缩躯干上侧的腹肌和屈膝腿侧的臀肌，准备直立躯干，并小心翼翼解开体式。

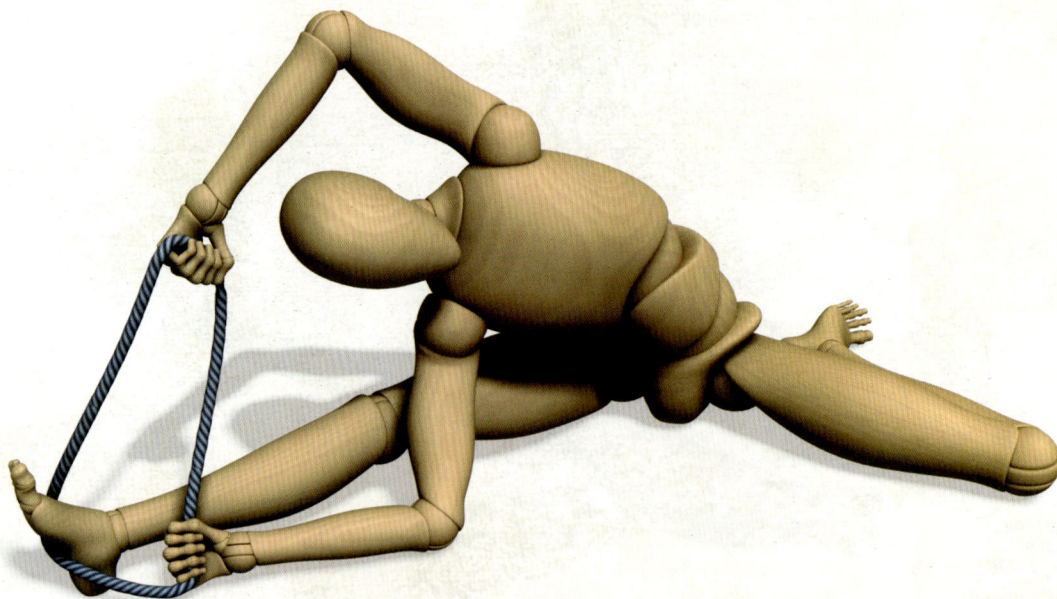

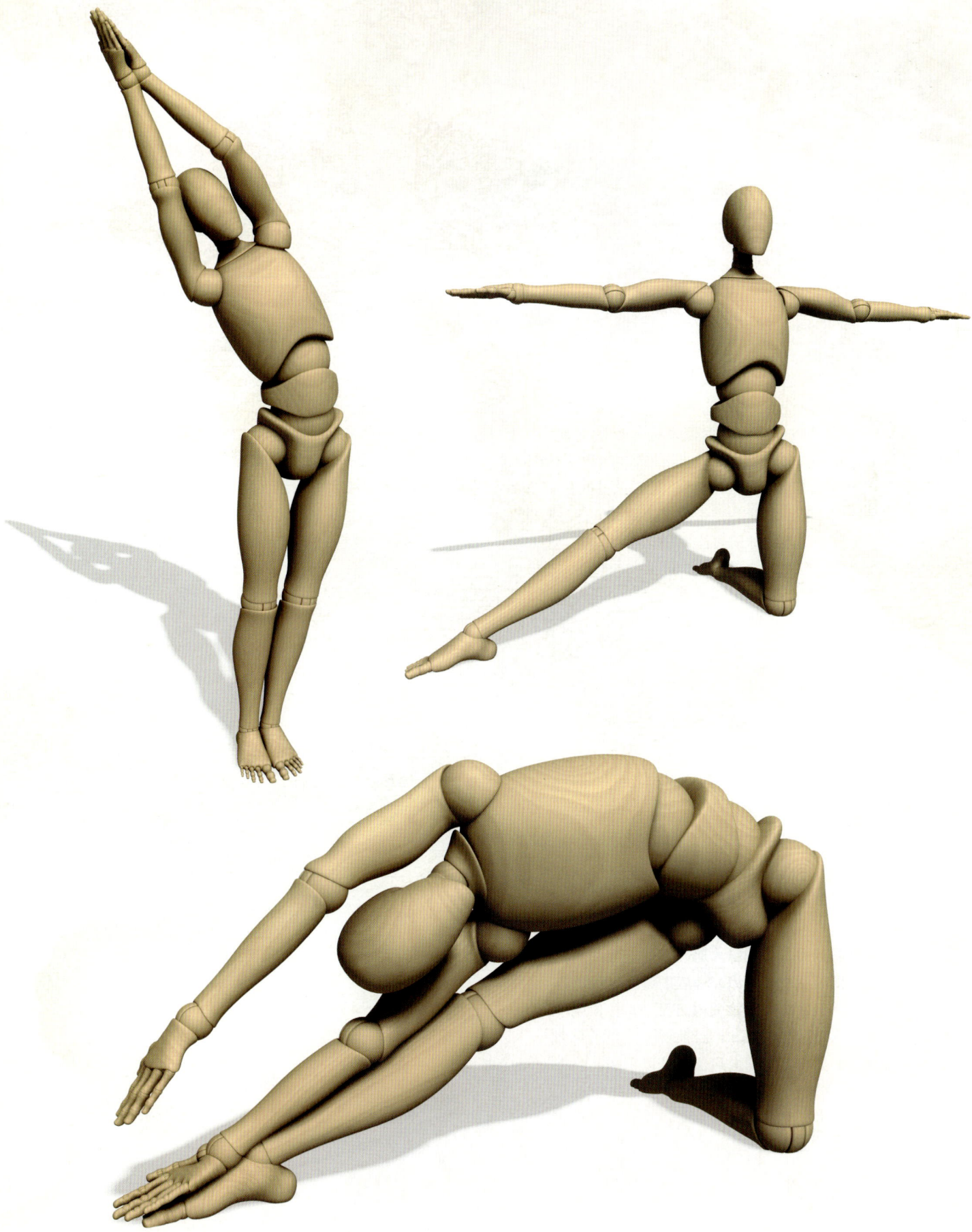

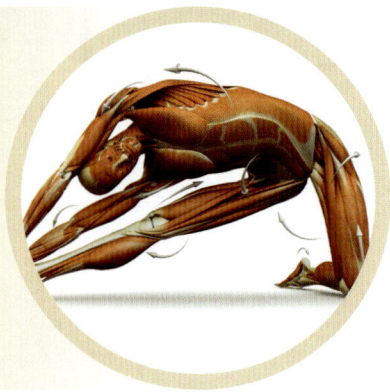

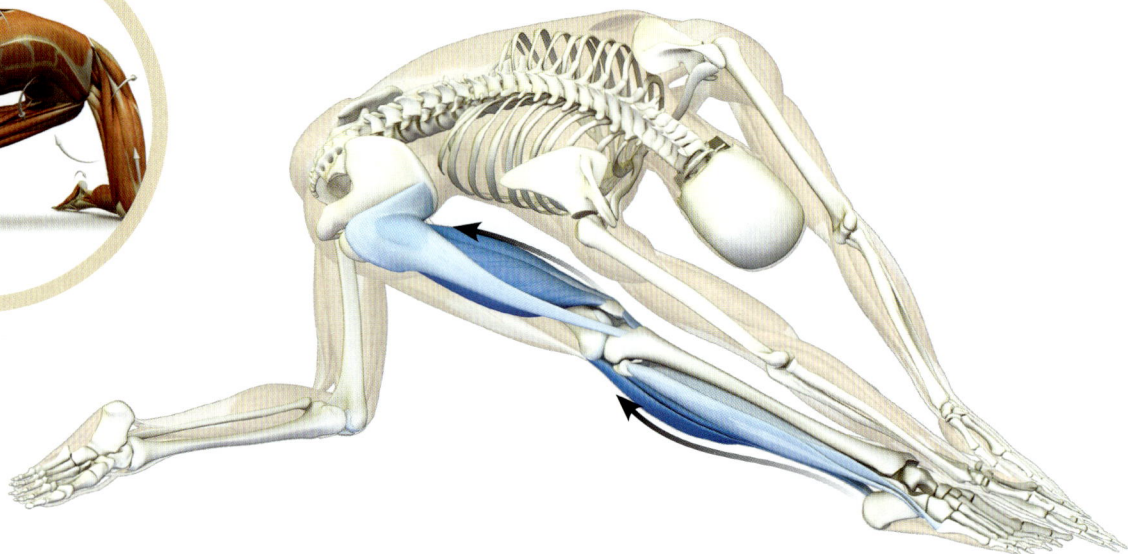

▲ **步骤一** 收缩股四头肌，伸直膝关节。若想加强这个动作，可以把膝盖骨往骨盆的方向提。阔筋膜张肌可协助伸直及稳定膝关节。收缩腓肠肌和比目鱼肌，把足底压向瑜伽垫。如果足底无法平贴地面，先稍微弯曲膝关节，足部放在瑜伽垫上，接着，足底脚球用力往下压，加以固定，便可收缩小腿肚的肌肉腓肠肌和比目鱼肌。收缩股四头肌，伸直整

条腿。启动屈膝腿的腓肠肌和比目鱼肌，跖屈踝关节，使小腿前侧的胫前肌产生交互抑制作用，进而拉长、伸展。收缩腓骨长肌和腓骨短肌，可将足底脚球用力压向瑜伽垫，并让身体重量均匀分布于足底。最后，收缩胫骨后肌，稍微内翻踝关节，以平衡前一个动作。这些动作结合起来，便可提起足弓。

▶ **步骤二** 稍微收缩屈膝腿的股四头肌，把胫骨顶端压向瑜伽垫。由于股四头肌中的股直肌跨越髋关节，因此一收缩便会连接小腿前侧和骨盆，并使骨盆更加稳定。再来，臀肌用力，启动臀大肌，以伸展髋关节，并拉长骨盆前侧的肌肉。收缩屈膝腿的腓肠肌和比目鱼肌，跖屈踝关节，维持脚趾朝向正前方，并伸展小腿前面的肌肉（包括胫前肌和伸趾肌群）。最后，离心收缩胫前肌，并将足背压向瑜伽垫，以平衡前一个动作。

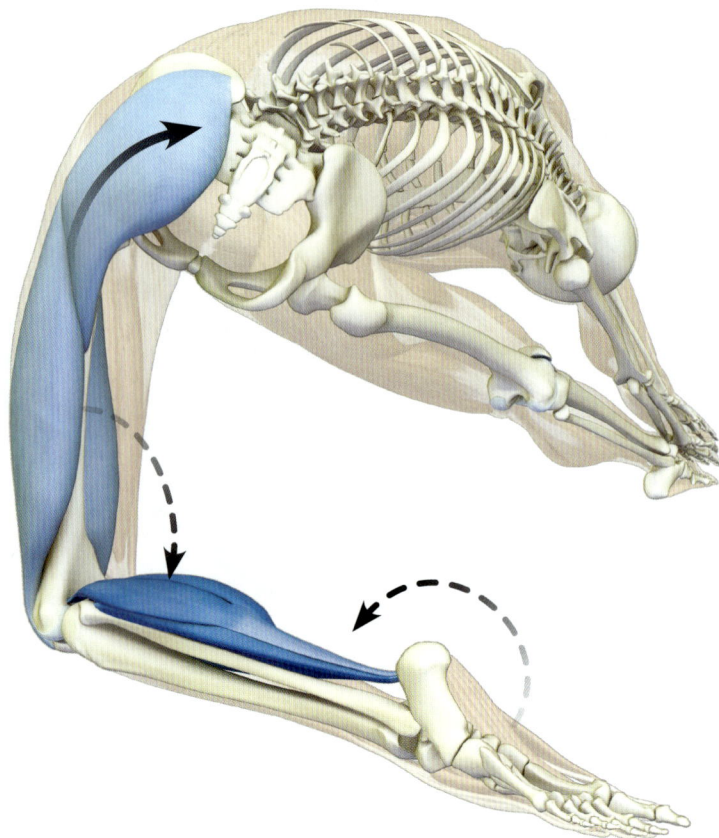

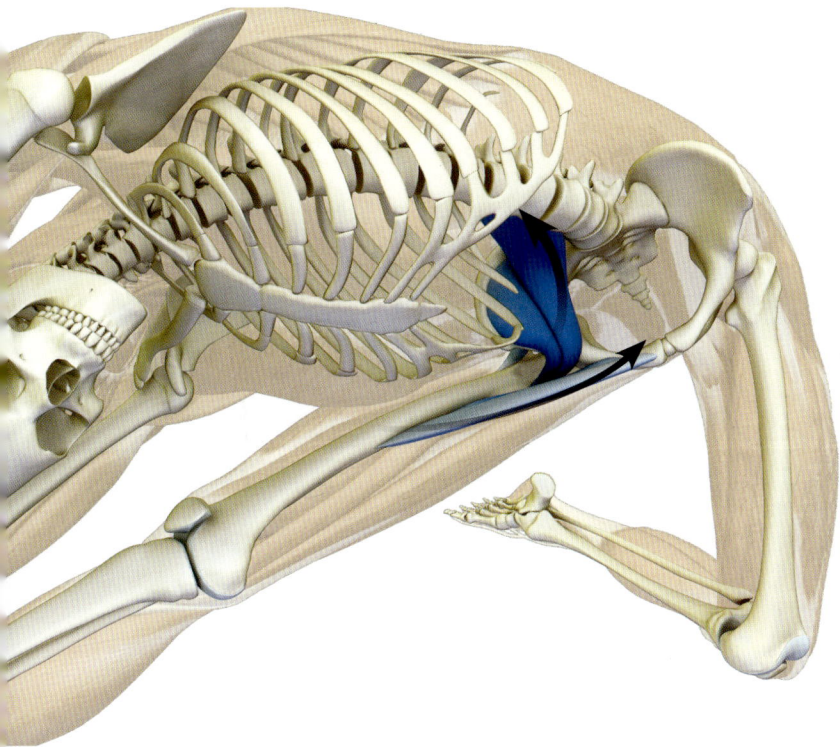

步骤三 收缩腰肌及其协同肌（耻骨肌和缝匠肌），以弯曲髋关节。阔筋膜张肌和股直肌也会协助完成这个动作。腰肌不只弯曲髋关节，还会使骨盆稍微前倾，把腰椎往伸直腿的方向拉。

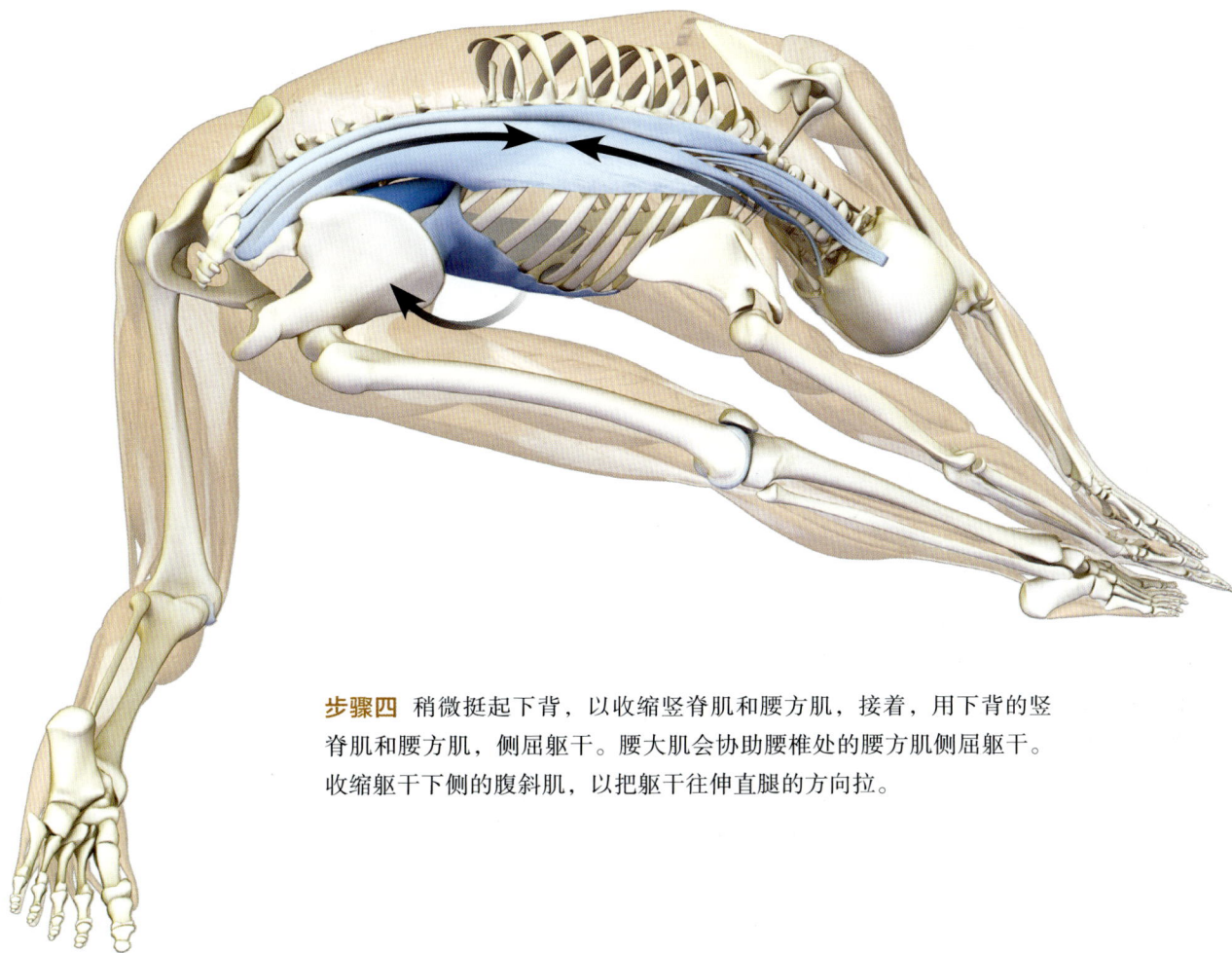

步骤四 稍微挺起下背，以收缩竖脊肌和腰方肌，接着，用下背的竖脊肌和腰方肌，侧屈躯干。腰大肌会协助腰椎处的腰方肌侧屈躯干。收缩躯干下侧的腹斜肌，以把躯干往伸直腿的方向拉。

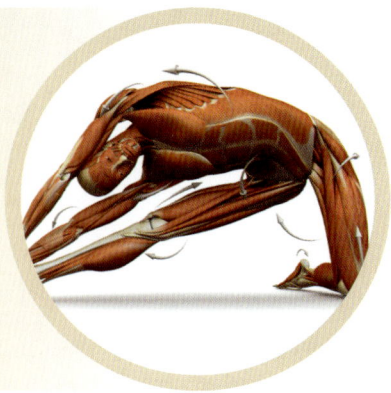

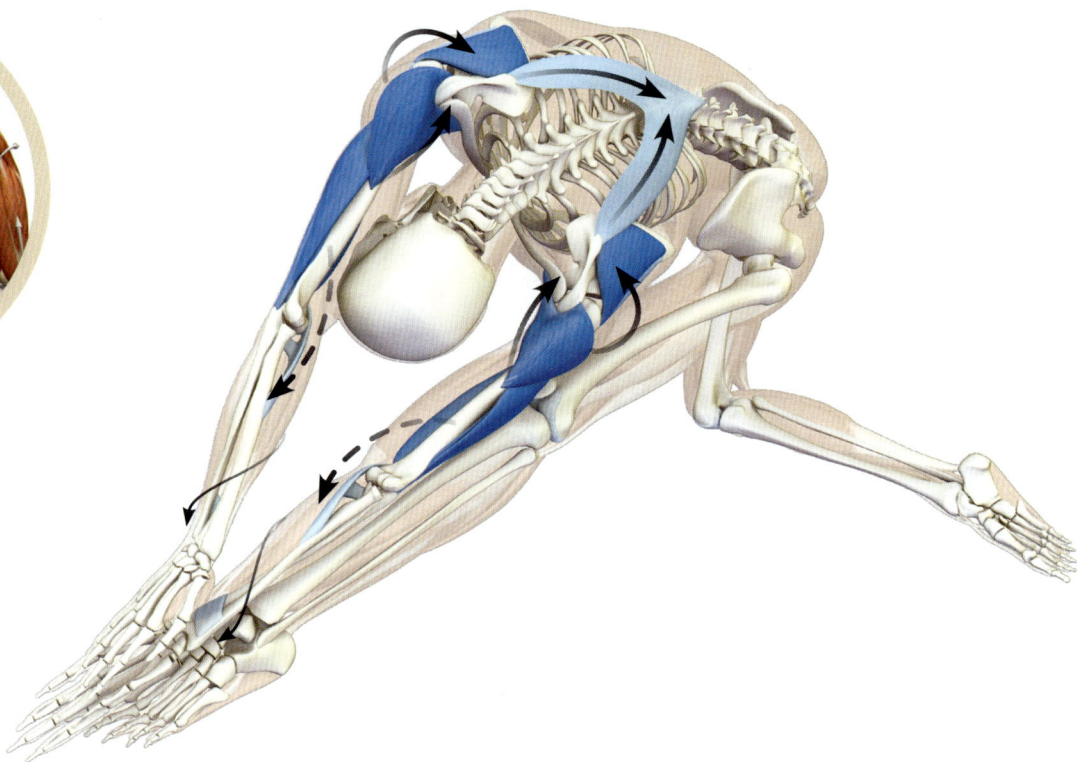

步骤五 启动肱三头肌，以伸直双臂。收缩三角肌前束和三角肌中束，以将上臂骨（肱骨）高举过头，并前屈肩关节。接着，通过三角肌后束、冈下肌和小圆肌，外旋肩关节。启动下三分之一的斜方肌，使肩胛骨下拉，远离颈部。

最后，收缩旋前圆肌和旋前方肌，并沿着手臂创造出"螺旋"的效果。完成这个动作的诀窍是，将双手食指根部的指丘压在一起。你会发现，前臂旋转的方向跟肩关节旋转的方向（肩膀外旋）刚好相反，而这两个相反的动作，通过肘关节形成韧带牵引机制让整个手臂延伸拉紧。

步骤六 尝试把屈膝腿的膝盖往伸直腿的足部方向拖曳。由于膝关节已固定在瑜伽垫上，实际上不会挪移，但这项诀窍却可启动屈膝腿的内收肌和伸直腿的股四头肌。最后，平衡两股力道，把能量往上带入骨盆。

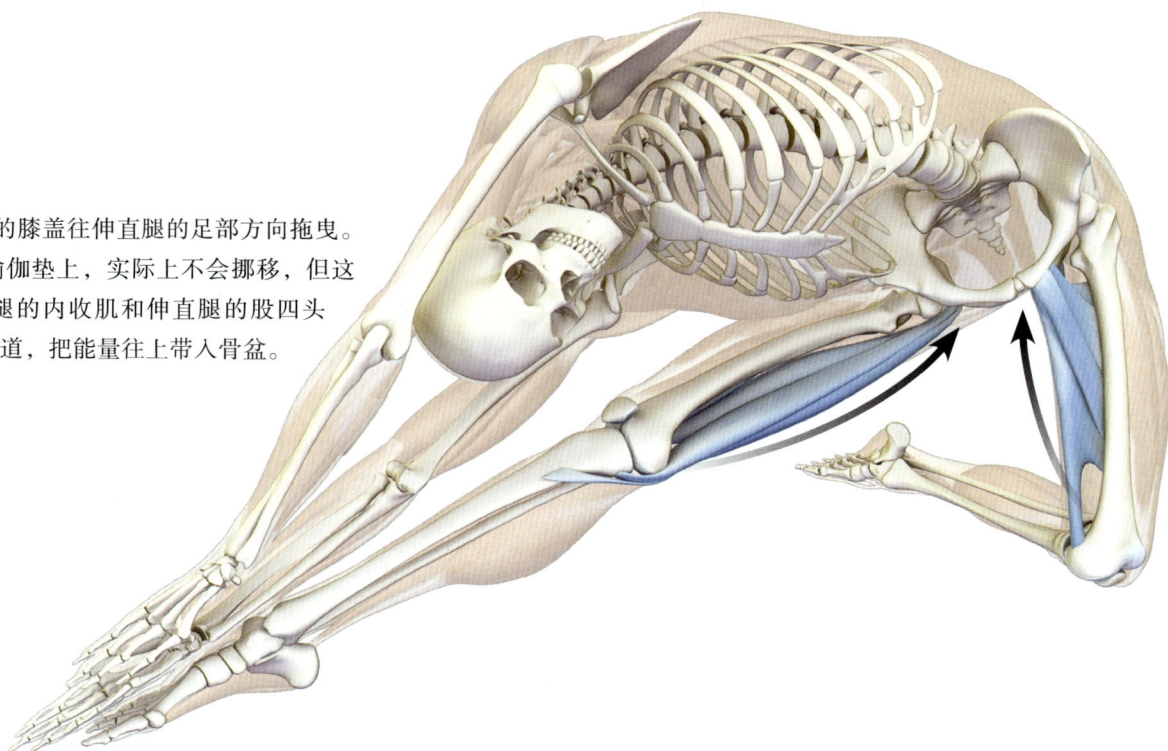

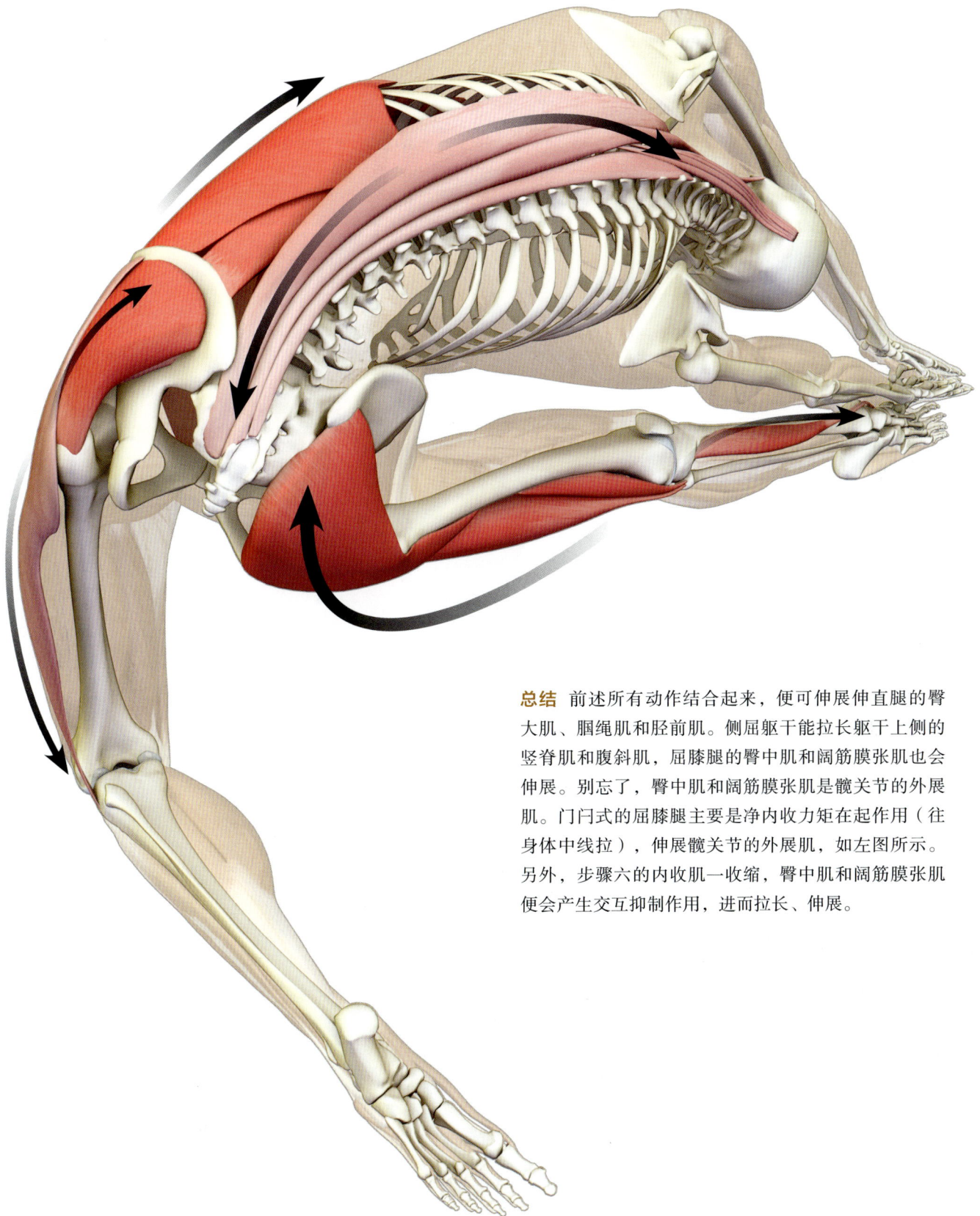

总结 前述所有动作结合起来，便可伸展伸直腿的臀大肌、腘绳肌和胫前肌。侧屈躯干能拉长躯干上侧的竖脊肌和腹斜肌，屈膝腿的臀中肌和阔筋膜张肌也会伸展。别忘了，臀中肌和阔筋膜张肌是髋关节的外展肌。门闩式的屈膝腿主要是净内收力矩在起作用（往身体中线拉），伸展髋关节的外展肌，如左图所示。另外，步骤六的内收肌一收缩，臀中肌和阔筋膜张肌便会产生交互抑制作用，进而拉长、伸展。

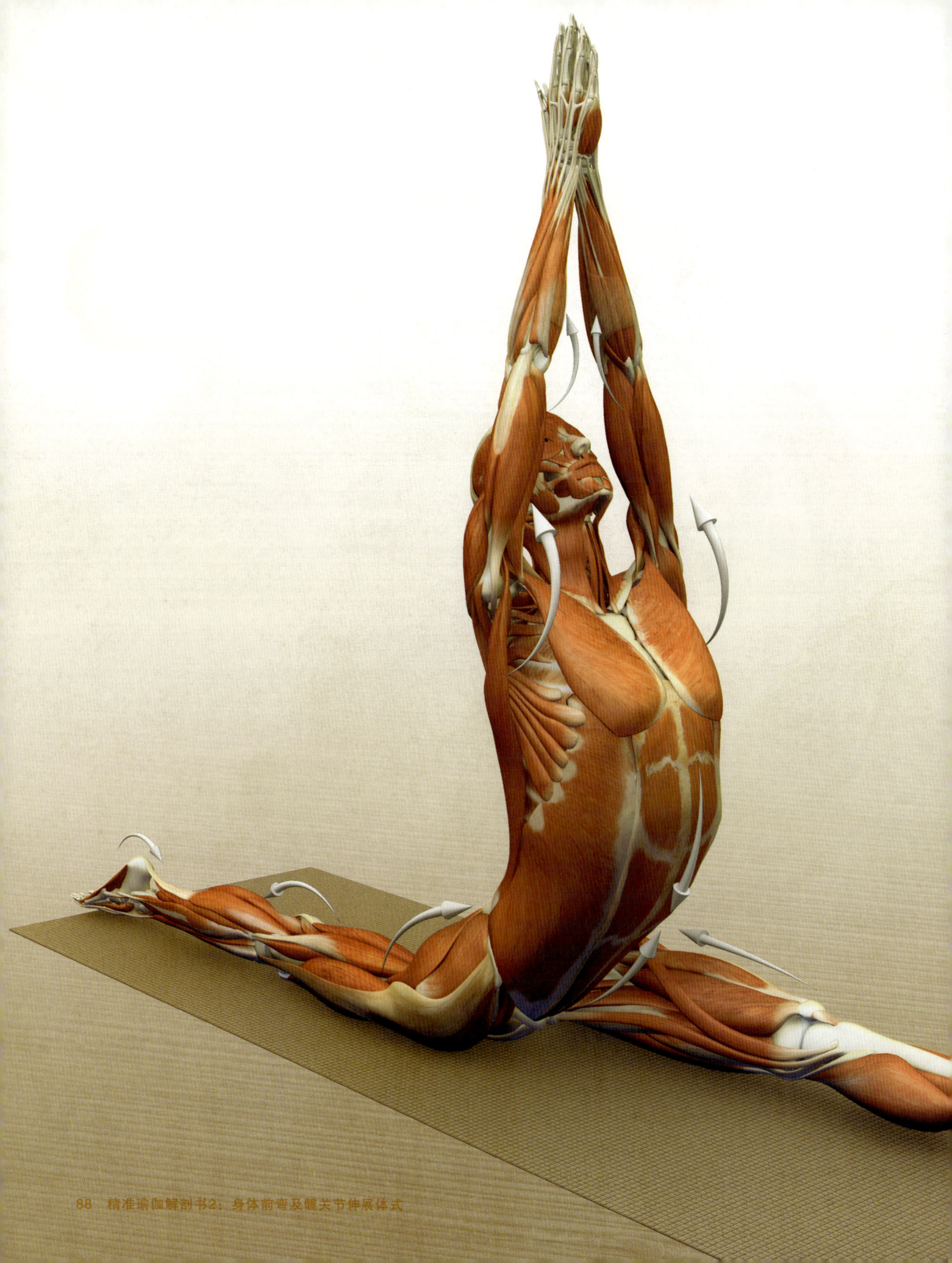

हनुमानासन

HANUMANASANA

猴神哈努曼式

　　练习猴神哈努曼式时，身体同时会往前、后、上、下四个方向射出。据传，猴神哈努曼一迈步便横跨两个世界，成功拯救古印度国王罗曼的妻子，而猴神哈努曼式劈腿的动作便是向猴神伟大的一跃致敬。后脚是收束的力量，把身体固定在地面上；跨出的前脚，则代表走进另一个世界。后脚髋关节伸展、内收、内旋；前脚髋关节弯曲，膝关节则伸展并把腿往前带。比照鸽子式，收缩后脚髋伸肌和前脚髋屈肌，在骨盆处的韧带创造"扭转"的效果，使骨盆稳定并扎根于地面。最后，在肩膀和双臂的协助下，挺直背部，胸腔向上展开。

基本关节位置

- 前脚髋关节弯曲
- 后脚髋关节伸展
- 膝关节伸展
- 踝关节跖屈

- 躯干挺直
- 肩膀弯曲、外展、外旋
- 肘关节伸展
- 前臂旋前

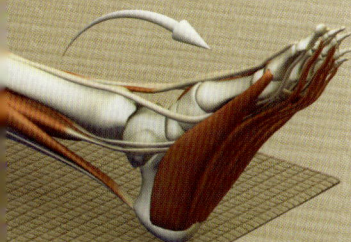

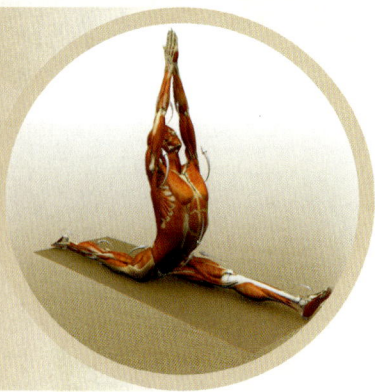

猴神哈努曼式准备动作

　　拿张椅子支撑上半身，接着，后脚髋关节伸展，前脚髋关节弯曲，摆出猴神哈努曼式大致的姿势。后脚的臀部用力，以收缩髋伸肌。尝试举起前脚，以收缩髋屈肌。一开始，双膝先稍微弯曲，之后慢慢加深动作，让身体缓缓进入体式。若能收缩所有创造这个姿势的肌肉，我们便能用身体感官直接将动作存入大脑，而非靠强记硬背。本书在前文已解释过要怎么用诱发式伸展维持猴神哈努曼式，详细内容请参阅第14页。

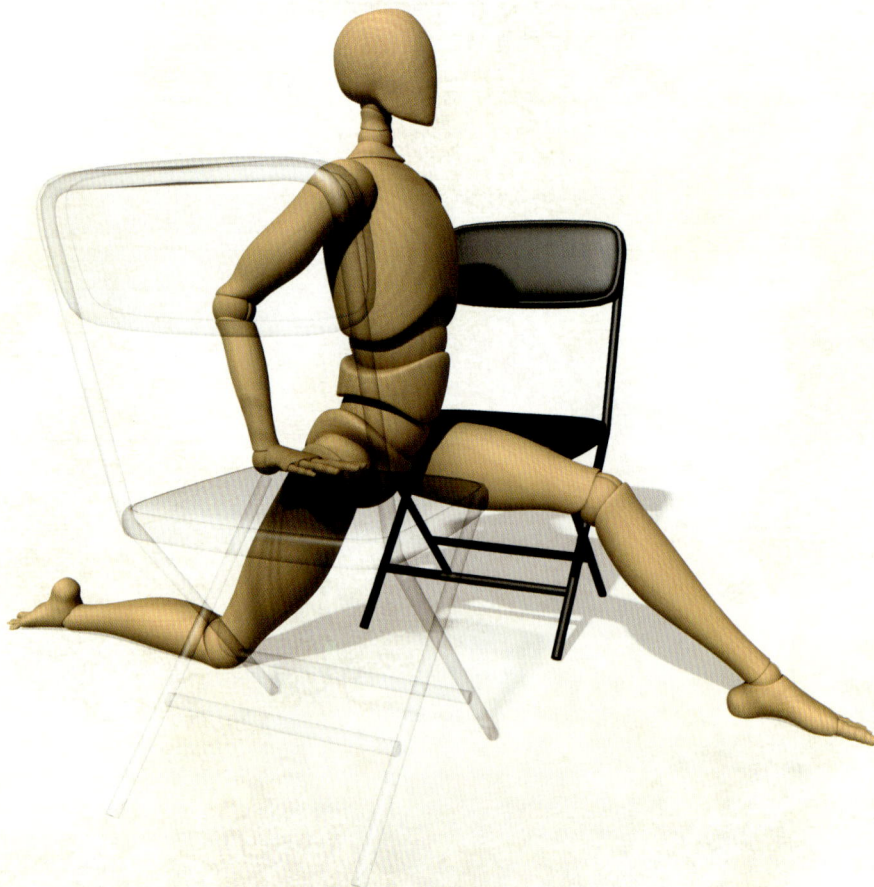

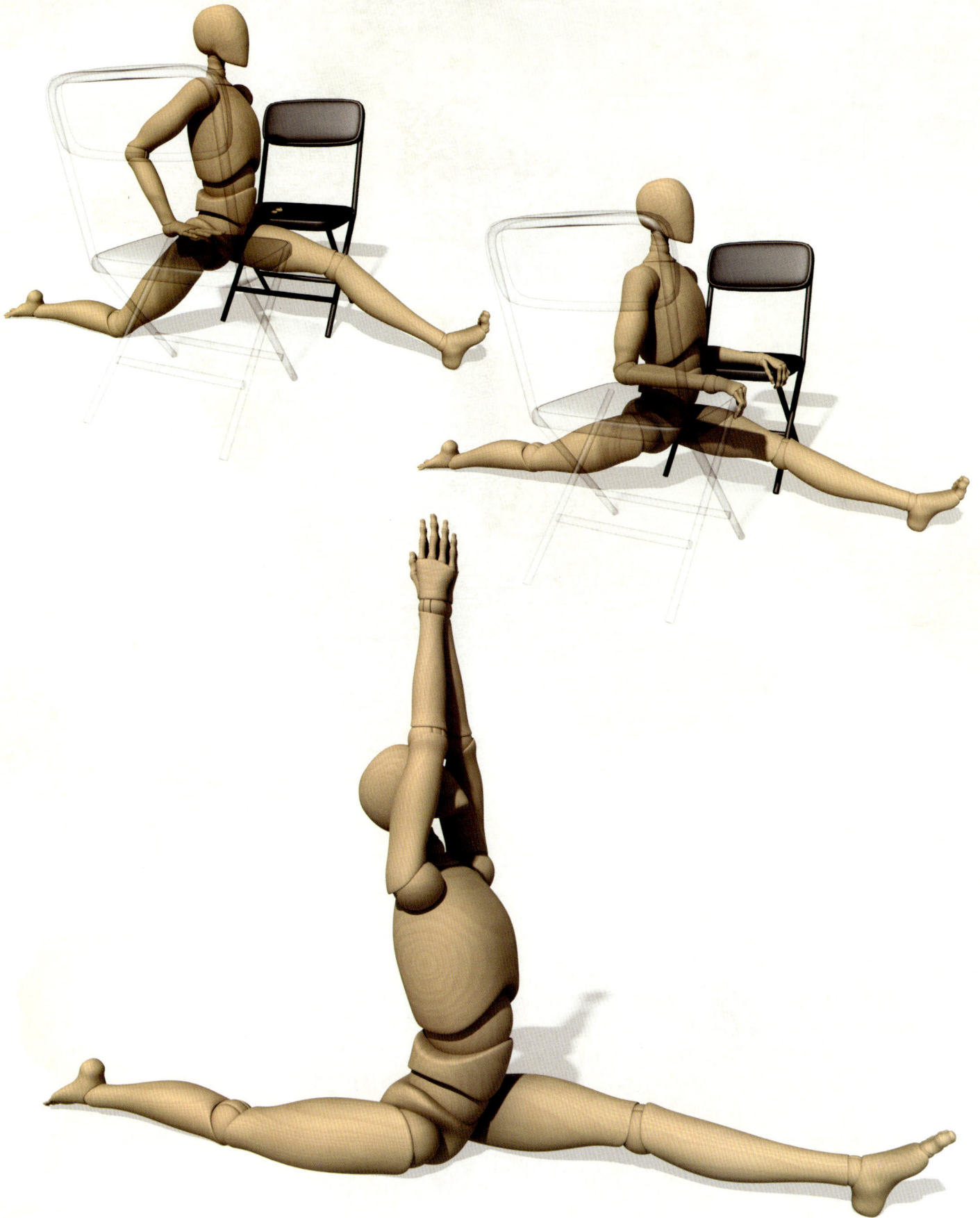

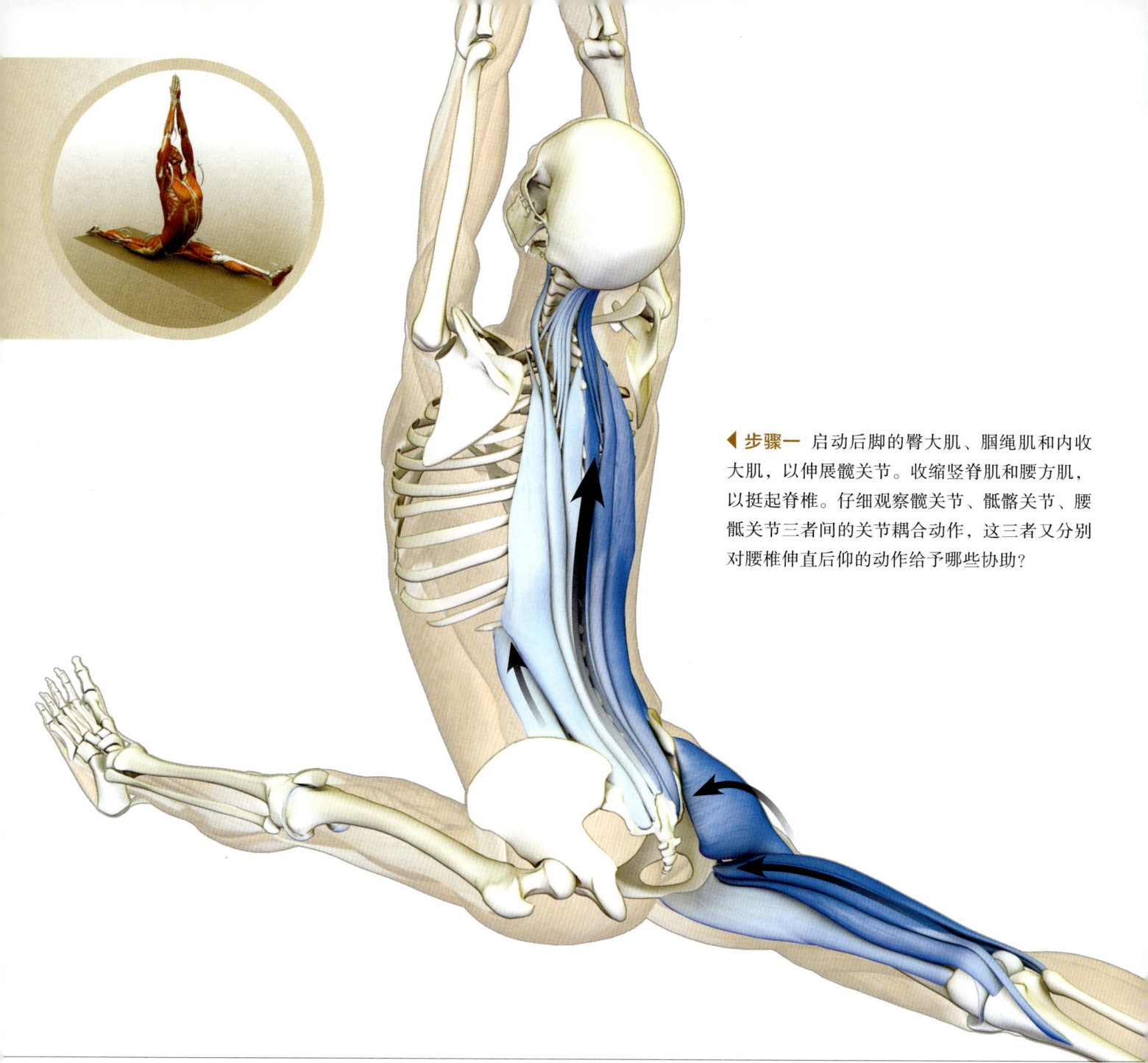

步骤一 启动后脚的臀大肌、腘绳肌和内收大肌，以伸展髋关节。收缩竖脊肌和腰方肌，以挺起脊椎。仔细观察髋关节、骶髂关节、腰骶关节三者间的关节耦合动作，这三者又分别对腰椎伸直后仰的动作给予哪些协助？

步骤二 ▶▶ 由于臀大肌本身的构造会使股骨外旋，因此一旦收缩，便容易使得后脚外转。此时，我们必须收缩臀中肌和阔筋膜张肌，抗衡股骨外旋的倾向。这个动作的诀窍是，后脚足背压向瑜伽垫，并试着往一旁拖曳。足部实际上不会挪移，但往一旁拖的动作却可收缩臀中肌和阔筋膜张肌，并内旋髋关节和后腿。

启动股四头肌，以伸直后脚膝关节。由于股四头肌中的股直肌横跨髋关节，因此一收缩，便会造成骨盆前倾，此外，这个动作会协同位于髋关节另一侧的腰肌，而腰肌盘绕着骨盆前侧，所以也会使骨盆前倾。骨盆一旦前倾，前髂股韧带（也称为"反哈努曼韧带"，因为这条韧带会限制后脚的伸展）就会放松。

▶▶ 有时也只需强力收缩后脚的股四头肌，便可多伸展几厘米。最后，启动腓肠肌和比目鱼肌，后脚足部跖屈，让足尖指向后方。

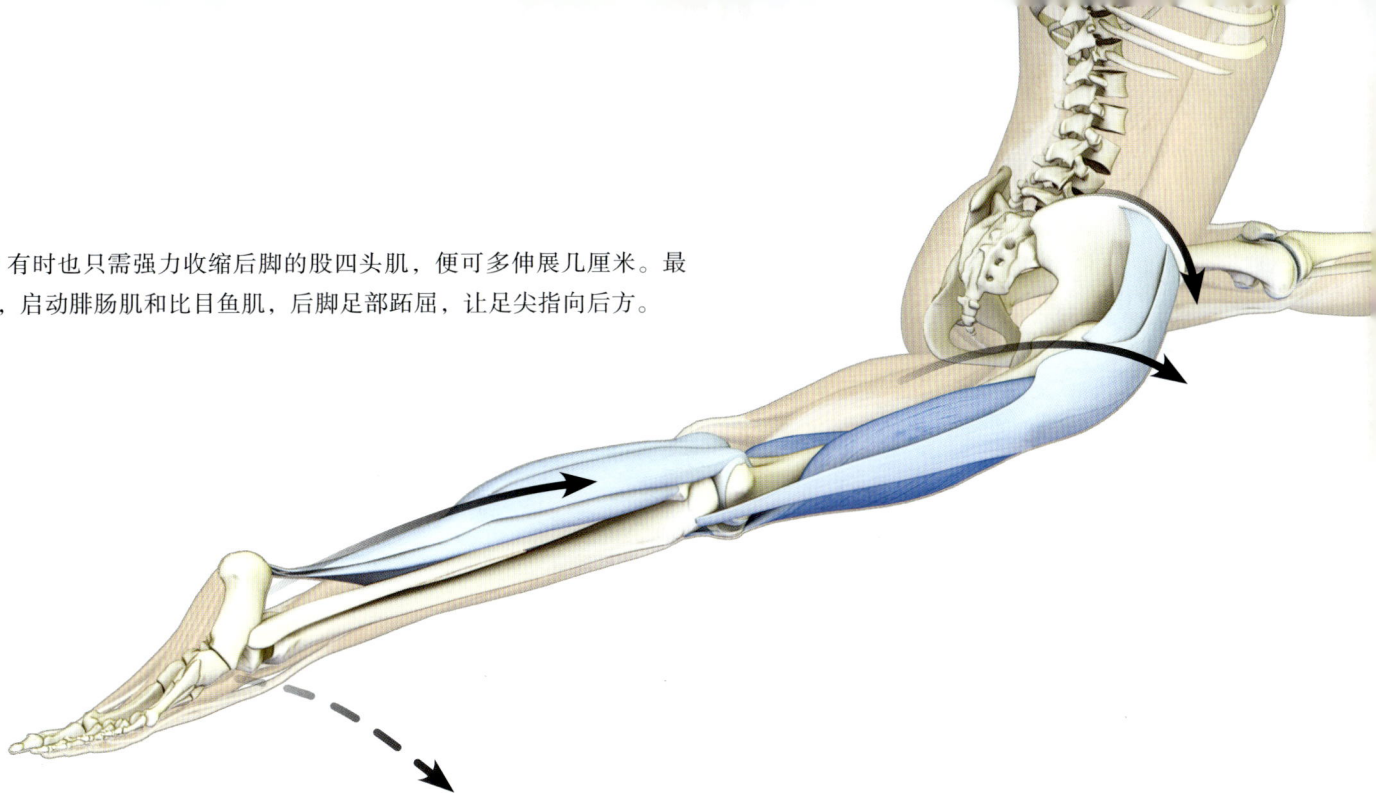

◀ **步骤三** 收缩前脚腰肌，以弯曲髋关节，并使骨盆前倾。要独立启动腰肌，便要尝试把整条前脚抬离地面。前脚其实不会抬起，但这项尝试却可使骨盆前倾，并把髋关节带入更深的弯曲。别忘了腰大肌的起端附着于腰椎上，因此，收缩腰肌不只能弯曲髋关节、使骨盆前倾，还可稳定脊椎。接着，收缩股四头肌，以伸直前脚膝关节。股四头肌一收缩，即触发腘绳肌的交互抑制作用，使其放松，进而伸展。同样地，腰肌一启动，也会创造前腿臀大肌的交互抑制作用。缝匠肌和竖脊肌可协助腰肌弯曲髋关节，并使骨盆前倾。

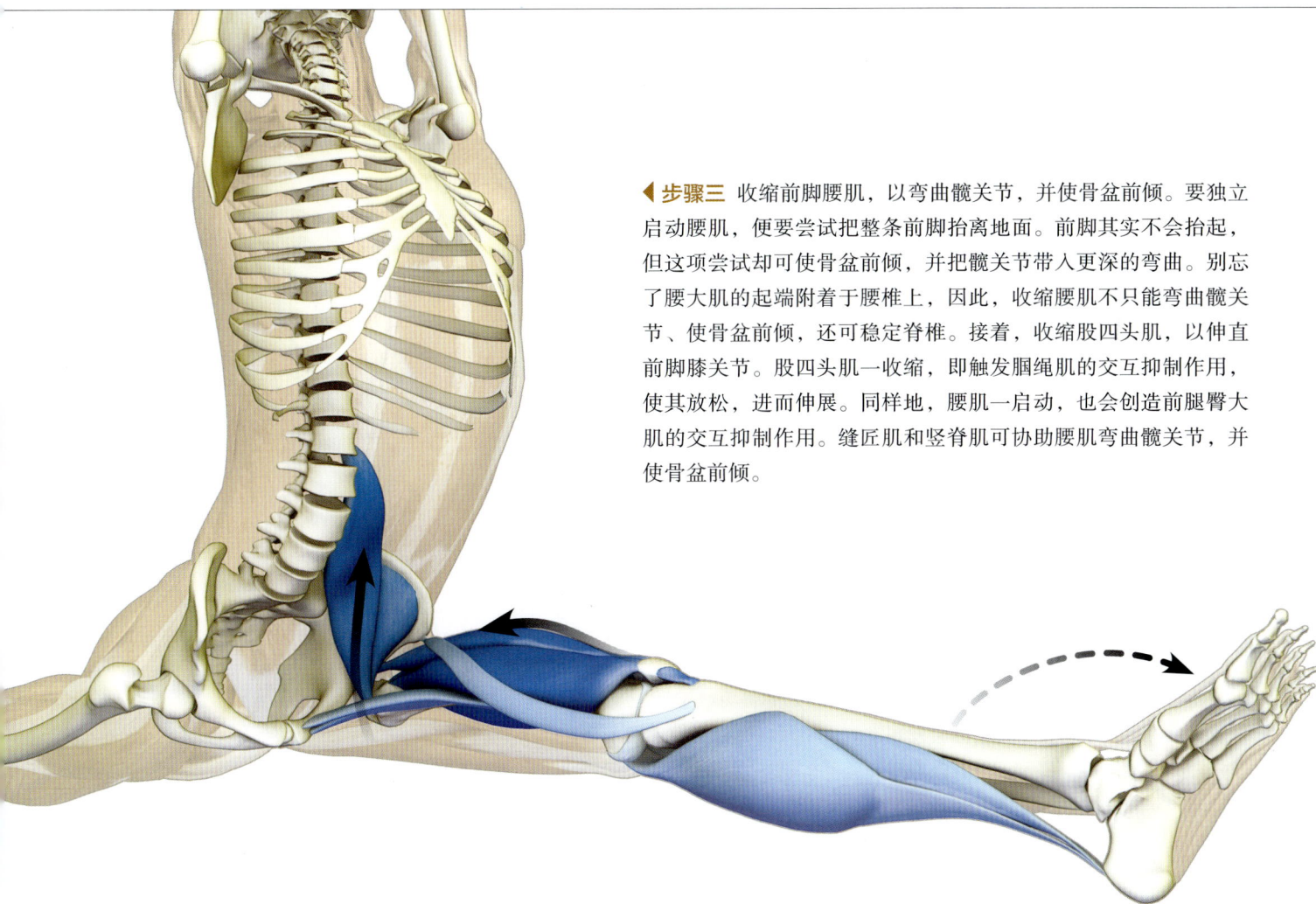

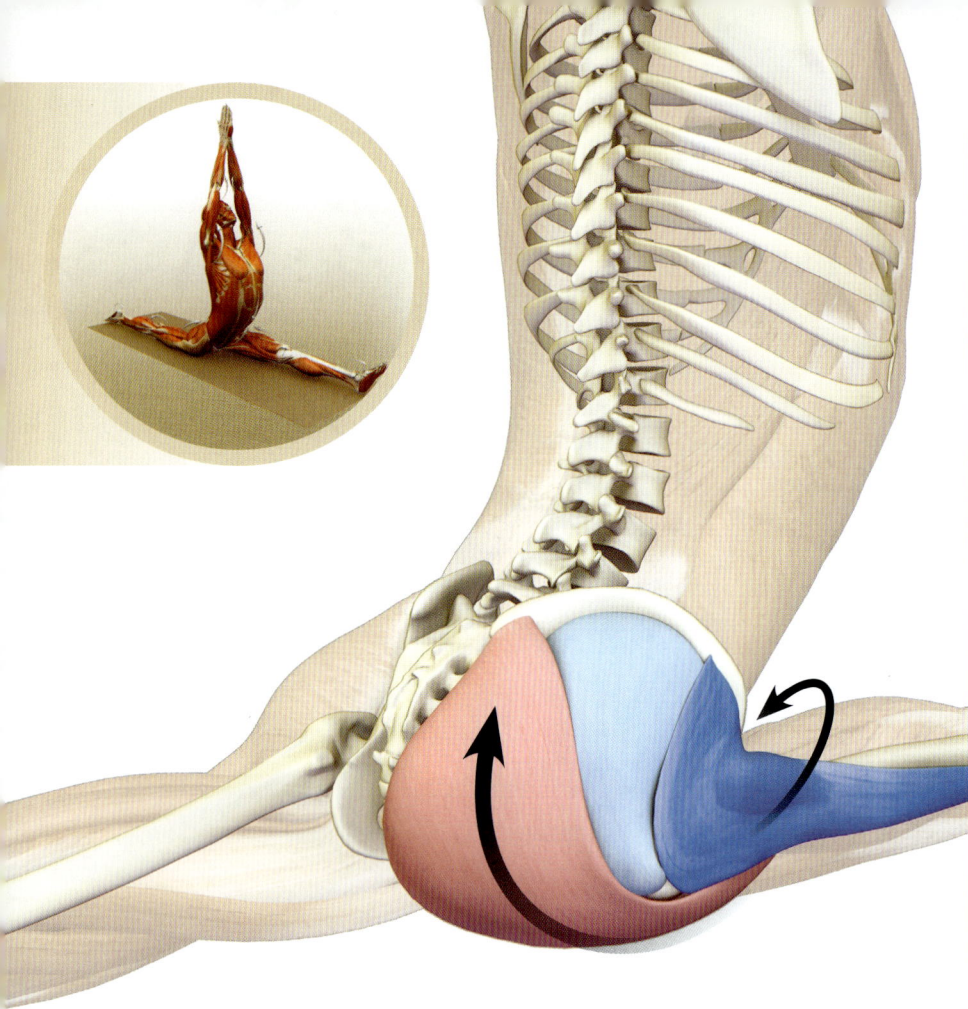

▲ **步骤四** 练习猴神哈努曼式时，很容易因前脚臀大肌的伸展而拉扯到股骨，导致其外旋。这时，我们要启动阔筋膜张肌，抗衡股骨外旋的情形，使膝盖骨朝向正上方。启动阔筋膜张肌的诀窍是，前脚足跟压向瑜伽垫，并试着往一旁拖曳。由于足跟已固定在瑜伽垫，实际上不会挪移，但这项尝试却可启动阔筋膜张肌的内旋功能，把大腿内转。

▶ **步骤五** 启动三角肌前束，以举高双臂。收缩冈下肌和小圆肌，外旋肩关节；收缩肱三头肌，伸直肘关节。请注意，由于肱三头肌的长头（long head）附着于肩胛骨，因此你可以收缩这块肌肉，使肩胛骨外旋。这个动作也会把肩峰突（acromion process）拉离肱骨，有助于双臂向上与向后。一开始伸直双臂，从身体的正前方往上举，但无需强力收缩肱三头肌，只需感觉一下这个动作即可。你会发现举到一半时，肩膀会碰到某个抗拒点，无法继续上举，这时，就要强力启动肱三头肌。你会发现，肱三头肌一收缩，双臂便能再向后移动3～5厘米。

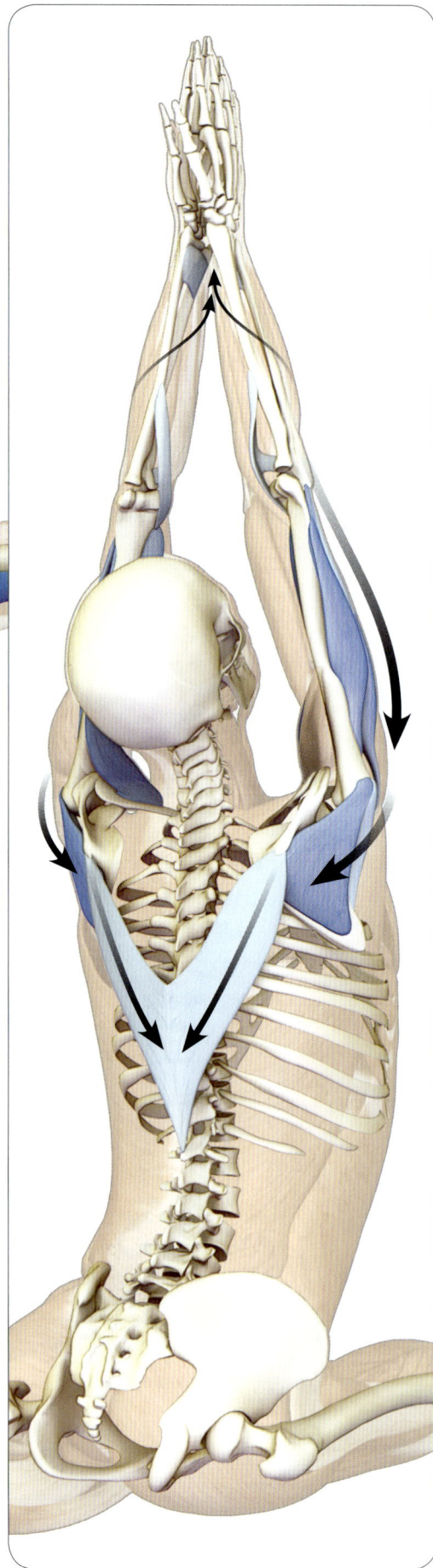

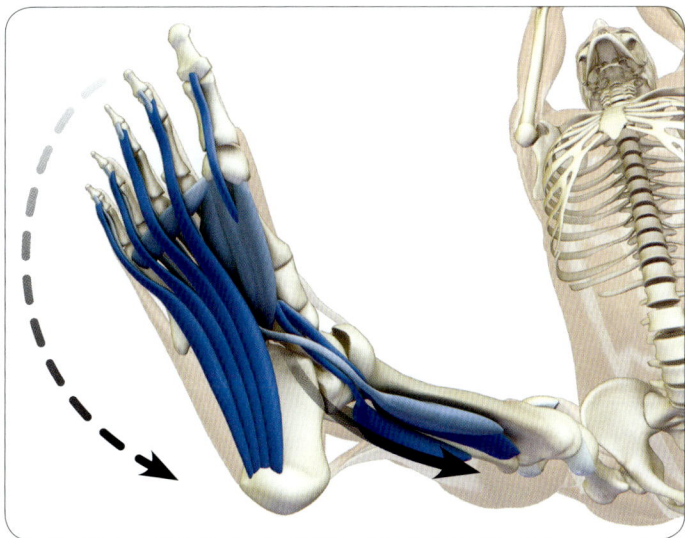

步骤六 收缩腓肠肌／比目鱼肌复合肌（图中未显示），跖屈前脚踝关节。收缩腓骨长肌与腓骨短肌，外翻踝关节。接着，启动胫骨后肌，形成一股内翻的力道，抗衡前一个外翻的动作。仔细观察这一连串动作如何稳固踝关节，并活化足弓。

总结 练习猴神哈努曼式时，由于弯曲髋关节，并伸直膝关节，故可强力伸展前脚腘绳肌。伸展前脚腘绳肌本来就是猴神哈努曼式的一大重点。弯曲髋关节时，也会伸展前脚臀肌。腰肌盘绕着骨盆前侧，呈一弧状，因此后腿髋关节做髋伸动作时，必定会伸展到腰肌。同时，耻骨肌、内收长肌和内收短肌也处于伸展状态。此外，股直肌横跨髋关节，所以这个姿势时也会拉长并离心收缩股直肌，进而伸直膝关节。最后，挺起胸腔和背部，可伸展腹直肌和腹横肌。

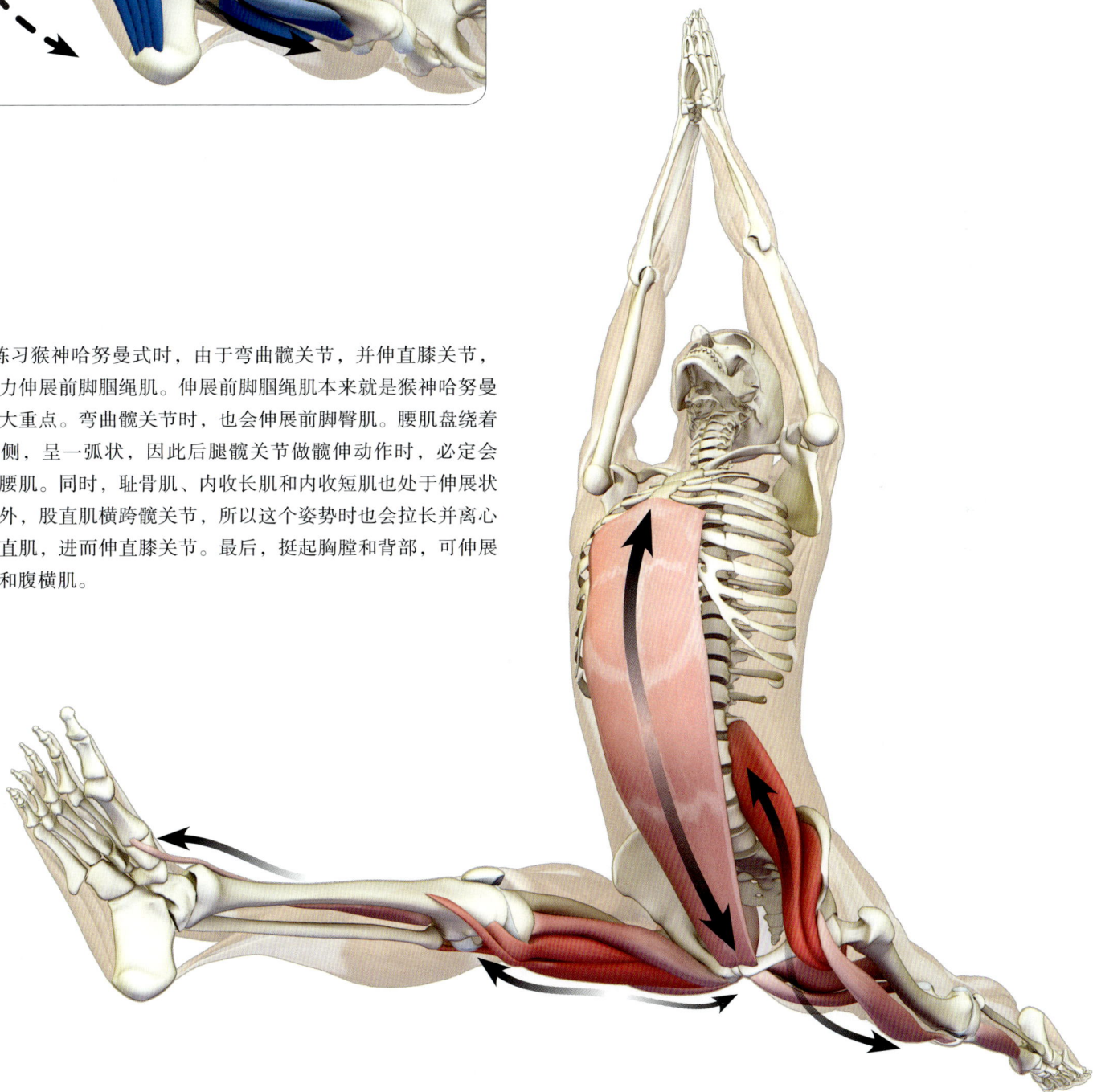

पद्मासन

PADMASANA

莲花坐式（双盘）

　　莲花坐式是进阶的开髋体式，是简易坐式的延续。两边髋关节的动作皆是弯曲、外展、外旋。双足置于两条大腿上，收束则在小腿交叉处形成。

　　髋关节必须够开，才可在安全无虞的情况下完成莲花坐式（特别是外旋的动作）。这也意味着，内旋髋关节的肌肉必须彻底拉开。相反地，如果内旋肌收得太紧，很容易导致膝关节受伤，因为内旋的力道会传递到膝关节，而膝关节属于铰链关节，无法承受过多内外旋的力量。髋关节则不然，其所属的球窝关节先天便是用于旋转。因此，我们必须拉长阔筋膜张肌和臀中肌（内旋肌），把旋转的力道导引至髋关节。

　　千万不要强行将双足拗进莲花坐式，否则膝关节很容易受伤，需要先花些时间锻炼柔软度。

——— 基本关节位置 ———

- 髋关节弯曲、外展、外旋
- 膝关节弯曲
- 踝关节跖屈
- 足外翻

- 躯干挺直
- 肩膀弯曲、外旋
- 肘关节弯曲

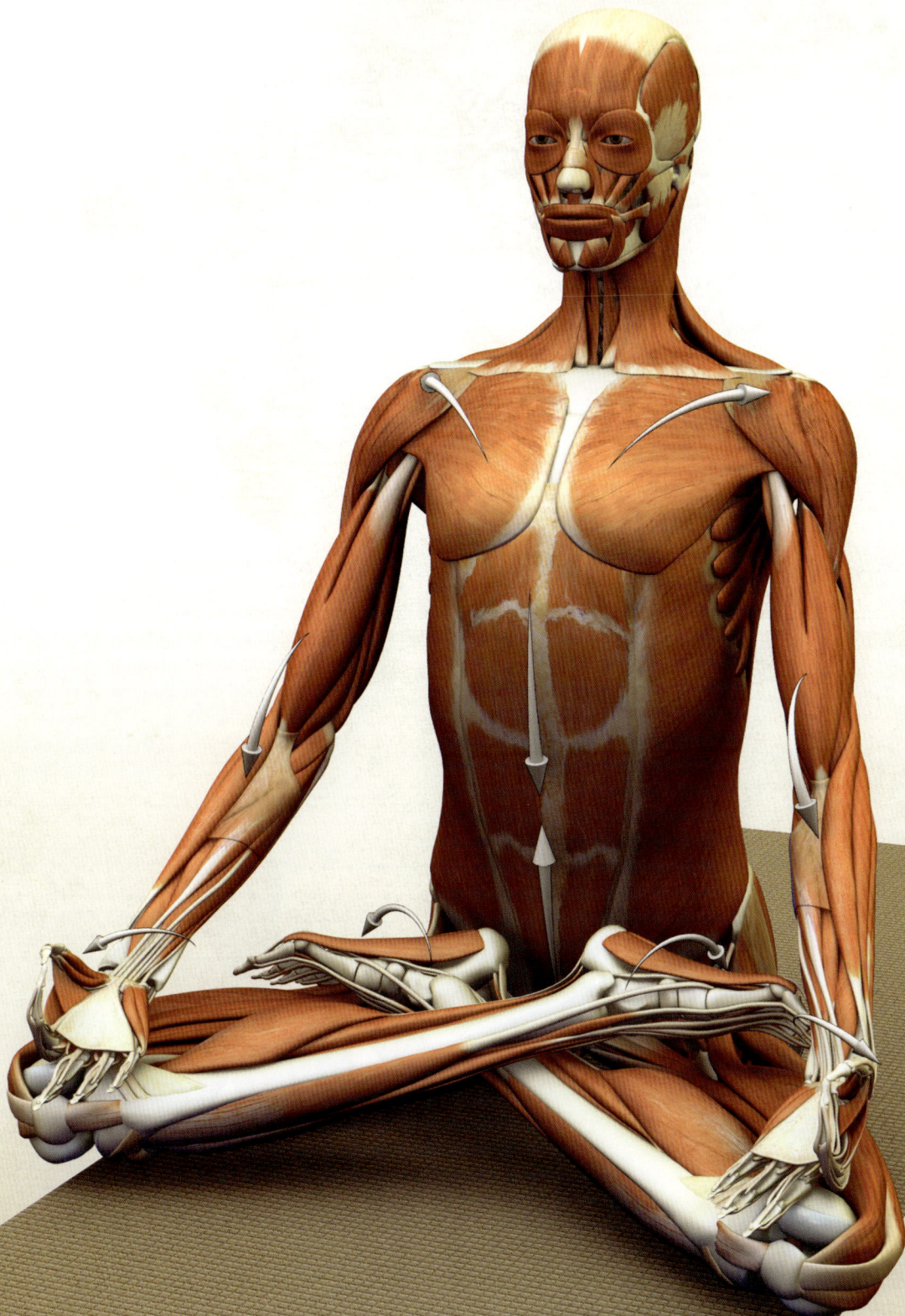

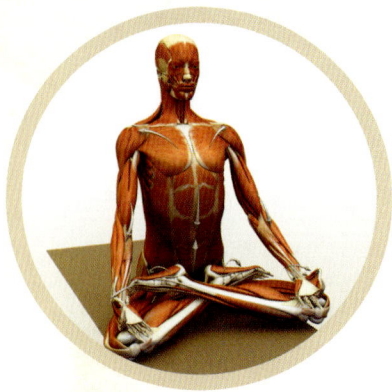

莲花坐式（双盘）准备动作

　　先练习下图的动作，拉长髋关节内旋肌。双臂环抱小腿，前臂和肘关节要撑住膝关节，避免膝关节受伤。两边髋关节内旋肌都要预做这个伸展，接着，一只脚先做出半莲花式（单盘）的动作。在此停留一会儿，再离开半莲花式。之后练习手杖式，把膝关节伸展出去。另外，也可加个半鱼王式，进一步拉长内旋肌。

　　等两边髋关节够开、够柔软，再如第99页图所示，把另一只脚轻轻放在大腿上。足背皆勾在大腿靠近髋关节的顶端处。练习完成时，手要扶着膝关节解开动作，之后再伸直双腿，练习手杖式。

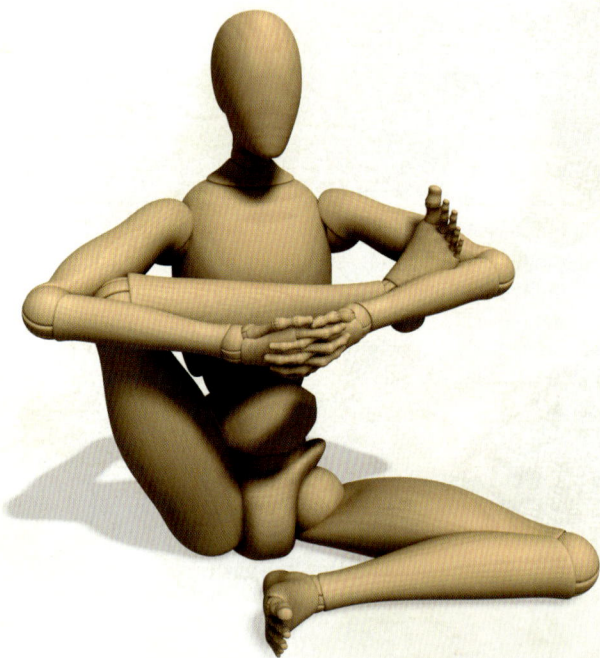

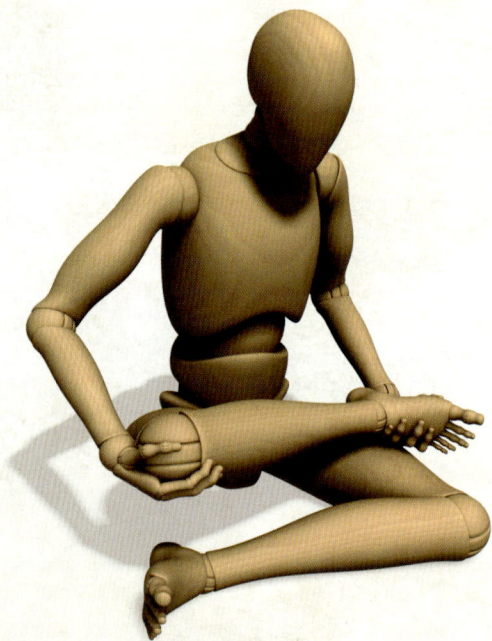

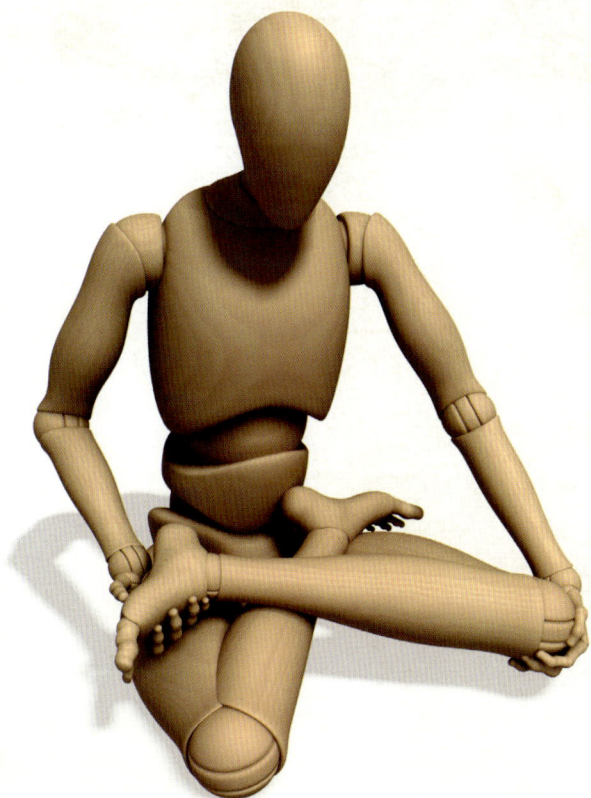

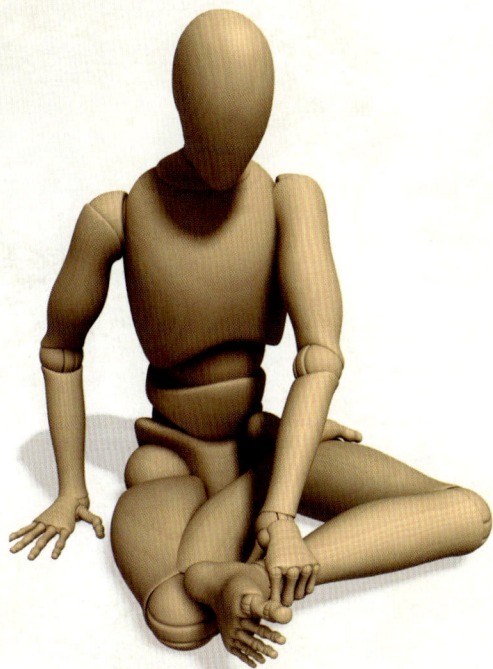

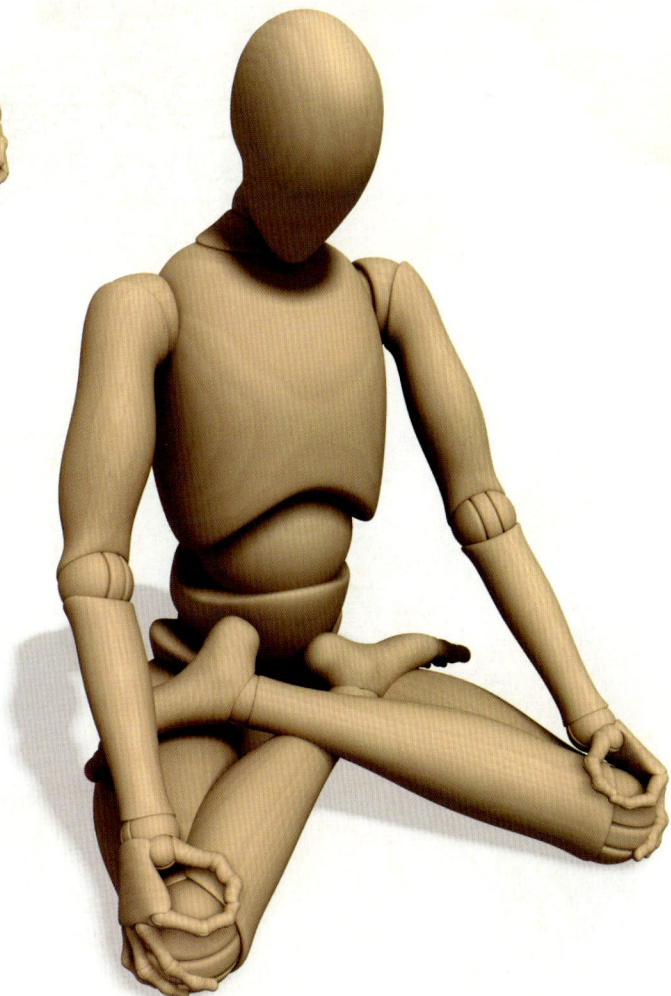

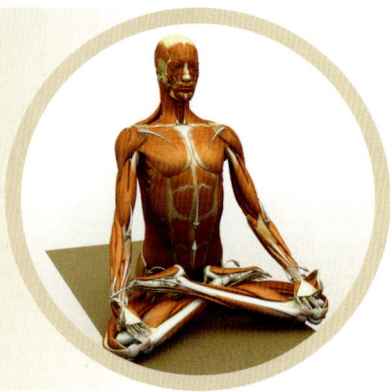

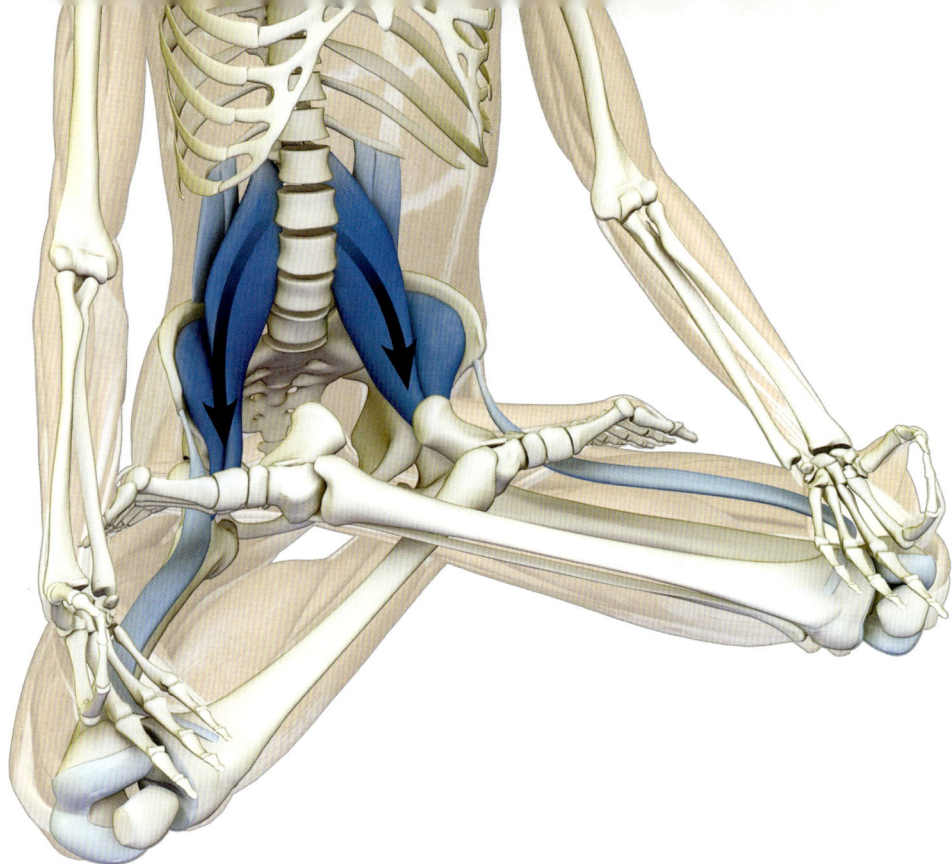

▲ **步骤一** 收缩腰肌,以弯曲髋关节。收缩腰肌的诀窍是,双掌下压膝关节的同时,膝关节也要抵住手掌往上反推。这样就会有启动腰肌的感觉。在理想状态下,膝盖处于髋外展的位置,所以腰肌收缩的动作属于闭锁式运动链收缩(也就是说,移动的是位于骨盆和腰椎的起端,而不是位于股骨的止端)。腰肌一收缩,便会导致骨盆前倾,并拉长和挺直腰椎。缝匠肌(始于髂前上棘,一路延伸到膝关节内侧)也会协助腰肌,使骨盆前倾,并有助于髋关节外展、外旋。

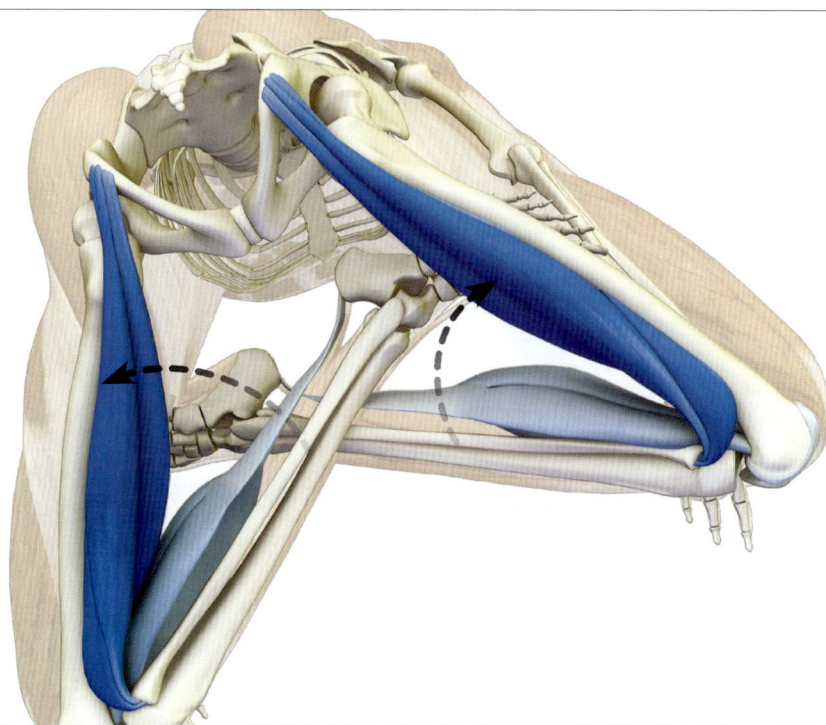

◀ **步骤二** 练习莲花坐式时,要收缩腘绳肌。腘绳肌(和股四头肌)是膝关节的肌肉稳定器。练习像莲花坐式这样的体式时,若能启动腘绳肌,便可辅助维持关节面的密合度,如此一来,膝关节也能保有良好的屈伸质量,防止软骨和韧带受伤。此外,将跖球往前压也可固定膝关节,因为这个动作会启动腓肠肌,而腓肠肌一大特色就是横跨膝关节,所以一收缩,也可发挥肌肉稳定器的功能。

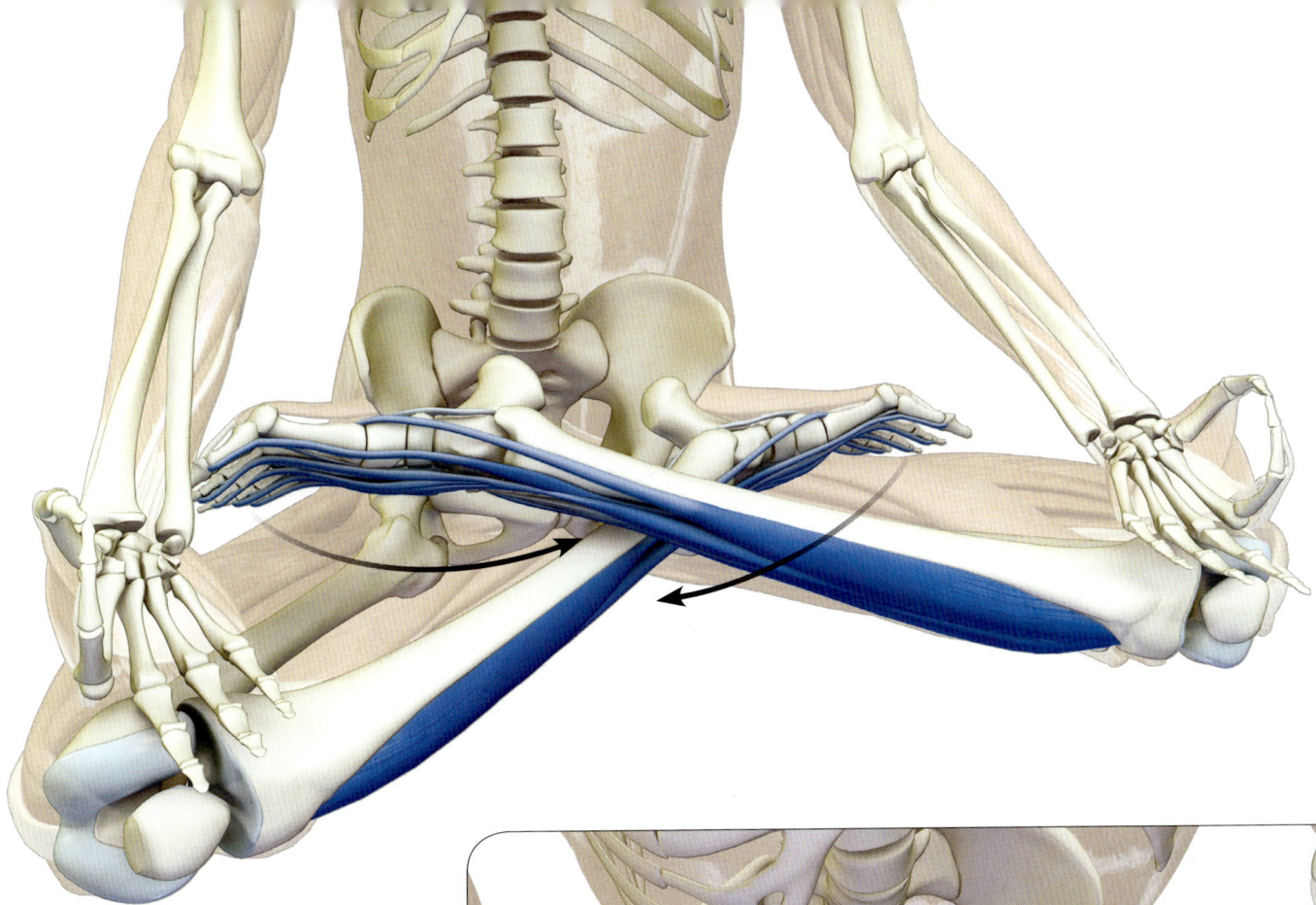

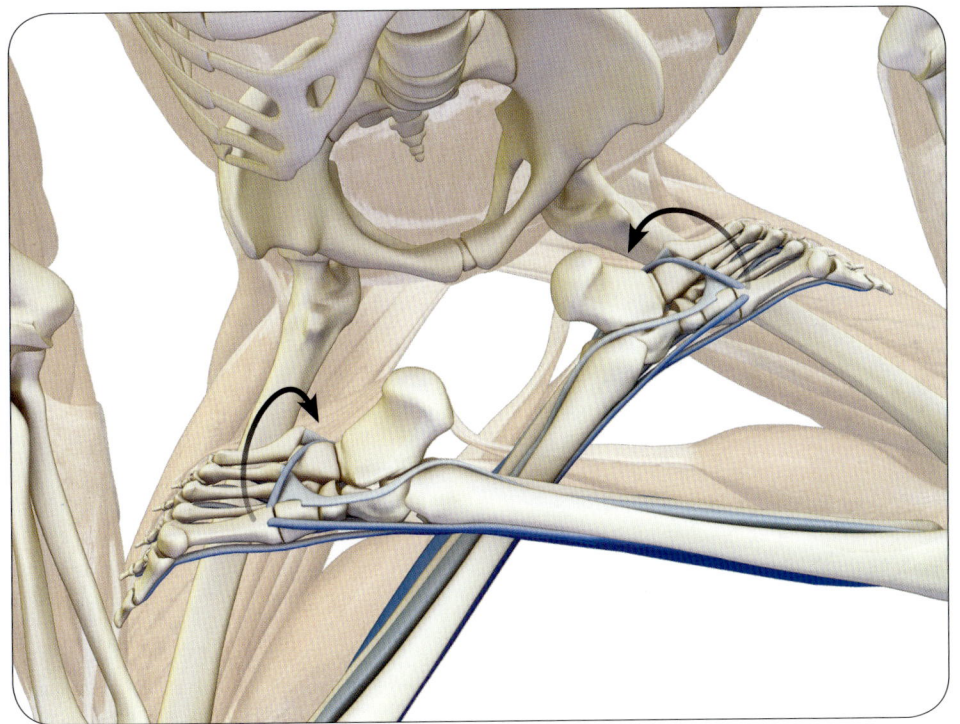

步骤三 踝关节背屈，足背勾在大腿上。要启动胫前肌和伸趾肌群，才能做出这个动作。接着，收缩小腿侧面的腓骨长肌和腓骨短肌，并稍稍外翻踝关节。这个动作可避免踝关节外侧的韧带过度伸展。再来，为了平衡外翻的动作，要启动胫骨后肌，以形成一股轻微的内翻力道。仔细体会前述肌肉结合起来后如何活化足底纵向足弓，如上图所示。最后换另一只脚，重复以上动作。

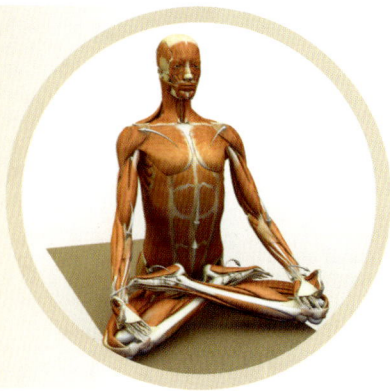

步骤四 启动深层的髋关节外旋肌和骨盆膈膜（骨盆底部肌群的通称）的耻尾肌把尾骨往内卷。启动髋关节侧面的外展肌（也就是臀中肌和阔筋膜张肌），把大腿往地板的方向拉。

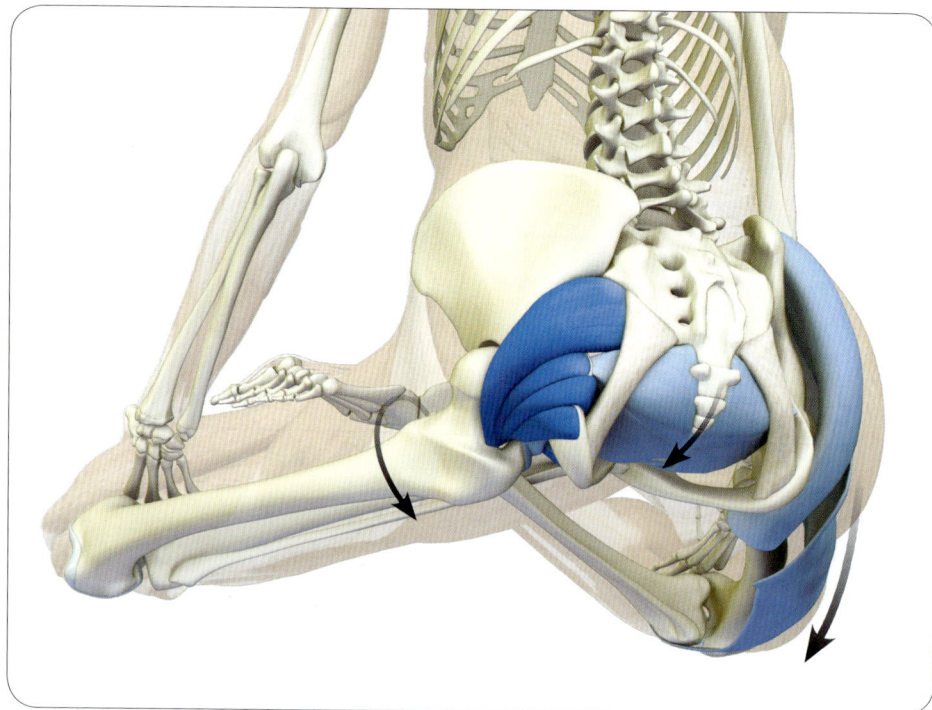

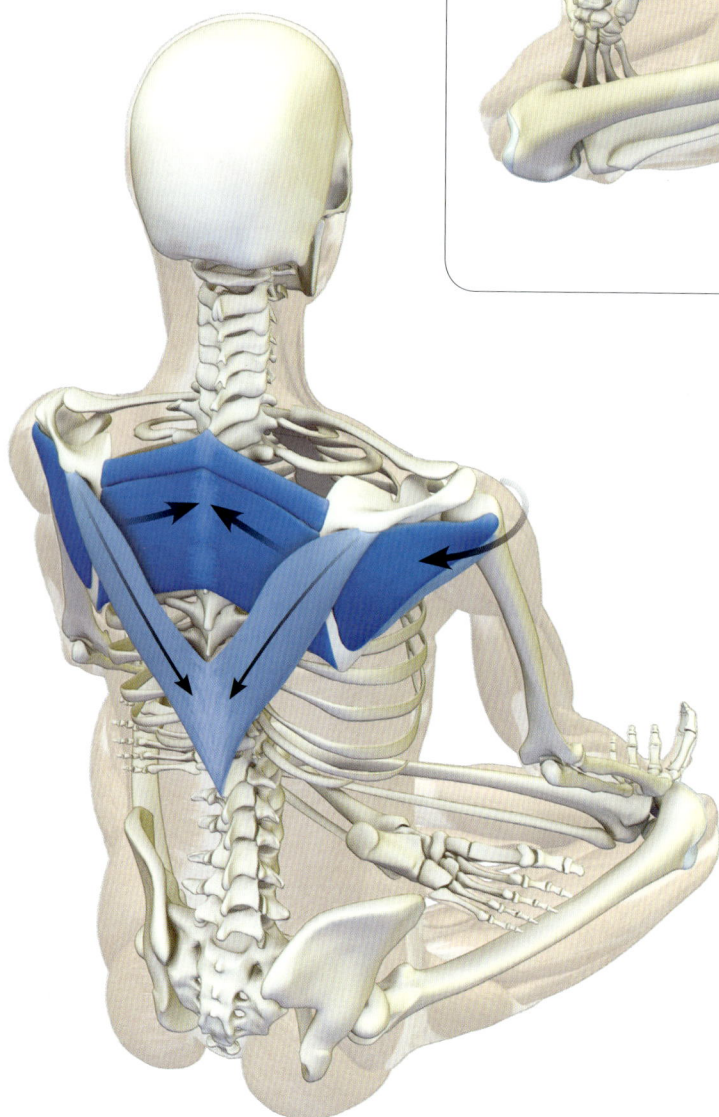

步骤五 收缩旋转肌群的冈下肌和小圆肌，以外旋肩关节。三角肌后束（图中未显示）是这个动作的协同肌。双掌下压膝关节并外旋，以启动这些肌肉（想象一下擦窗户的动作）。

收缩下三分之一的斜方肌，使肩膀下拉，远离颈部。接着，用菱形肌把两块肩胛骨往身体中线内收。肩膀维持这个姿势，以备后续扩展胸腔的动作。

步骤六 肩胛骨往背部身体中线集中、固定，接着，尝试将肩关节往前绕转。肩关节实际上不会挪移，但绕转的力道会收缩胸小肌，并提起胸廓。收缩胸廓侧面的前锯肌，使胸腔向两侧扩张。想象你正用双手抵住门框往外推，体会胸小肌和前锯肌收缩的感觉。

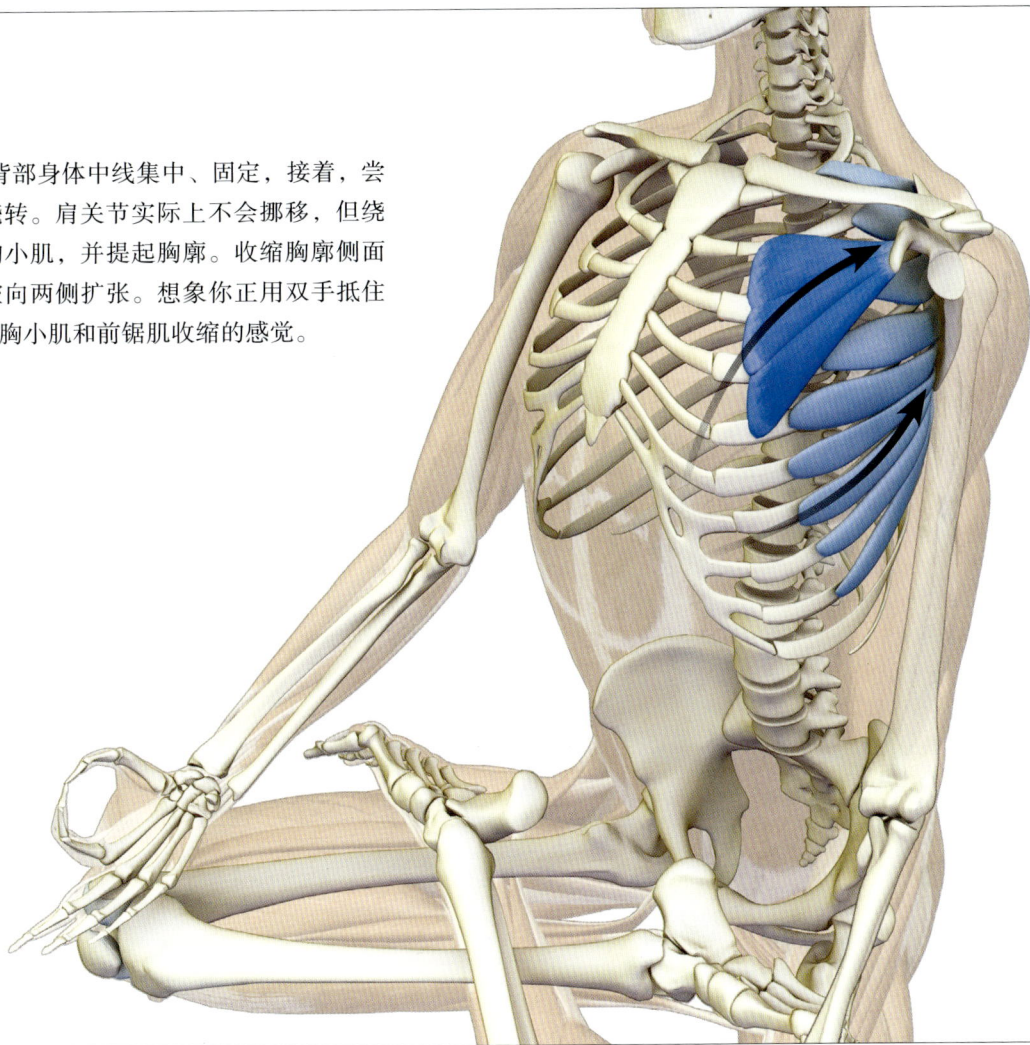

前弯体式

FORWARD BENDS

धनुरासन

DANDASANA

手杖式

我们可以视手杖式为坐姿版本的山式。手杖式堪称所有坐姿体式的评估指标，因为每练习完一个坐姿体式，就会回到手杖式，以评估前一个体式所带来的身心变化。如同山式，练习手杖式时胸腔会向前提起、展开。髋关节弯曲成90度，并微挺背。刚开始练习时，下背很容易驼背，骨盆后倾。这通常是髋关节周围肌肉（含腘绳肌在内）太过紧绷所致，之所以如此，是因为腘绳肌的起端位于骨盆的坐骨粗隆上。如果腘绳肌太紧绷，就会拉扯到坐骨粗隆，造成骨盆往下收拢（后倾），且一旦这个情形发生，又会牵动到腰椎，导致腰椎后推成圆弧状。从这个例子我们可以看出，股骨的动作会影响到骨盆，而骨盆姿势的变化又会牵动到脊柱。利用练习其他体式来拉长腘绳肌后，你会发现，当你再次回到手杖式便更容易坐直，脊柱也能轻松保持在骨盆正上方。

—— 基本关节位置 ——

- 髋关节弯曲
- 膝关节伸直
- 踝关节保持中立
- 足外翻
- 躯干挺直

- 肩关节内收、外旋
- 肘关节伸直
- 前臂旋前
- 腕关节伸展

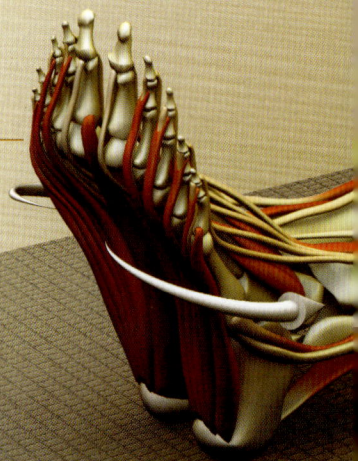

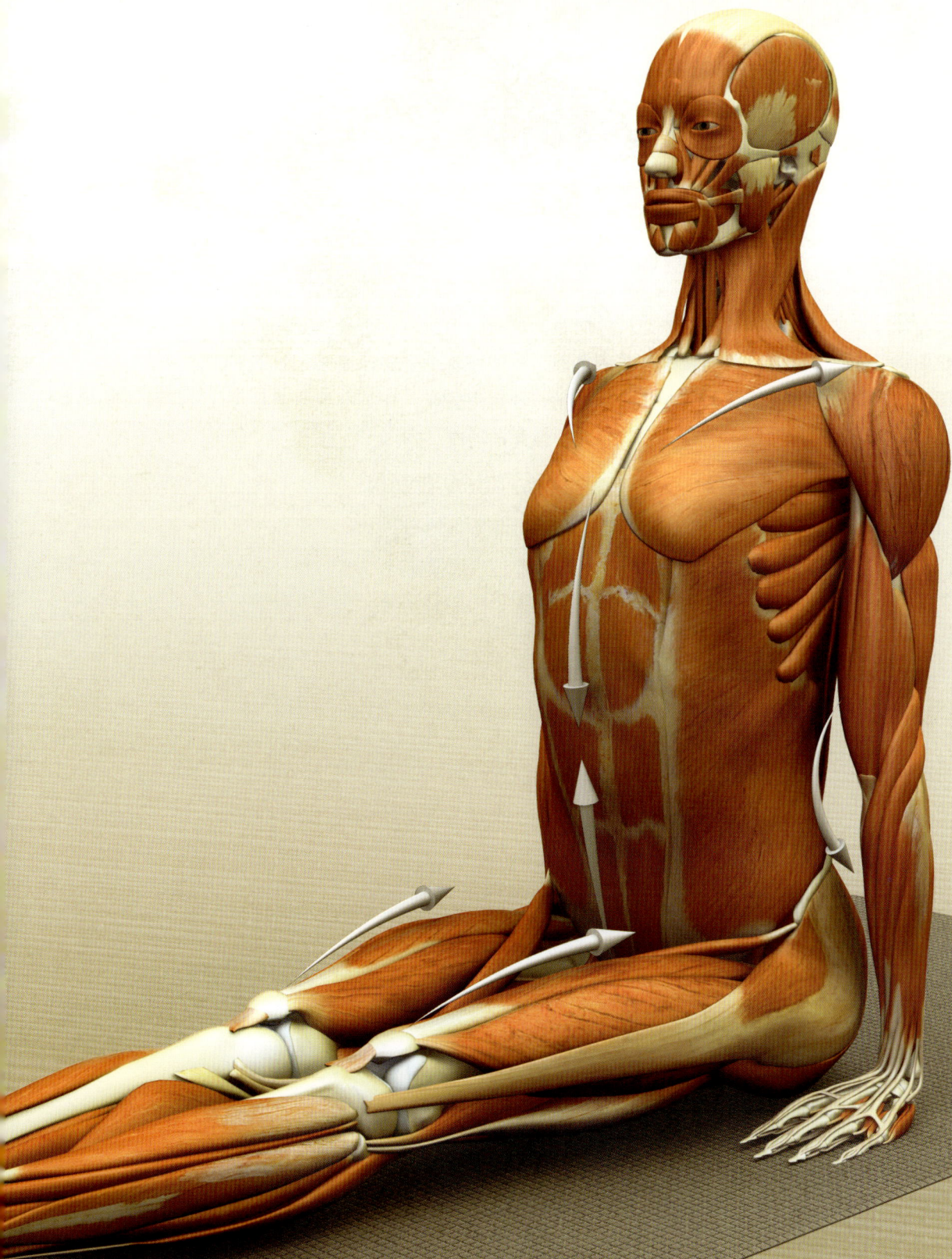

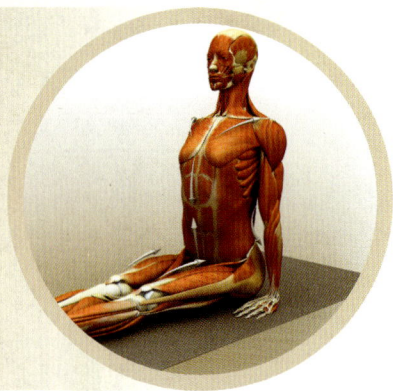

手杖式准备动作

　　练习手杖式时很容易驼背。你可以屈膝，放松腘绳肌，这个动作能让你轻松地把背伸直。接着，收缩腰椎周围的肌肉，以支撑这个姿势。再来，双手下压，挺起胸腔，并伸直膝关节。如果你感觉背部肌肉紧绷，那么在练习手杖式之前，先练习前弯动作，例如坐姿前弯式，做预备动作。

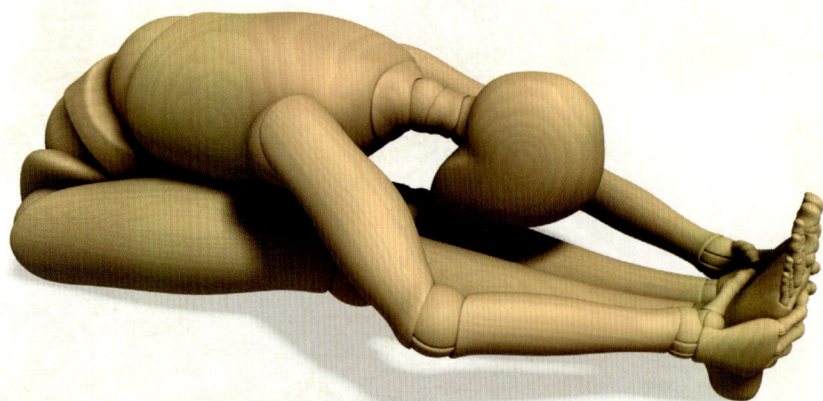

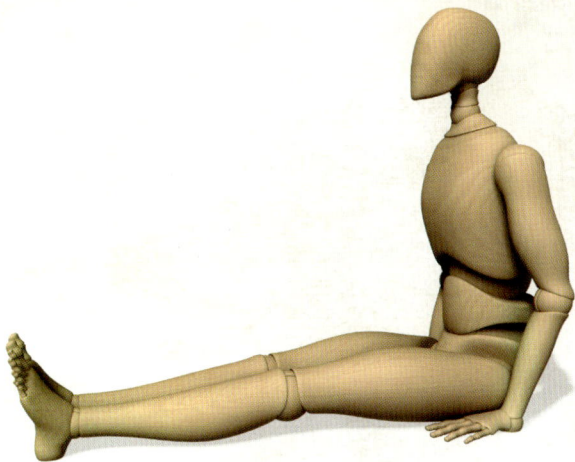
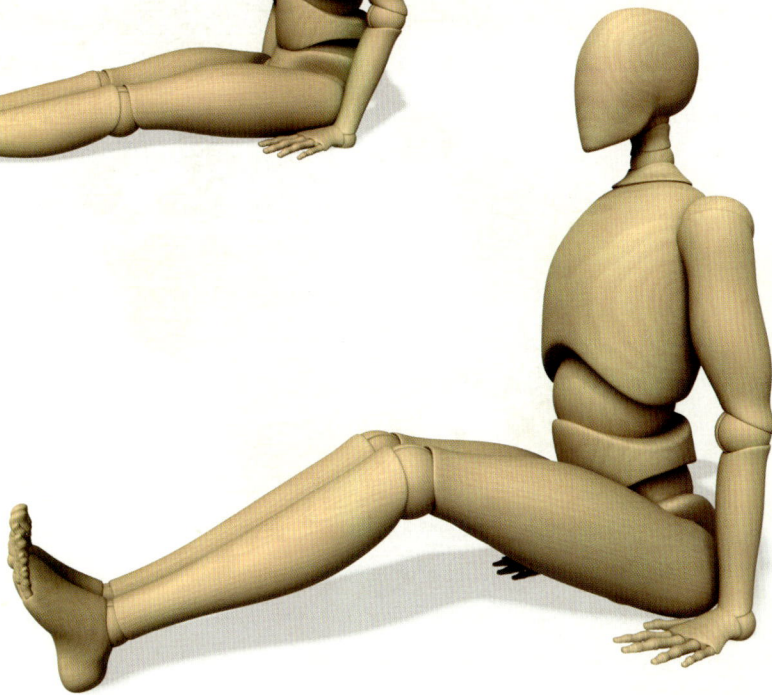
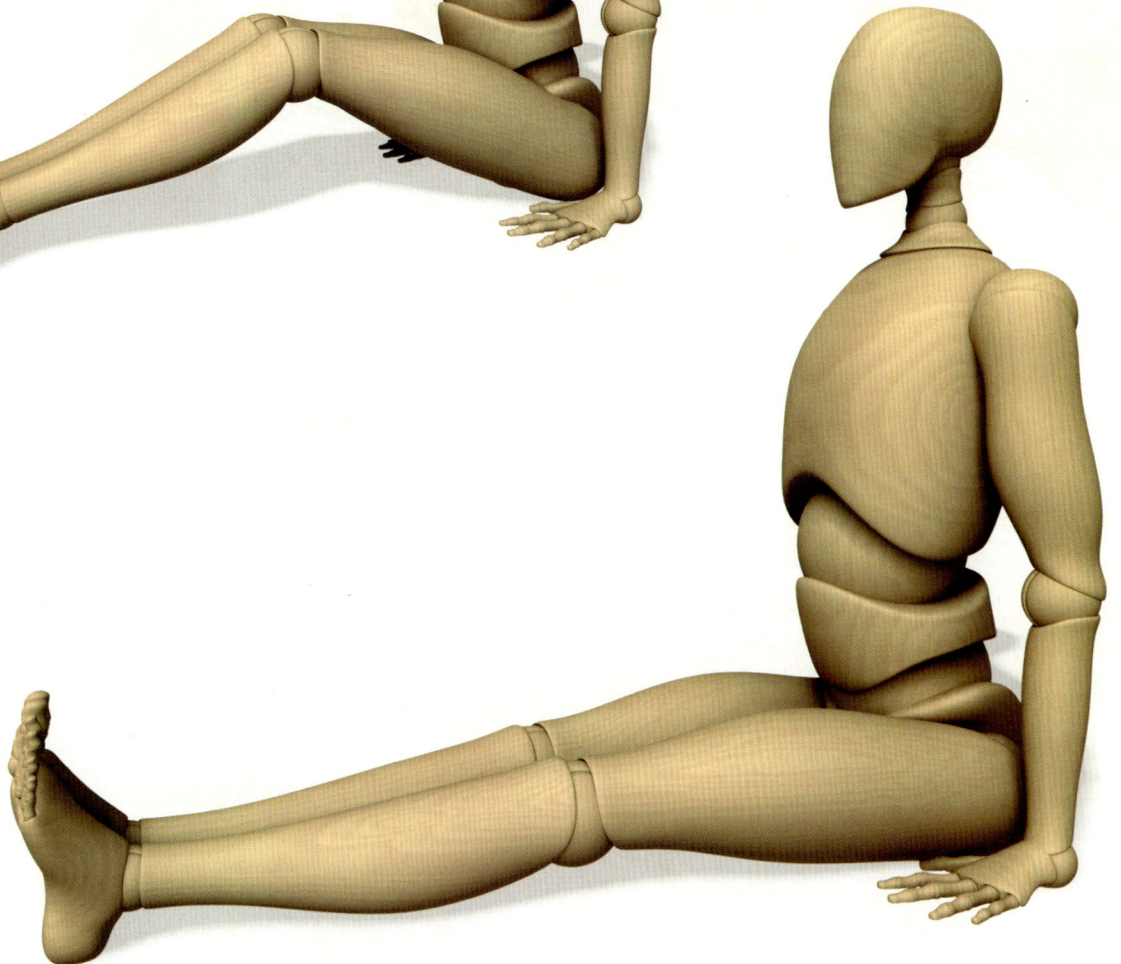

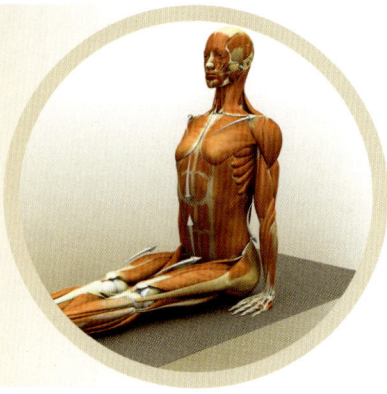

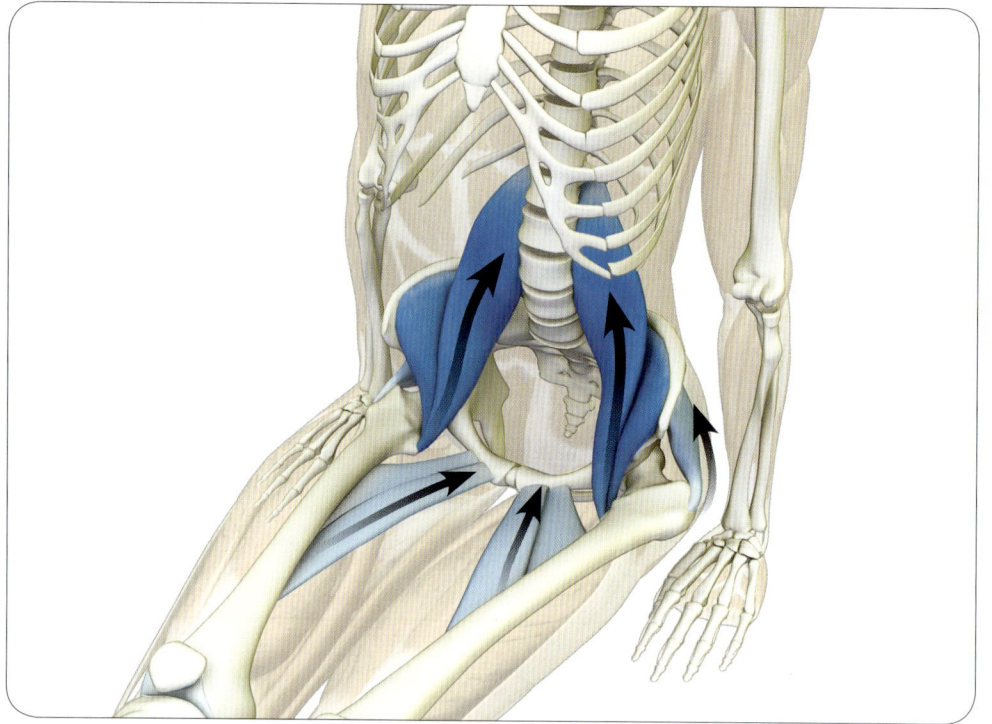

步骤一 收缩腰肌，以弯曲髋关节。收缩腰肌的诀窍是，双手先按住大腿，并将双腿并拢、夹紧，尝试抬离地面。这个动作可以让你感觉到腰肌收缩。腰大肌和腰方肌这两块肌肉包覆并支撑腰椎。腰大肌的主要功能是把腰椎往前拉，但两块肌肉间有条神经相连，所以只要腰大肌一有动作，腰方肌也会连带产生相对应的协调动作。这两块肌肉于是同时受到激发，撑住腰椎。当腰椎前推向上拉长时，骨盆也会前倾。从骨盆前倾与股骨弯曲之间的关系，也印证邻近关节之间会产生连动效应的理论。耻骨肌、内收长肌和内收短肌也会协同弯曲股骨，并让双腿并拢。

步骤二 收缩股四头肌，伸直膝关节。缝匠肌和股直肌横跨髋关节，可协同股四头肌伸直膝关节。收缩阔筋膜张肌、臀小肌以及臀中肌前侧纤维，可内旋大腿。调整双腿旋转的幅度，使膝盖骨朝向正上方，而非偏向外侧。收缩这些肌肉的诀窍是，双脚足跟压向瑜伽垫，并试着往两旁拖曳。你会发现，这个动作能将大腿内转。

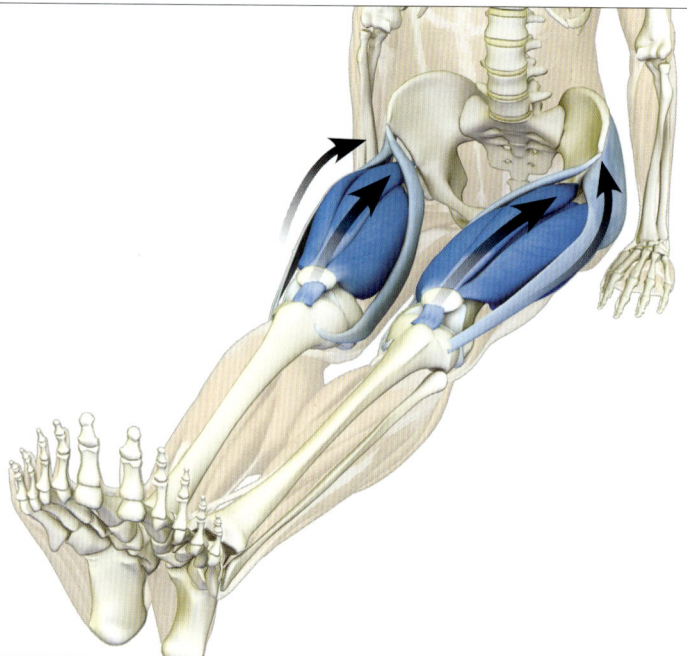

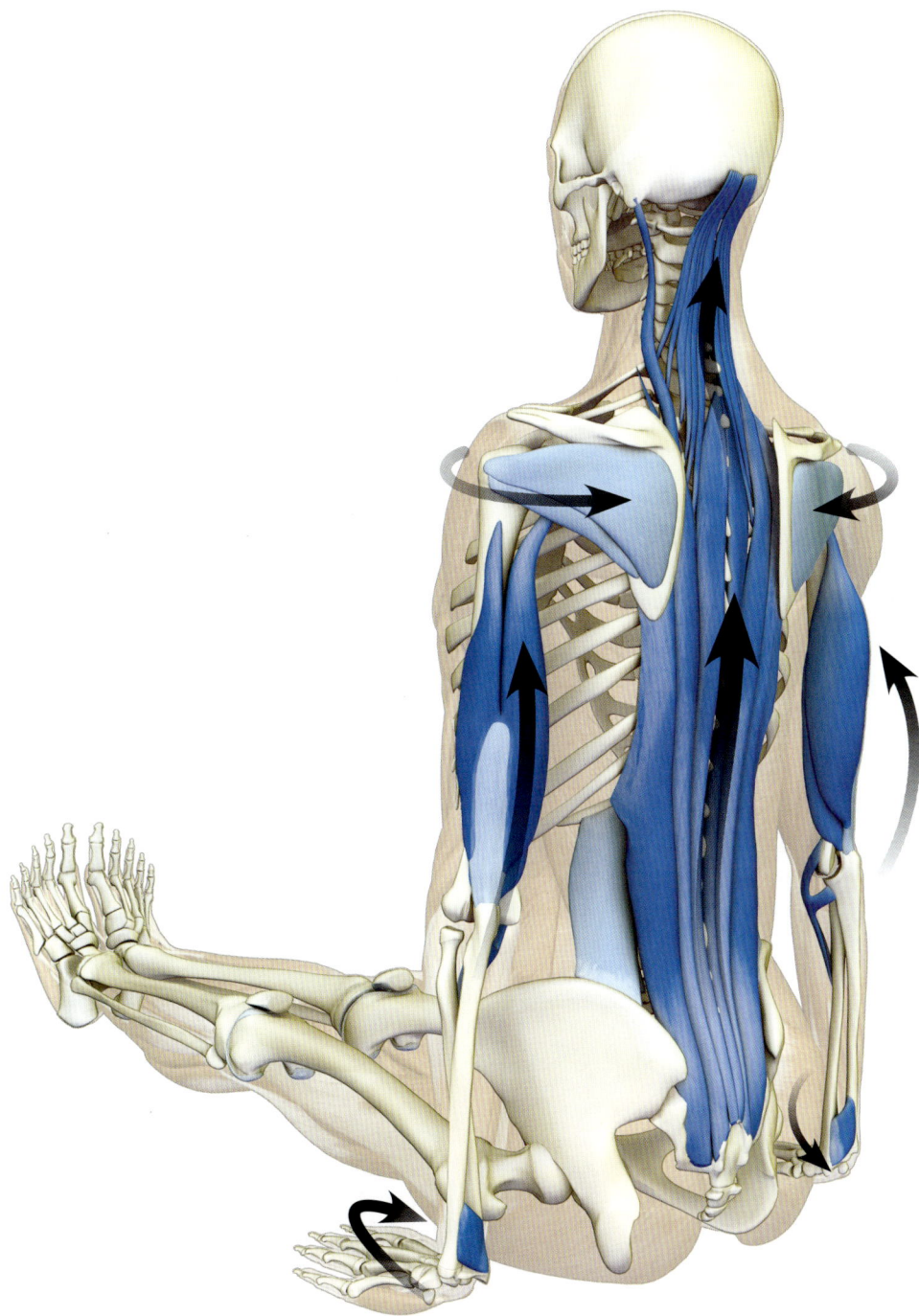

步骤三 练习手杖式时，挺起背部需要靠许多动作共同完成。竖脊肌和腰方肌直接作用于脊柱，使之挺立，因此，要稍微挺背，才能收缩这些肌肉。收缩肱三头肌，双手压向地板，来伸直肘关节。接着，外旋肩关节。这个动作会启动旋转肌群中的冈下肌和小圆肌。食指根部的指丘压向地板，以收缩前臂的旋前圆肌和旋前方肌。前述手臂和肩膀的动作，都会协同背部肌肉，并间接帮助挺直脊椎。

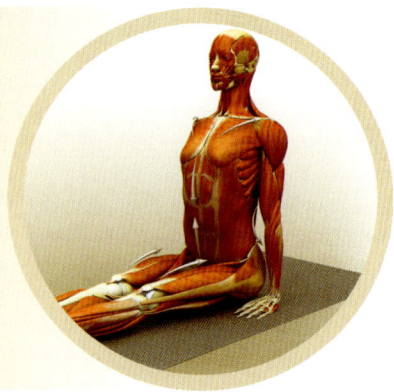

步骤四 挺胸朝上。这个动作必须靠几块肌肉（包含背阔肌、三角肌后束、菱形肌）共同达成。背阔肌的起端沿着背部身体中线分布，从腰椎骨盆区域，一直到胸廓中段；止端则位于肱骨上端。每当我们做引体向上时，便必须靠背阔肌来拉动肱骨，使肱骨由弯曲变为伸展的姿势。这个动作又称为肌肉的开放式运动链收缩，也就是说，移动的是位于肱骨上的肌肉止端，肌肉起端则相对保持在固定位置。双手固定在瑜伽垫上，使双臂（背阔肌的止端）无法移动。之后，当我们尝试把双手向后推，背阔肌就会收缩，其肌肉起端也会随之移动，进而挺起背部、扩展胸腔。三角肌后束也会协同此一动作。最后还要收缩菱形肌，把两块肩胛骨往身体中线拉。肩胛骨靠拢、稳定以后，我们准备要进入下一个步骤。

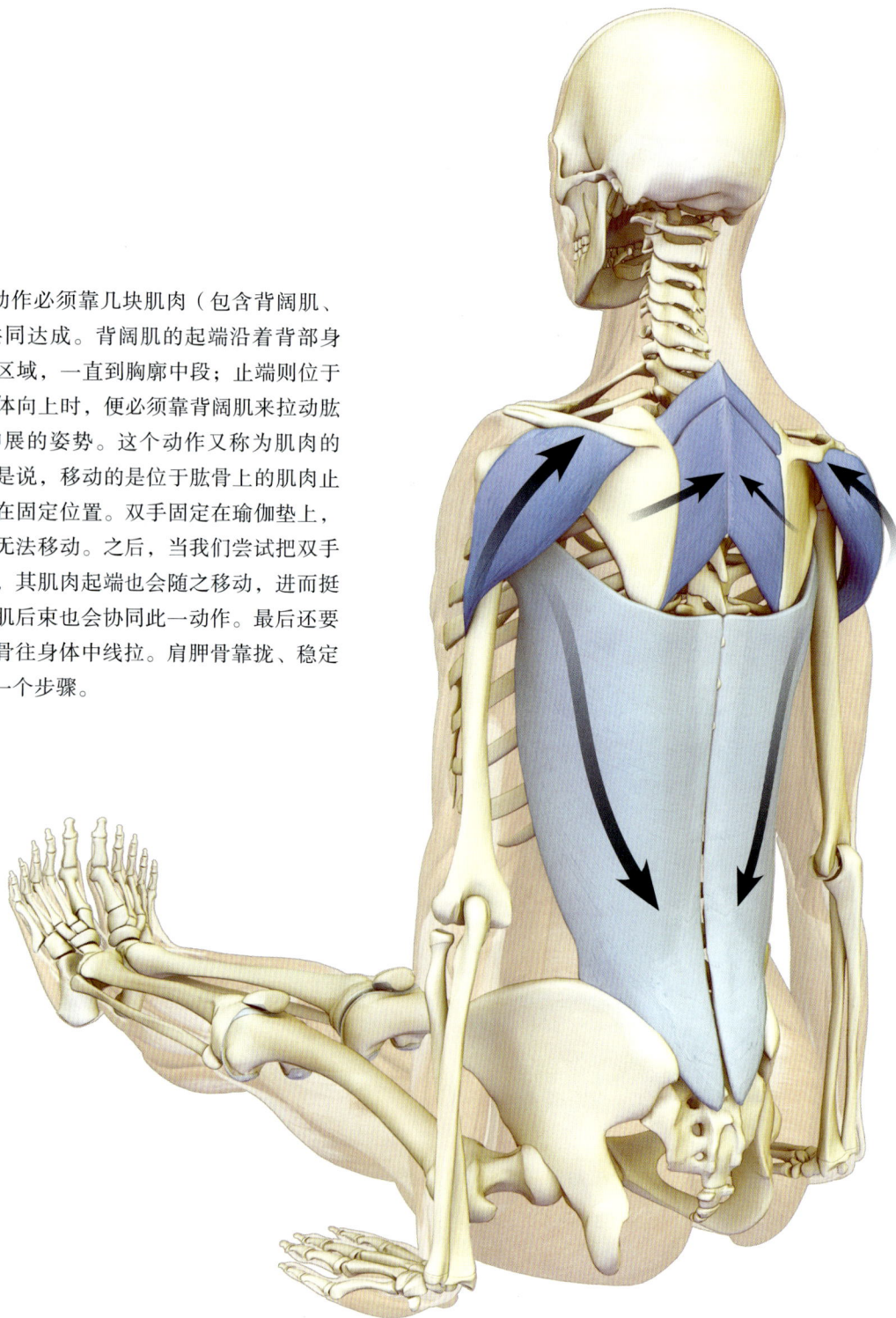

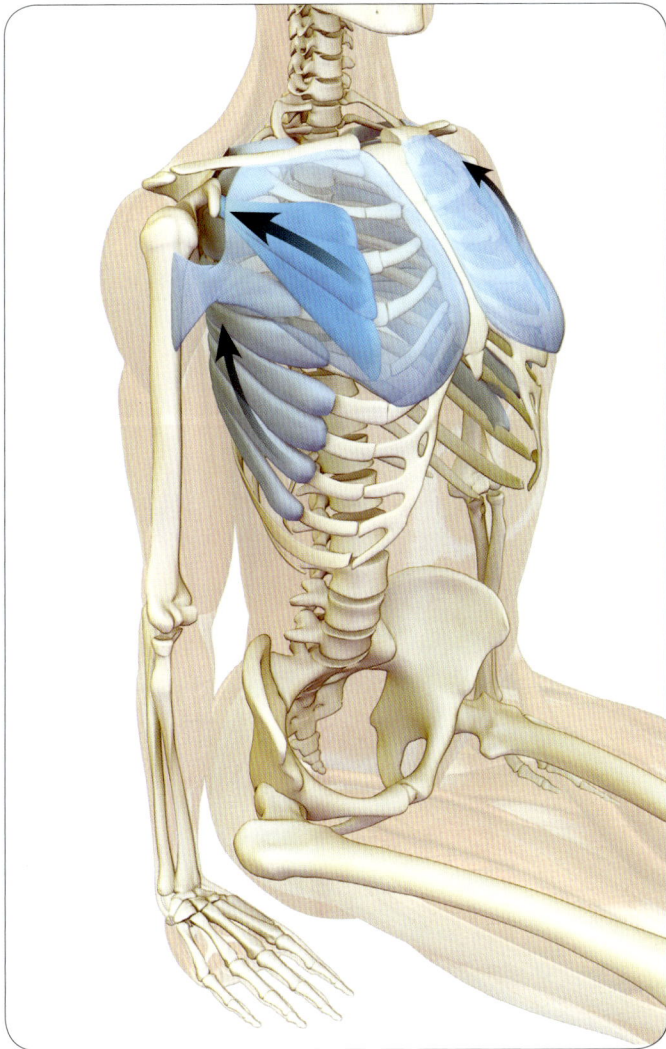

步骤五 收缩胸小肌，以提起并展开胸廓。但在这之前，必须先如步骤四启动菱形肌，固定肩胛骨。保持两块肩胛骨往身体中线靠拢，接着，尝试将肩关节往前绕转。胸小肌的起端位于肩胛骨喙状突上（喙状突这块骨头，形似鸟喙，位于肩胛骨前侧突起处），但由于肩胛骨受到菱形肌牵制，无法移动，所以胸小肌的起端保持固定。也因如此，胸小肌的收缩力道就传递至位于胸廓上的止端，进而提起并展开胸腔。类似的情形也发生在胸大肌。最后，收缩前锯肌，使胸腔往两侧扩展。如同胸小肌，前锯肌的起端因肩胛骨被固定在后背而无法拉动。所以，当我们收缩前锯肌时，就会提起胸廓，扩展胸腔。

步骤六 收缩位于小腿外侧的腓骨长肌和腓骨短肌，使足底外翻。启动伸趾肌群，把脚趾往头部的方向拉。这个动作会开始抬高足弓。接着，收缩胫骨后肌，进一步提高足弓，并稳定踝关节。胫骨后肌位于胫骨和腓骨之间，横跨踝关节，止端止于中足内表面。想象胫骨后肌收缩，以内翻足部，抗衡腓骨肌外翻的动作。

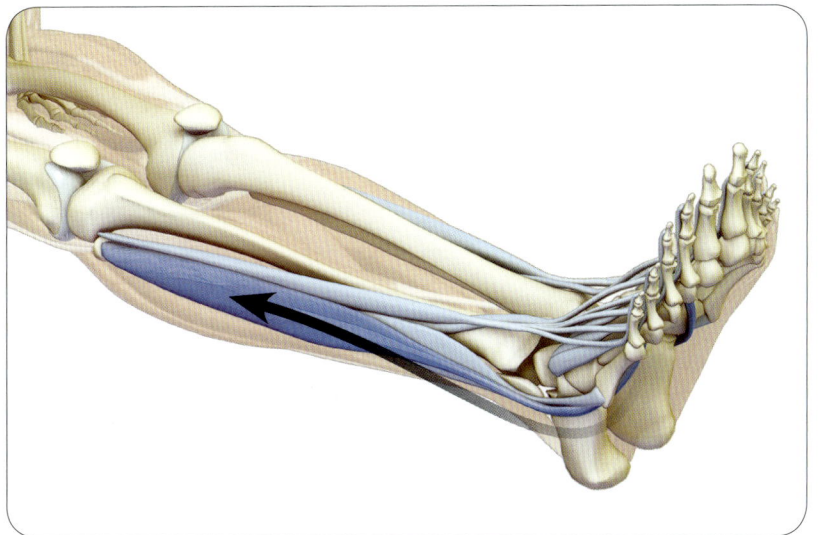

जानुशीर्षासन

JANU SIRSASANA

头碰膝式

　　头碰膝式的首要重点是背部运动链的非对称伸展，包含伸直腿后侧的肌肉及背部本身的伸展。次要重点则有两点，一是屈膝腿的动作，另一个是双臂的动作，两者皆有助于重点伸展的完成。将屈膝腿侧的股骨弯曲、外展、外旋，使骨盆侧面远离伸直腿。虽然头碰膝式的重点主要在伸直腿上，但还是要偶尔注意屈膝腿，仔细检查所有形成屈膝腿髋关节和膝关节动作的肌肉。若能收缩这些肌肉，这个姿势将更显活力。双手握住伸直腿足部，以衔接肩胛带和骨盆带，让伸展的力道从背部传递至伸直腿。屈膝腿的动作必须跟同侧手臂动作有所连接。例如，当屈膝腿膝关节向后拉时，就要加深同侧肘关节的弯曲。两个不同方向的运动同时进行就会形成两股抗衡的力量。这个观念其实在《精准瑜伽解剖书1：流瑜伽及站姿体式》中介绍战士式时便已看过，也就是后脚固定住，身体前侧却向前挺。仔细观察屈膝腿膝关节向后移动时，对躯干弯曲造成的影响。请注意，躯干弯曲时，背部的肌肉与韧带会牵动骨盆，使骨盆前倾。同样地，股骨弯曲时，骨盆也会前倾。因此，躯干和髋关节会一同作用影响伸直腿的腘绳肌。反之，腘绳肌也会牵动坐骨粗隆，连带影响骨盆倾斜的方向。腘绳肌的长度增加，腰椎弯曲的幅度就会减少，骨盆前倾的幅度则加深。

　　你会发现，屈膝腿侧的躯干比伸直腿侧的躯干来得长，因此，为了平衡躯干两侧的长度，屈膝腿侧的肘关节必须弯曲，以拉长伸直腿侧的躯干。

———————— 基本关节位置 ————————

- ·伸直腿髋关节弯曲
- ·伸直腿膝关节伸展
- ·伸直腿踝关节跖屈
- ·伸直腿足外翻
- ·屈膝腿髋关节弯曲、外展、外旋

- ·躯干弯曲
- ·肩关节弯曲、外展、外旋
- ·肘关节弯曲
- ·前臂旋前
- ·腕关节伸展

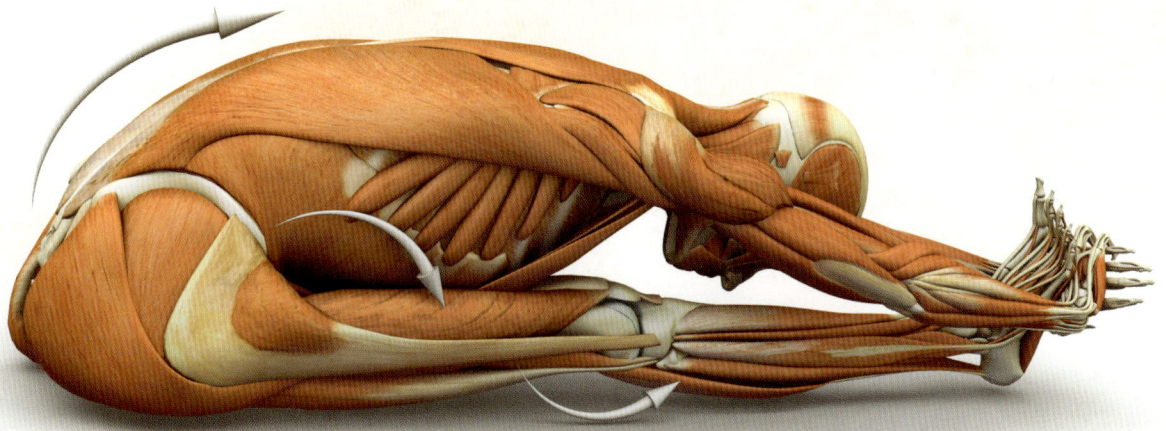

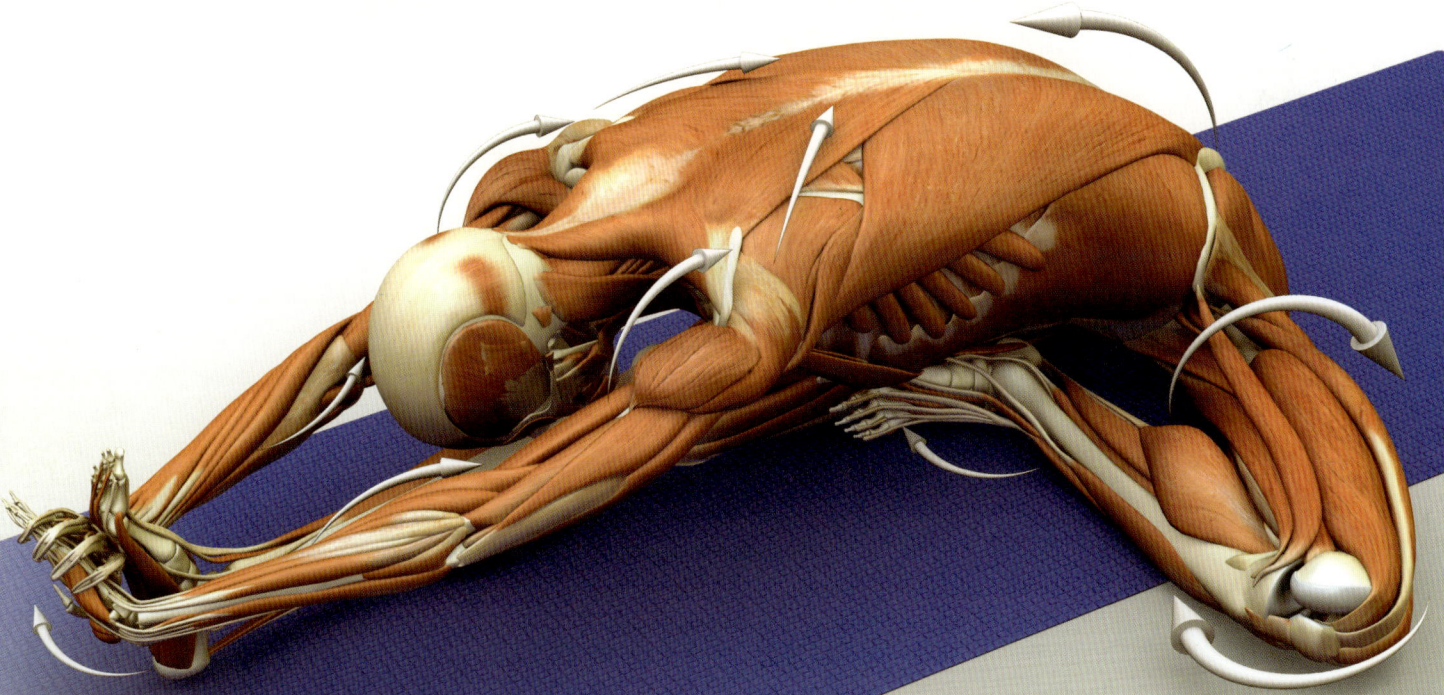

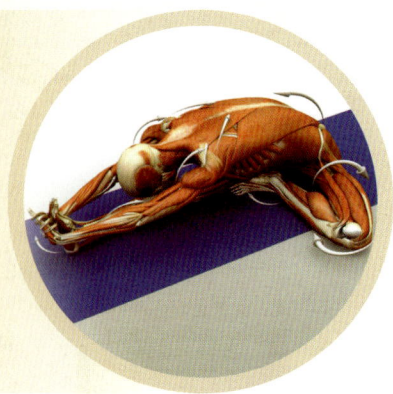

头碰膝式准备动作

　　背部运动链串联起身体后侧的肌肉、肌腱和韧带。当一处肌肉紧绷时，会连带影响其他肌肉塑造的关节摆位。例如，下背如果紧绷，就很难伸直膝关节；腘绳肌紧绷，也会有碍于躯干弯曲。先找出柔软度不足的部位，再就这些部位来调整练习的姿势。之后，利用诱发式伸展，来拉长那些限制住身体动作的肌肉。

　　先将伸直腿的膝关节弯曲，再将双手抓住脚，若抓不到可使用瑜伽绳来辅助。等到肌肉拉长了（慢慢来，花多久时间都无妨），再伸直膝关节。利用生理反射拉长肌肉，增加关节的可动性。在自己的极限之内练习，不要强迫身体进步。用抱腿摇篮伸展式来伸展臀肌和阔筋膜张肌，创造肌肉的长度，以利于股骨外旋。

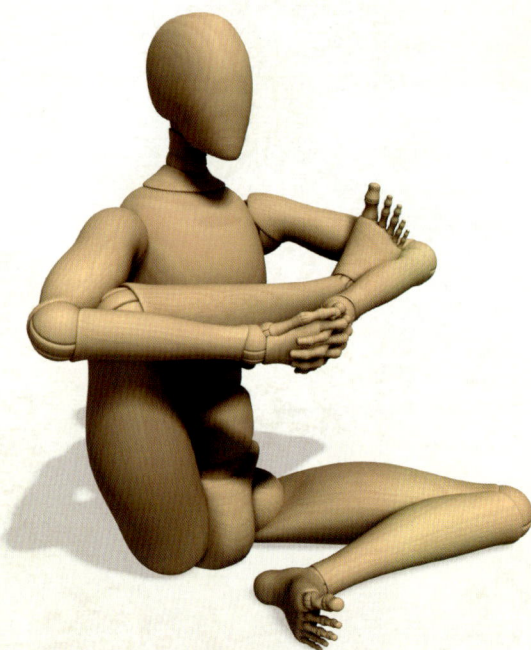

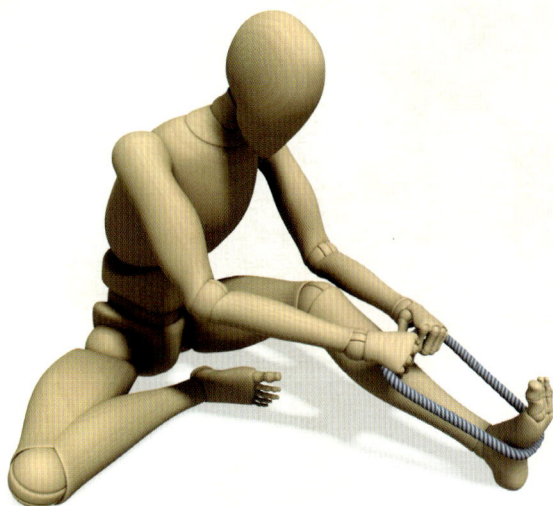
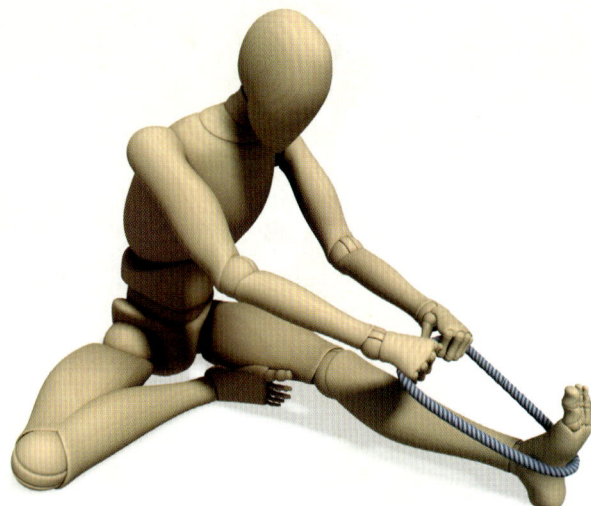
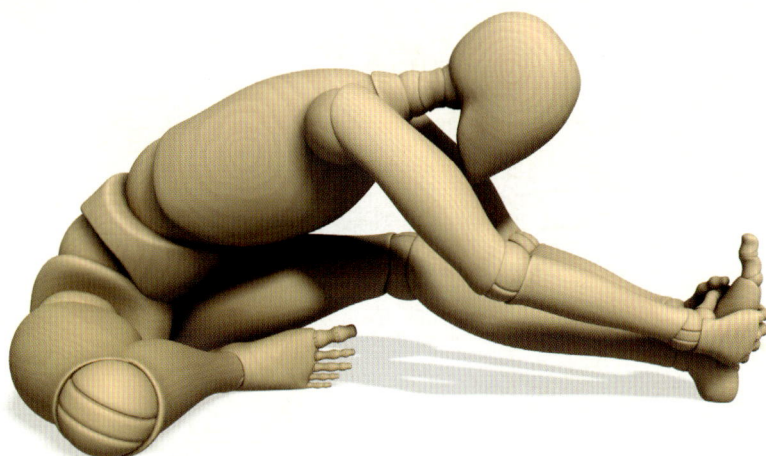
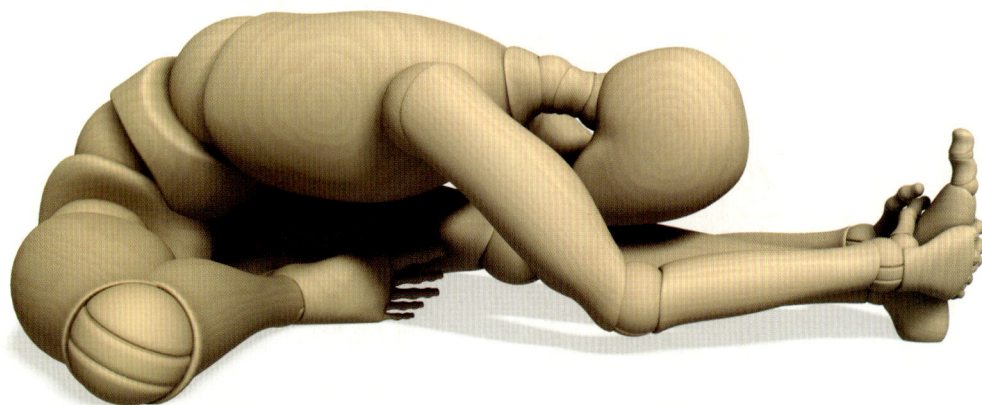

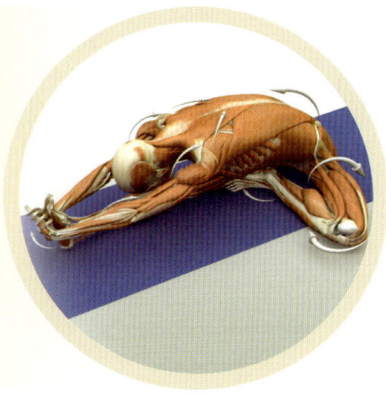

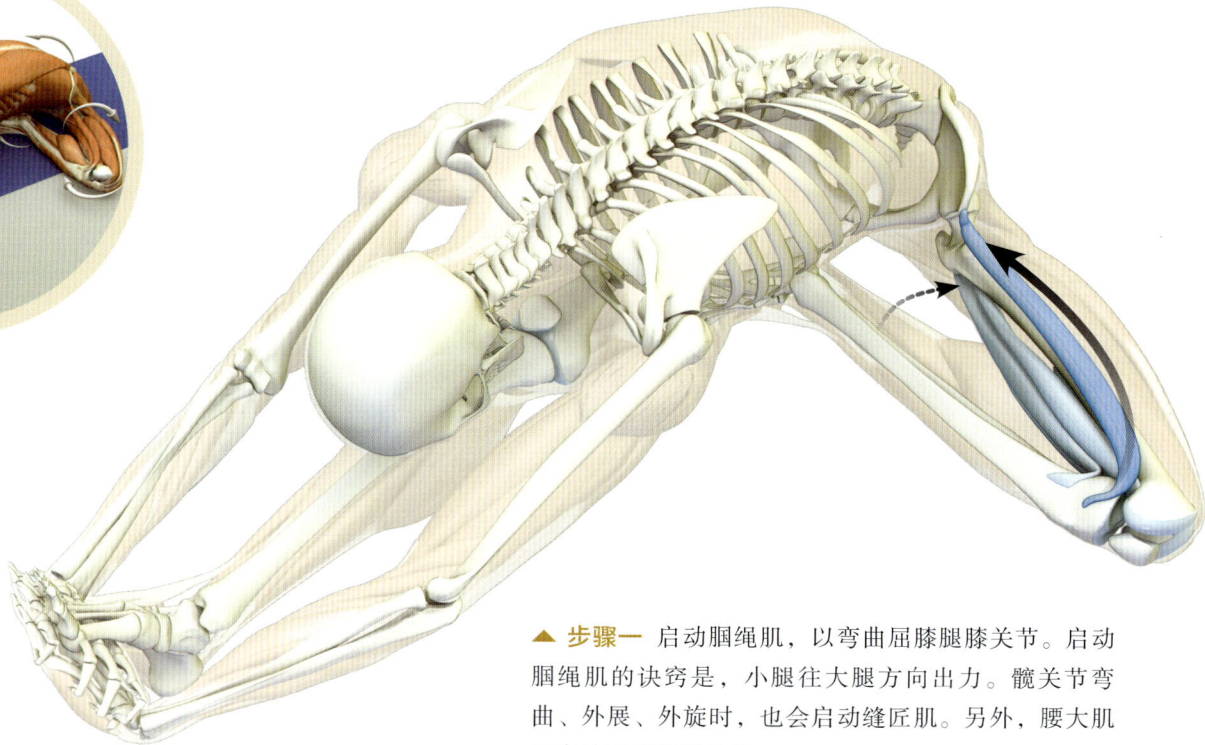

▲ **步骤一** 启动腘绳肌，以弯曲屈膝腿膝关节。启动
腘绳肌的诀窍是，小腿往大腿方向出力。髋关节弯
曲、外展、外旋时，也会启动缝匠肌。另外，腰大肌
也有助于髋关节外旋。

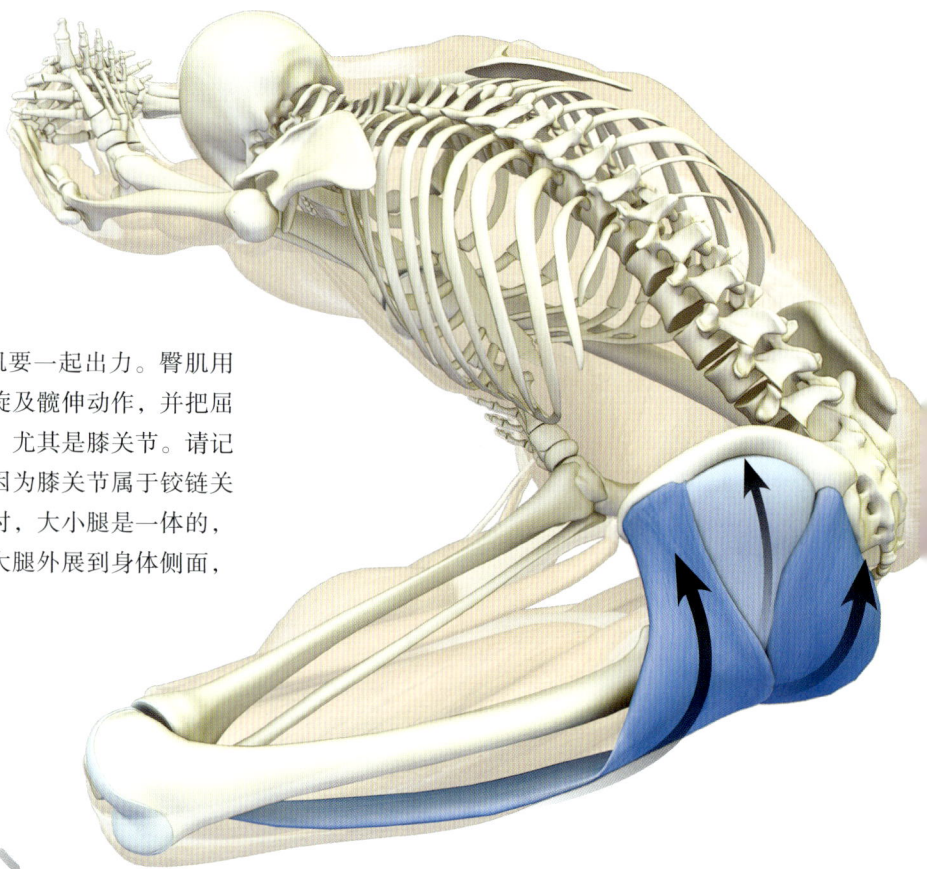

▶ **步骤二** 练习头碰膝式时，臀肌与阔筋膜张肌要一起出力。臀肌用
力，以收缩臀大肌。这个动作会使髋关节做外旋及髋伸动作，并把屈
膝腿膝关节向后、向下拉。关节面要保持密合，尤其是膝关节。请记
住，我们要外旋的是髋关节，而不是膝关节，因为膝关节属于铰链关
节，只适合做屈膝和伸膝的动作。外旋髋关节时，大小腿是一体的，
必须一起外旋。启动臀中肌和阔筋膜张肌，让大腿外展到身体侧面，
并把膝关节向后、向下拉。

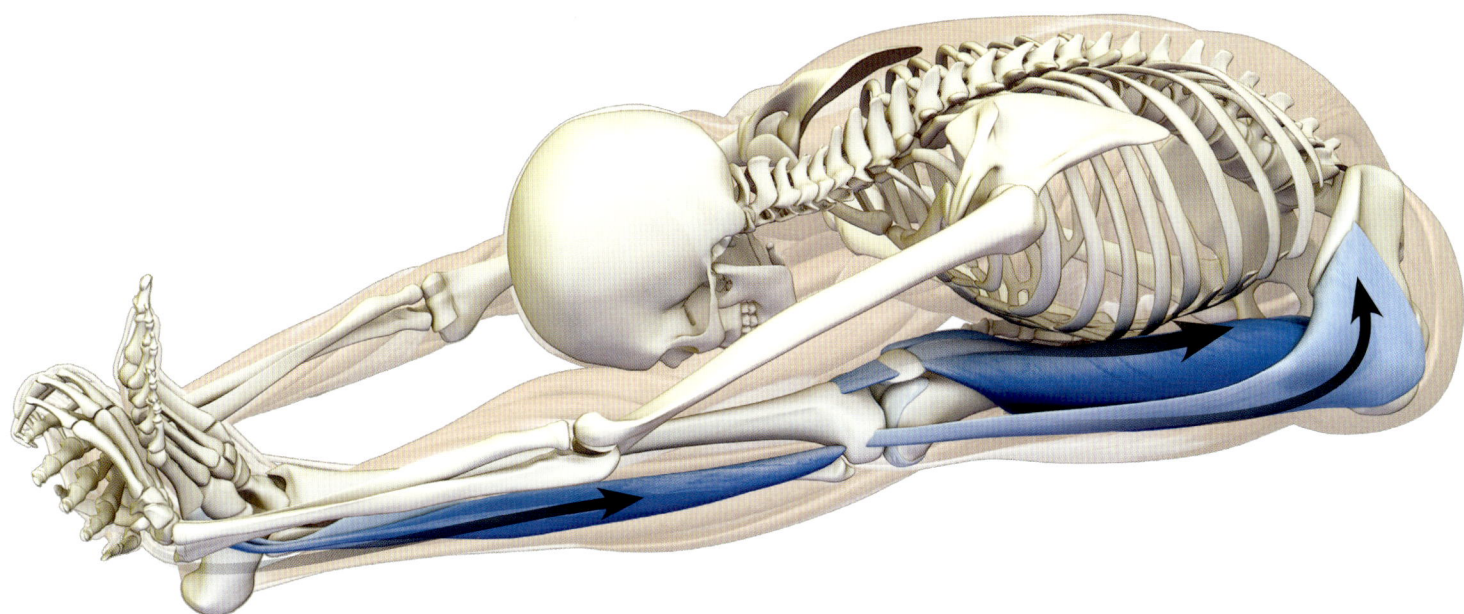

▲ **步骤三** 收缩股四头肌，以伸直膝关节。启动阔筋膜张肌有助于稳定膝关节外侧，并辅助髋屈动作。请注意主动收缩股四头肌时（腘绳肌的拮抗肌），腘绳肌是如何放松与伸展的，仔细感觉其差异。收缩小腿外侧的腓骨长肌与腓骨短肌，使足部往外转，展开足底。

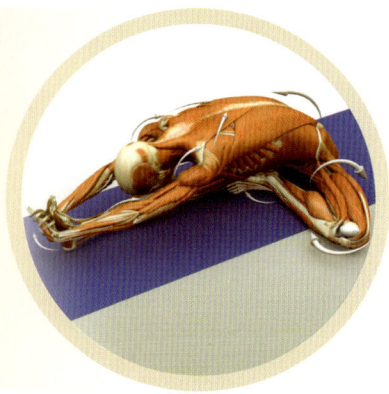

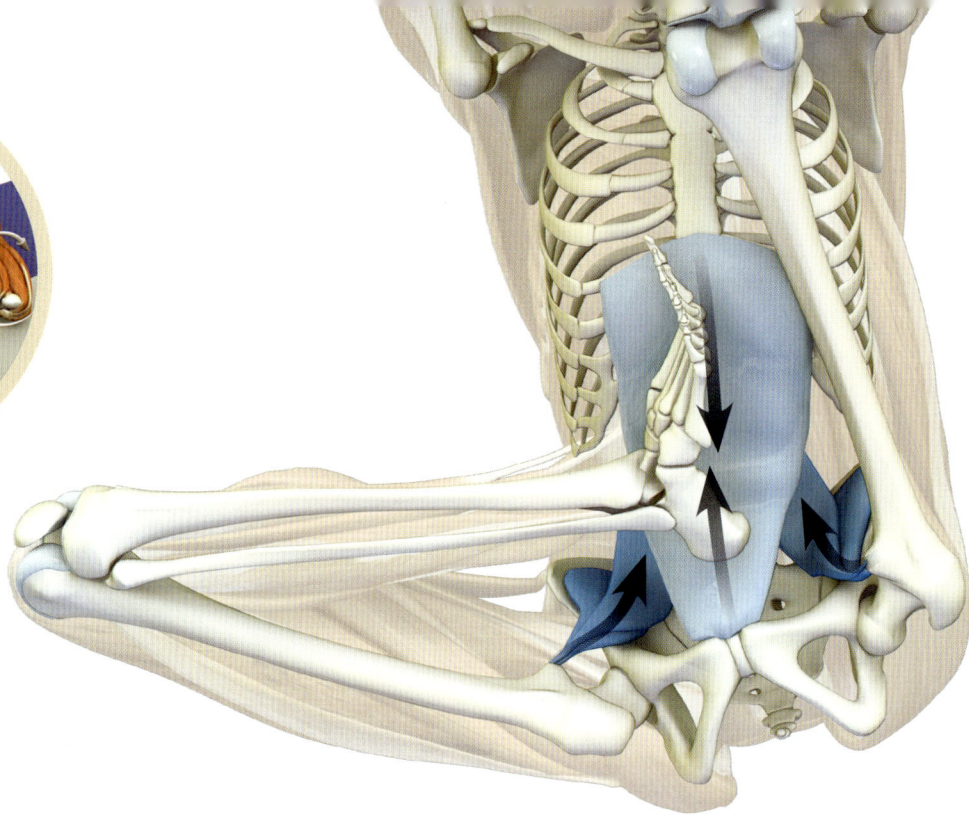

▲ **步骤四** 躯干往大腿方向下压，以收缩腰肌。启动腹肌，使屈膝腿侧的躯干弯曲并转动。仔细感觉启动腹肌时，下背肌肉（连同腰方肌在内）伸展程度出现的变化。这就是交互抑制作用的影响。请注意，股骨弯曲时，骨盆会前倾。这就是典型的髋关节连带运动。将这个现象与弯曲、外展、外旋屈膝腿髋关节时，骨盆向后、向下倾斜的情形相比较。一侧骨盆前倾，另一侧骨盆后倾，结果就在骶髂韧带上产生"扭转"效果，并于整个部位创造出稳定的收束。

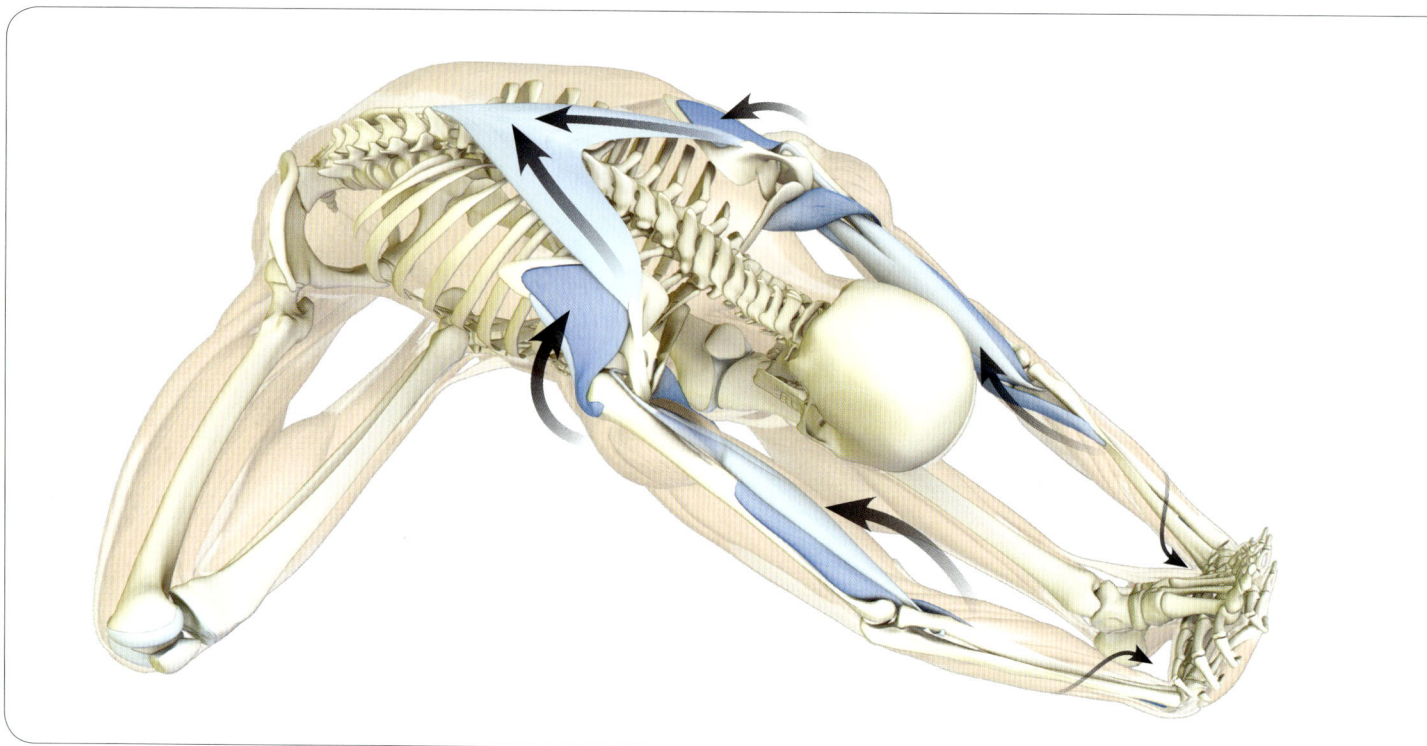

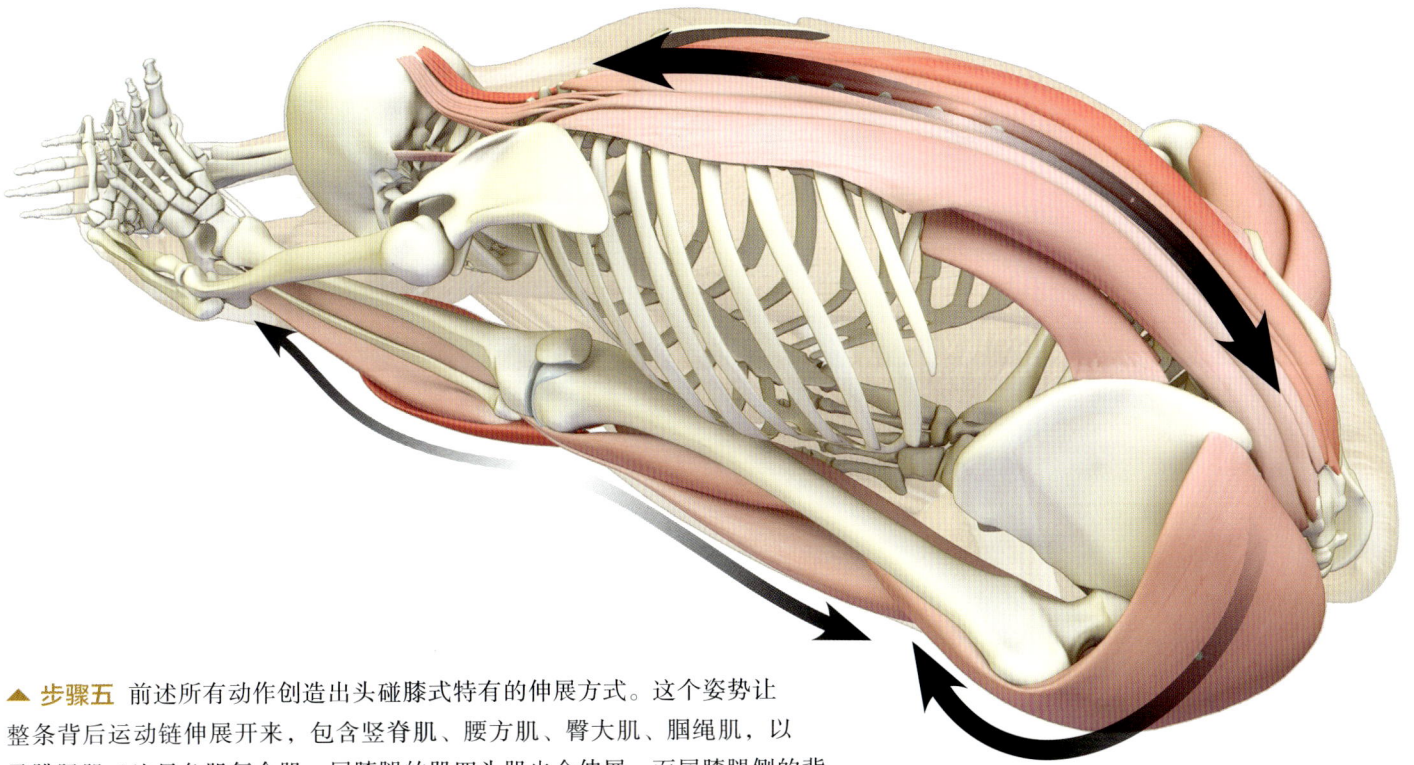

▲ **步骤五** 前述所有动作创造出头碰膝式特有的伸展方式。这个姿势让整条背后运动链伸展开来，包含竖脊肌、腰方肌、臀大肌、腘绳肌，以及腓肠肌／比目鱼肌复合肌。屈膝腿的股四头肌也会伸展，而屈膝腿侧的背部肌肉，也比伸直腿侧伸展得更深。

◀ **总结** 连接上下肢，这样，你就可以用手臂的力量来伸展背部和小腿的肌肉。收缩肱二头肌和肱肌，以弯曲肘关节，让身体更靠向大腿。屈膝腿侧肘关节弯曲时，力道要再强劲一点，以将屈膝腿侧的躯干往伸直腿拉，伸展身体的侧面。如果你正握住足部，如上图所示，就把双手食指根部的指丘向前压，使前臂旋前。收缩冈下肌与小圆肌，以外旋肩关节。双手固定于足部，并试着上抬手臂。这个动作会收缩三角肌前束，将躯干下压得更深。最后，收缩下斜方肌，使肩膀下拉，远离耳朵。

PASCHIMOTTANASANA

坐姿前弯式

坐姿前弯式的首要重点是对称伸展身体后侧的肌肉，尤其是腘绳肌。仔细观察这个体式与非对称体式（如头碰膝式）之间的差异。

所有动作都从骨盆开始。以头碰膝式为例，伸直腿的骨盆向前向外倾斜，两侧髋关节一前一后成斜对角。屈膝腿侧的髋关节，从骨盆向外移动并向后带，远离身体同时还要外旋。骨盆这样的排列位置会影响到脊椎的曲线，连带肩关节和其他部位的姿势也会受到影响。

反观坐姿前弯式，骨盆的位置必须保持中立，两侧髋关节相对而言也相互平行。练习坐姿前弯式时，身体前弯，同时弯曲躯干和髋关节。接着，伸直膝关节，双手握住双足，以连接上肢附肢骨骼与下肢附肢骨骼。肩胛带和骨盆带则靠脊柱衔接，因此，若能有效协调肩关节和髋关节的动作，就能影响到脊椎和背部，进而牵动骨盆的姿势。这就是典型的三角交叉检视法，也就是说，两个点（此例中为肩胛带和骨盆带）不但会影响到第三个点（此例中为脊柱），也会受到第三个点所影响。躯干一弯曲，背部的肌肉、肌腱、韧带便会把骨盆向上拉抬，致使骨盆前倾。这个动作也会把位于坐骨粗隆上的腘绳肌起端向上、向后带，进而伸展。

基本关节位置

- 髋关节弯曲
- 膝关节伸展
- 踝关节跖屈
- 足外翻
- 躯干弯曲

- 肩关节弯曲、外展、外旋
- 肘关节弯曲
- 前臂旋前
- 腕关节伸展

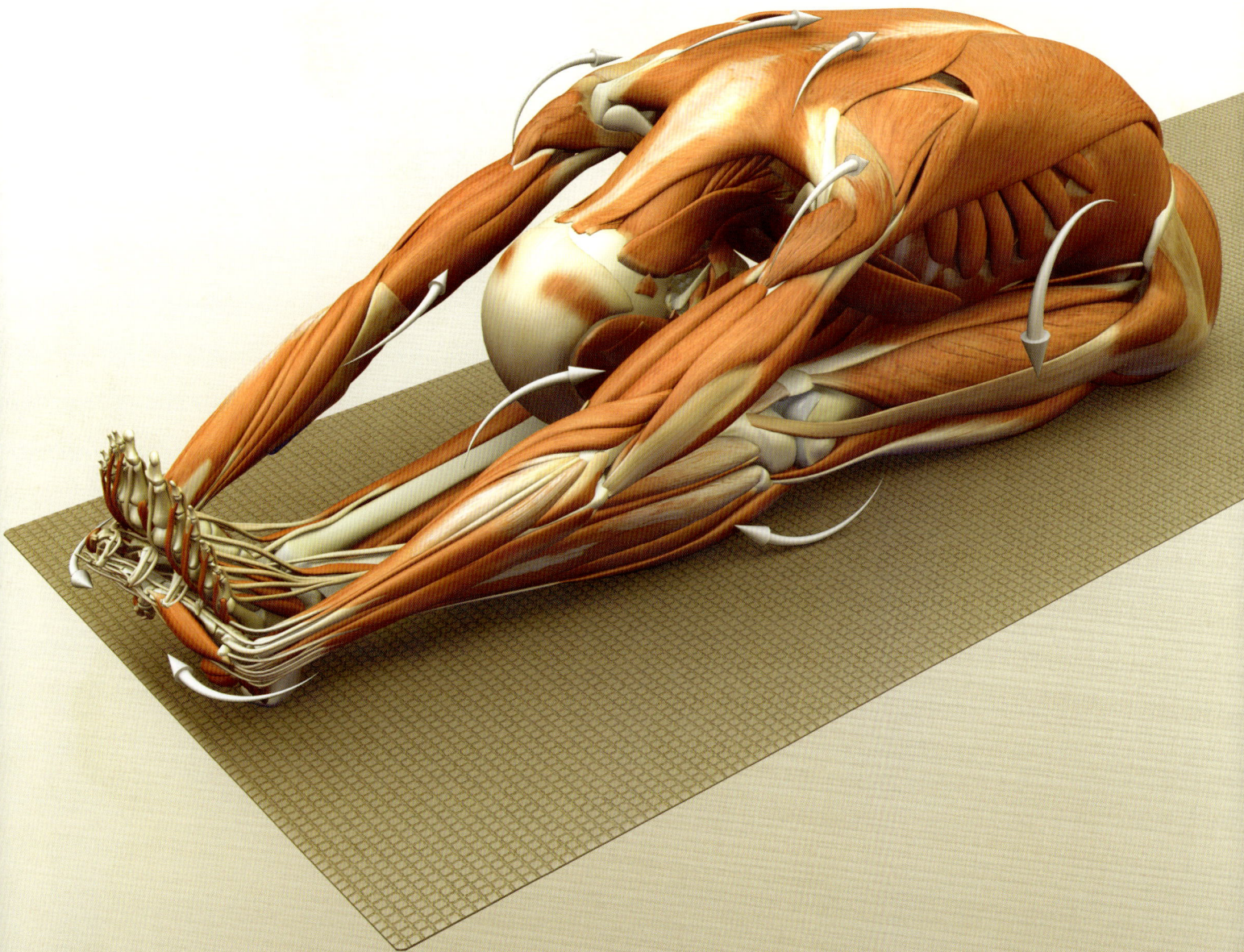

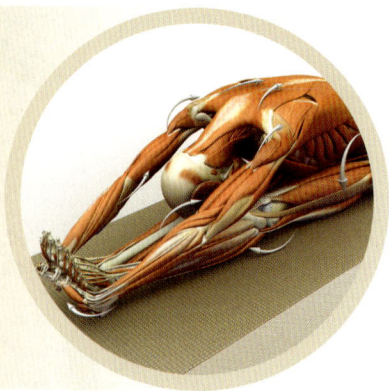

坐姿前弯式准备动作

　　练习时，如果感觉腘绳肌或背部肌肉紧绷，尽管使用瑜伽绳。一开始先屈膝，接着启动股四头肌，以伸直膝关节，并弯曲肘关节，把躯干拉向大腿。收缩内收肌群，夹紧大腿，足部侧面再稍微外转，展开足底。等身体柔软度变好，便伸手握住小腿或足部，这时，肘关节要弯曲多一点，加深上半身前弯的幅度。进入坐姿前弯式前，可先练习站姿前弯式，从不同方向伸展腘绳肌和背部肌肉。这个动作主要借助重力，如此一来，你就可以用上半身的重量伸展背部运动链，并增加骨盆前倾的幅度，以伸展腘绳肌。

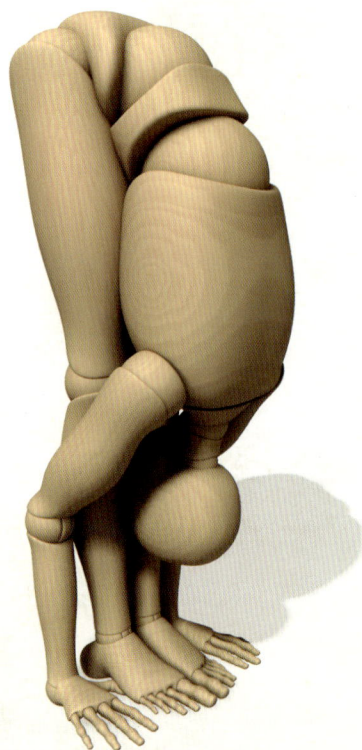

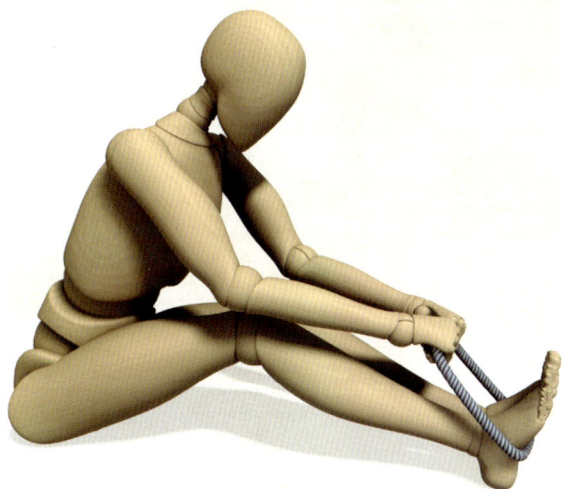

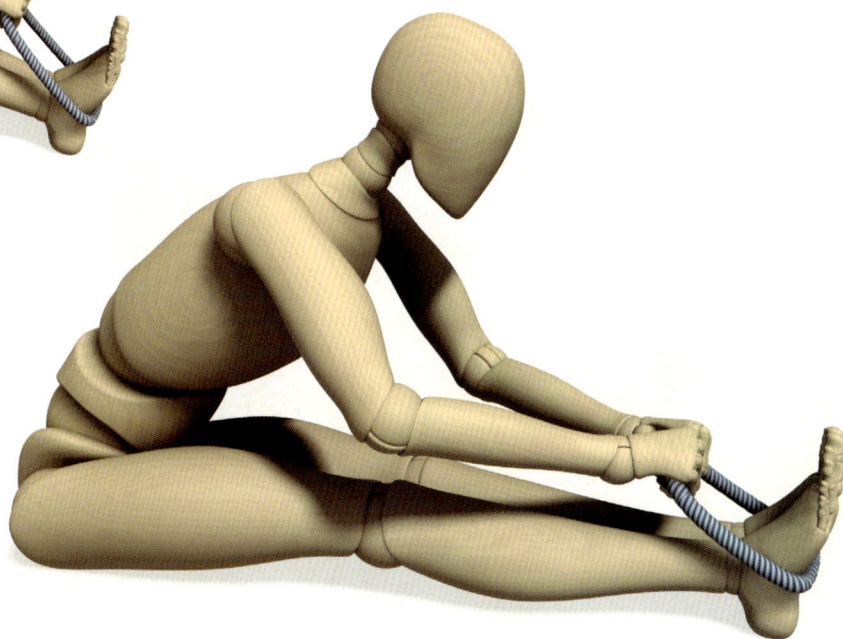

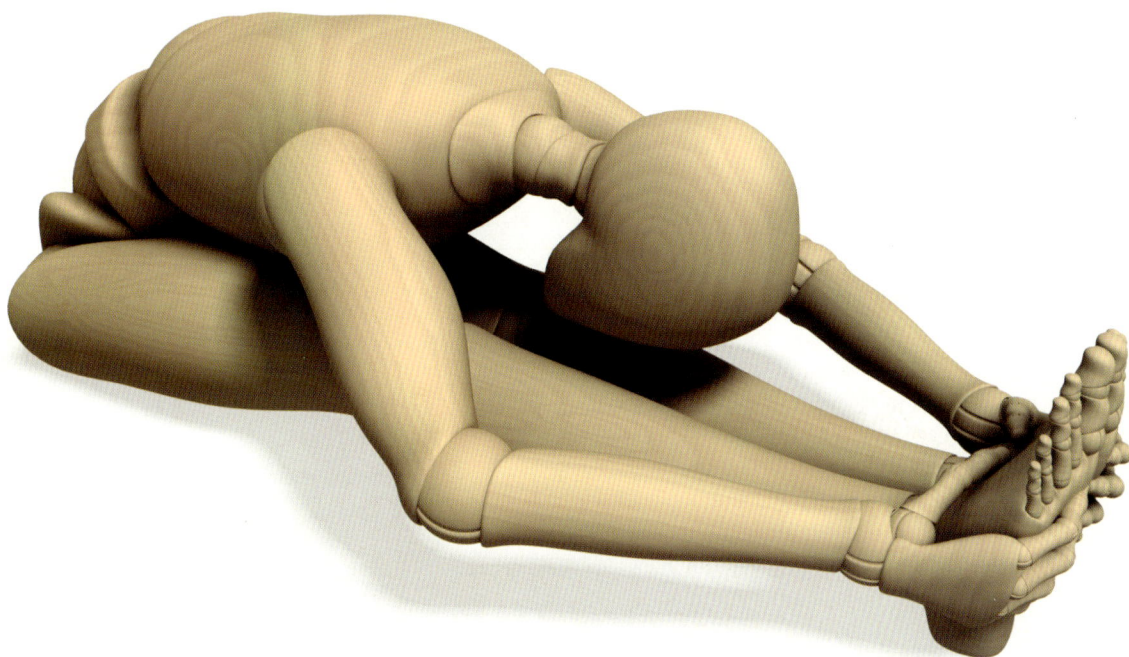

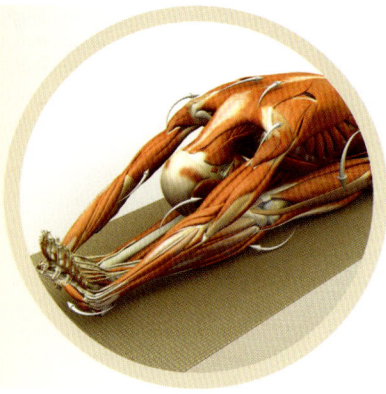

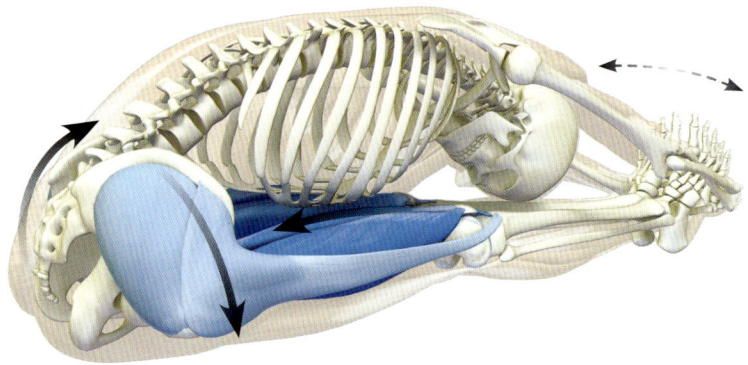

步骤一 收缩股四头肌，以伸直膝关节，并创造腘绳肌的交互抑制作用。股直肌和阔筋膜张肌横跨髋关节，因此协同股四头肌伸直膝关节时，也有助于弯曲股骨。股骨弯曲时，骨盆会前倾。将双足侧面分别压向双手，以收缩臀中肌和阔筋膜张肌。两块肌肉收缩的力道，可辅助骶髂关节放松，并使脊椎弯曲得更深。这就是典型的骶骨前屈（nutation of the sacrum）。你也可以想象臀小肌协同弯曲髋关节。

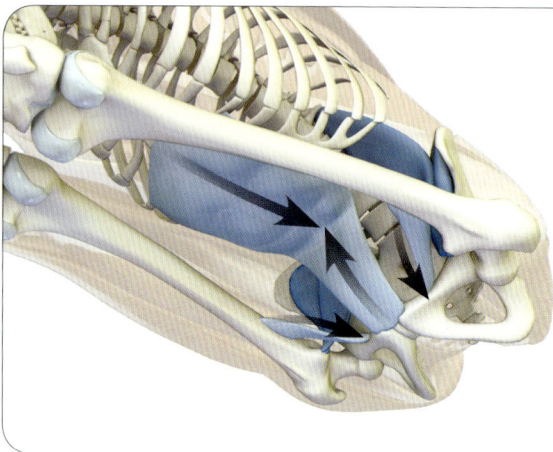

◀ 步骤二 将肚脐往腰椎方向缩，弯曲躯干，以收缩腹肌。这个动作会创造背部肌肉的交互抑制作用，使背肌放松，进而伸展，此外也会带动胸腰筋膜来拉长躯干。启动腰肌，以弯曲股骨，把躯干拉向大腿。腰肌盘绕着骨盆前侧，一收缩便会导致骨盆前倾，腹直肌则附着于耻骨联合（pubic symphysis）上，会使骨盆后倾。因此，同时启动腹直肌和腰肌，便会因为两个动作的方向相反，进而稳定骨盆。

▶ 步骤三 启动肱二头肌和肱肌，以弯曲肘关节，并把躯干更往大腿方向拉。如果你要反手环绕足部，如右图所示，那么就收缩旋前圆肌和旋前方肌，以外翻手掌，使掌心外转。另一方面，如果双手是握住足部侧面，且掌心面向躯干，那么就收缩前臂的旋后肌，使掌心好像要往上翻一般。双手固定于双足，并尝试将双臂往上直举。你会发现，上举的动作会启动三角肌前束，把躯干带入更深的弯曲。另外，避免肘关节下垂，臂骨和地面要保持平行，并用冈下肌和小圆肌外旋肩关节。启动下斜方肌，使肩膀远离耳朵。这些动作都会拉长整条身体后侧的背部运动链。

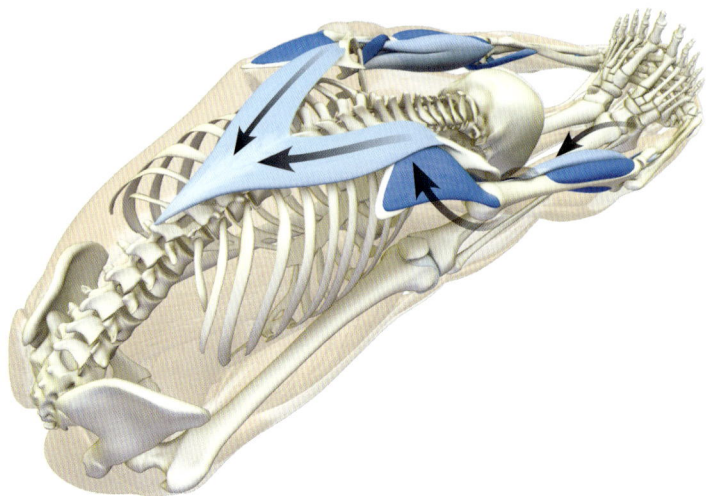

▶ **步骤四** 启动腓骨长肌和腓骨短肌，以外翻足部，并把足底往外转。收缩伸趾肌和伸拇趾肌来伸直脚趾。你会发现，这个动作会展开并伸展足底，也刺激足底的小脉轮。

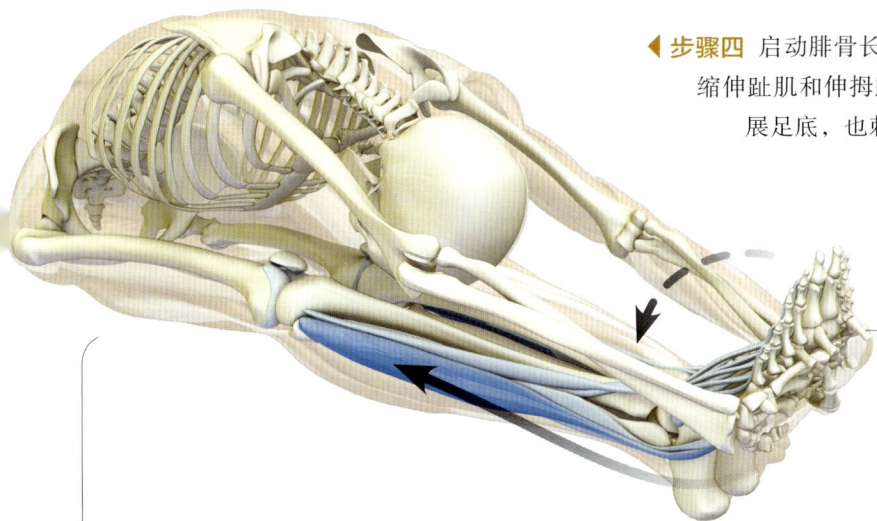

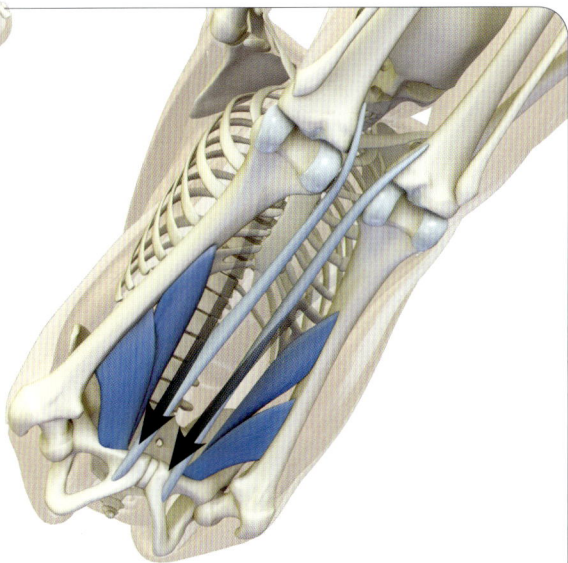

▶ **步骤五** 夹紧两侧大腿和膝盖，以收缩腿部内侧的内收肌。当你伸展身体后侧时，会因为臀大肌受到拉扯，使得大小腿很容易往外转。这时，内收大腿，帮忙抗衡外旋的动作，且膝盖要保持朝向正上方。

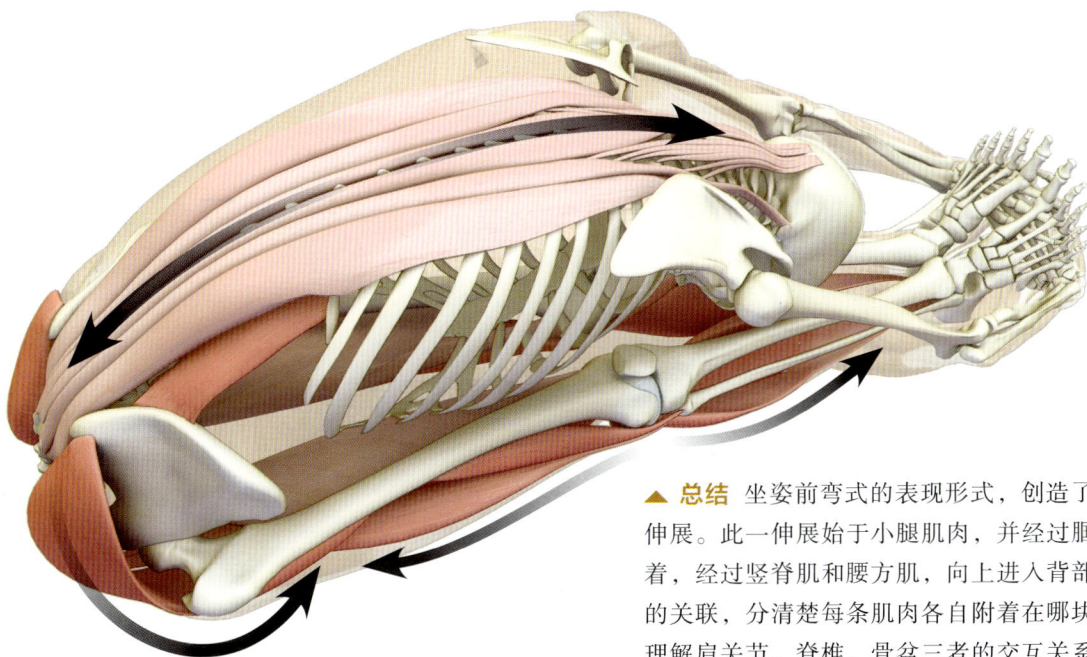

▲ **总结** 坐姿前弯式的表现形式，创造了整条背部运动链的对称伸展。此一伸展始于小腿肌肉，并经过腘绳肌，来到臀大肌。接着，经过竖脊肌和腰方肌，向上进入背部。仔细观察这些肌肉间的关联，分清楚每条肌肉各自附着在哪块骨头上，这将有助于你理解肩关节、脊椎、骨盆三者的交互关系。仔细观察这三个点如何彼此影响。

TRIANG MUKHAIKAPADA PASCHIMOTTANASANA

单腿跪伸展式

练习单腿跪伸展式时，你会感觉有点别扭，且身体难以保持平衡。一条腿膝关节弯曲，紧贴着身体，另一条腿则向前伸展。这种情况下，身体无可避免会往伸直腿倾斜。古人怎么会发明出这种体式呢？！

单腿跪伸展式的首要重点是身体后侧的伸展，包含伸直腿后侧。然而，要达到重点伸展，需要不少前置准备。练习单腿跪伸展式时，我们必须先保持骨盆平衡，才可能再谈身体后侧的伸展。任何情况下，光要保持身体平衡，就已经十分吃力了，因此，我们必须在伸直腿侧的臀部下垫块辅具，例如瑜伽砖或毯子。不过，辅助工具跟瑜伽老师一样，只是协助你通往自主练习的桥梁。例如，在伸直腿侧的臀部下放块支撑物，把全身重量与身体重心推移至屈膝腿后，便必须主动去分析如何只靠生物力学和肌肉的动作，来形成辅具所提供的支撑。首先，收缩屈膝腿的髋屈肌和膝屈肌，把躯干往屈膝腿侧拉。接着，收缩伸直腿的外展肌来协助前一个动作，把身体推向身体中线。收缩外展肌的诀窍是，将伸直腿的足跟固定在瑜伽垫，并尝试"推"向一旁。足跟由于固定在瑜伽垫上，实际上不会挪移，但"推"的力道却会把身体推回身体中线，而非往伸直腿倾斜。一旦你能在这姿势保持平衡，便夹紧双膝并前弯。

基本关节位置

- 髋关节弯曲
- 伸直腿膝关节伸直
- 踝关节跖屈
- 足外翻
- 屈膝腿膝关节弯曲

- 躯干弯曲
- 肩关节弯曲、外展、外旋
- 肘关节弯曲
- 前臂旋后
- 腕关节弯曲

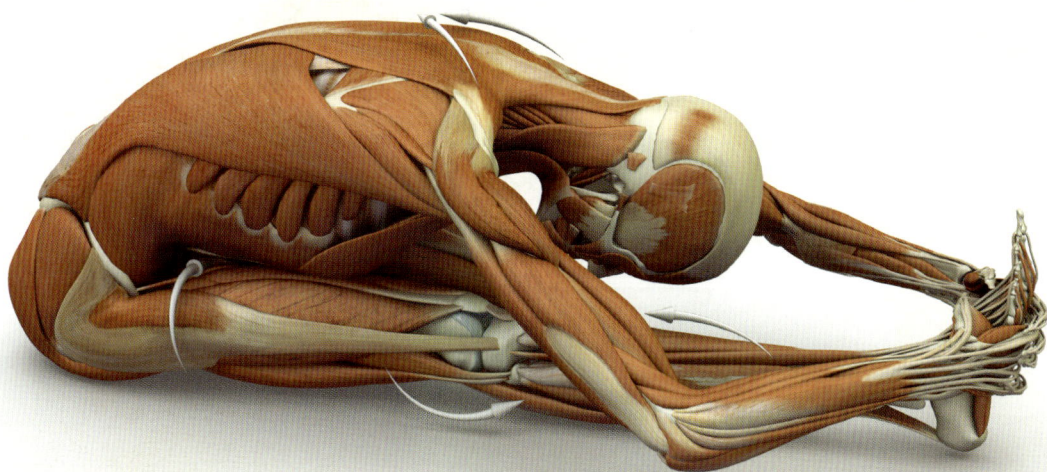

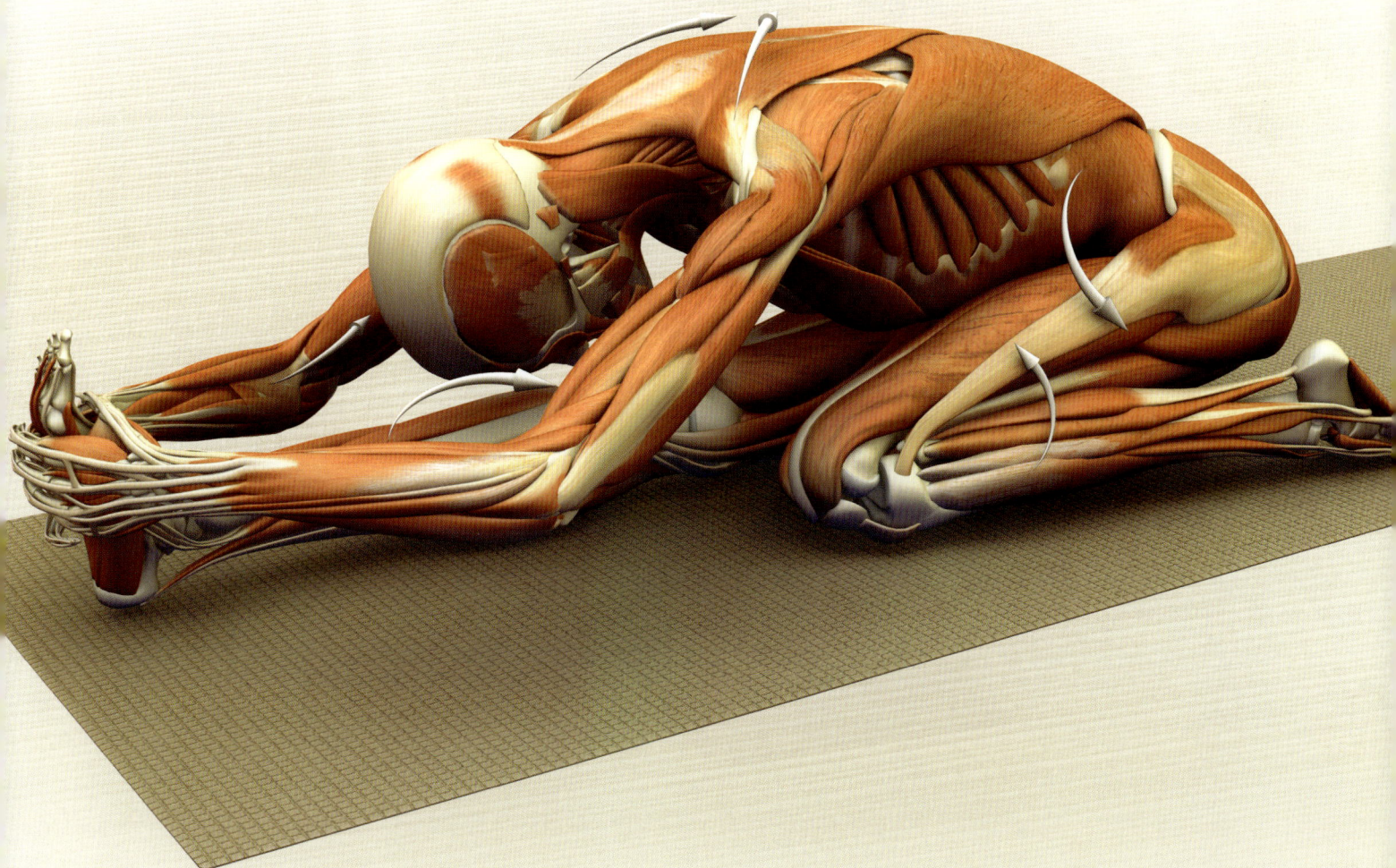

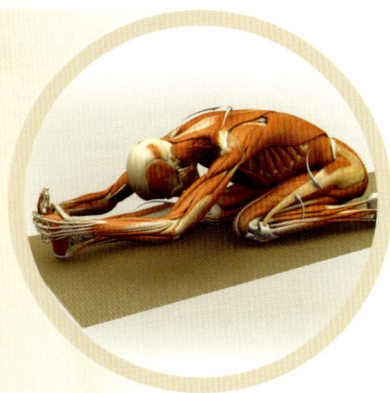

单腿跪伸展式准备动作

　　如下图所示，用瑜伽绳连接双手和足部，且伸直腿膝关节保持微弯。另一侧完全弯曲成跪姿的膝关节则要多加小心注意。需要的话，可以坐在瑜伽砖或毯子上，减少关节的弯曲程度。如果膝关节感到疼痛不适，就不要练习这个姿势。启动伸直腿的股四头肌，将身体往前拉。等身体柔软度变好，瑜伽绳就可以放到一旁，直接用双手握住足部。接着，伸直膝关节，将躯干下压得更深。练习完时，记得要撑住身体：先弯曲伸直腿，让身体倒向伸直腿侧，再慢慢解开屈膝腿的动作。

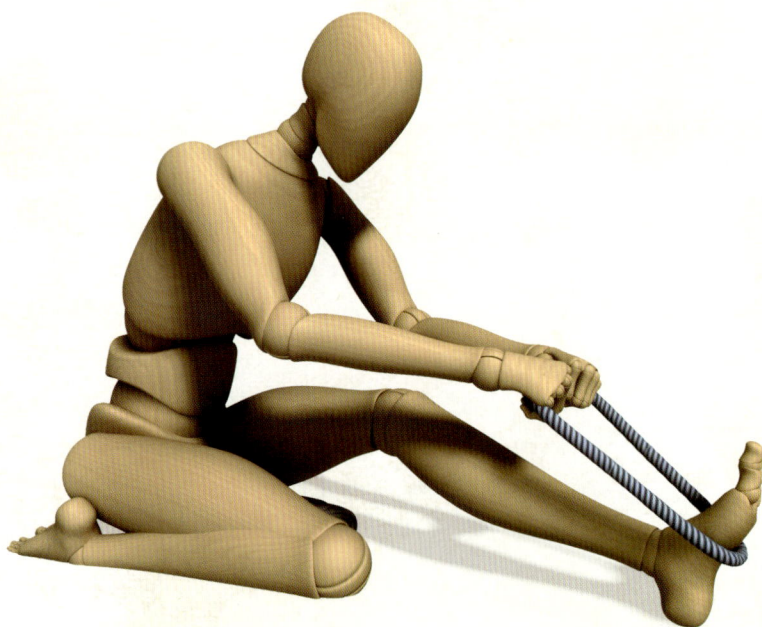

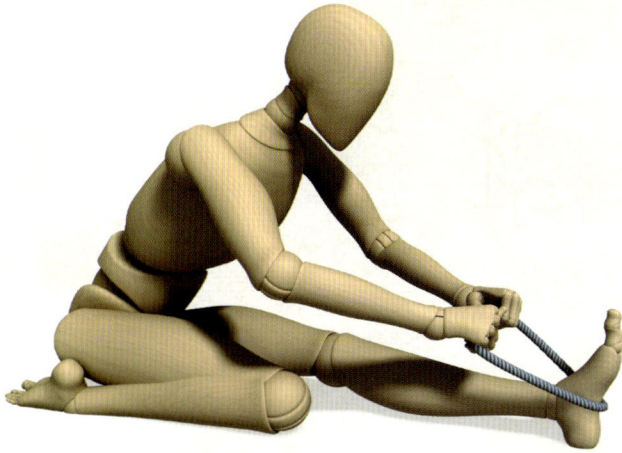

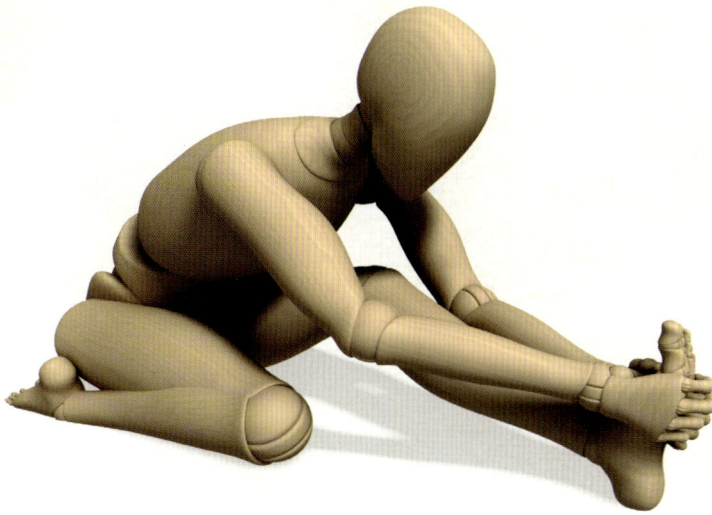

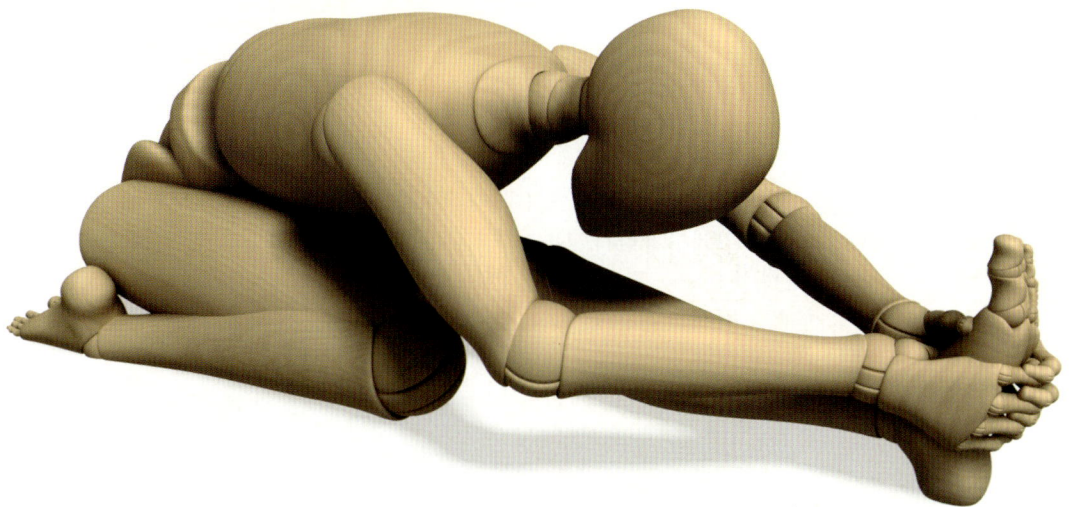

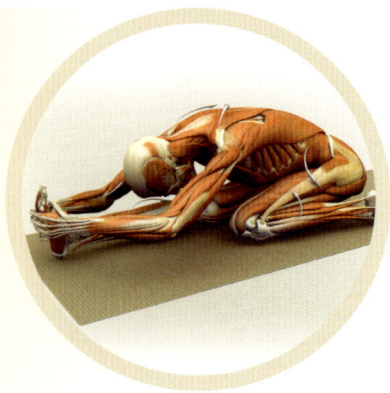

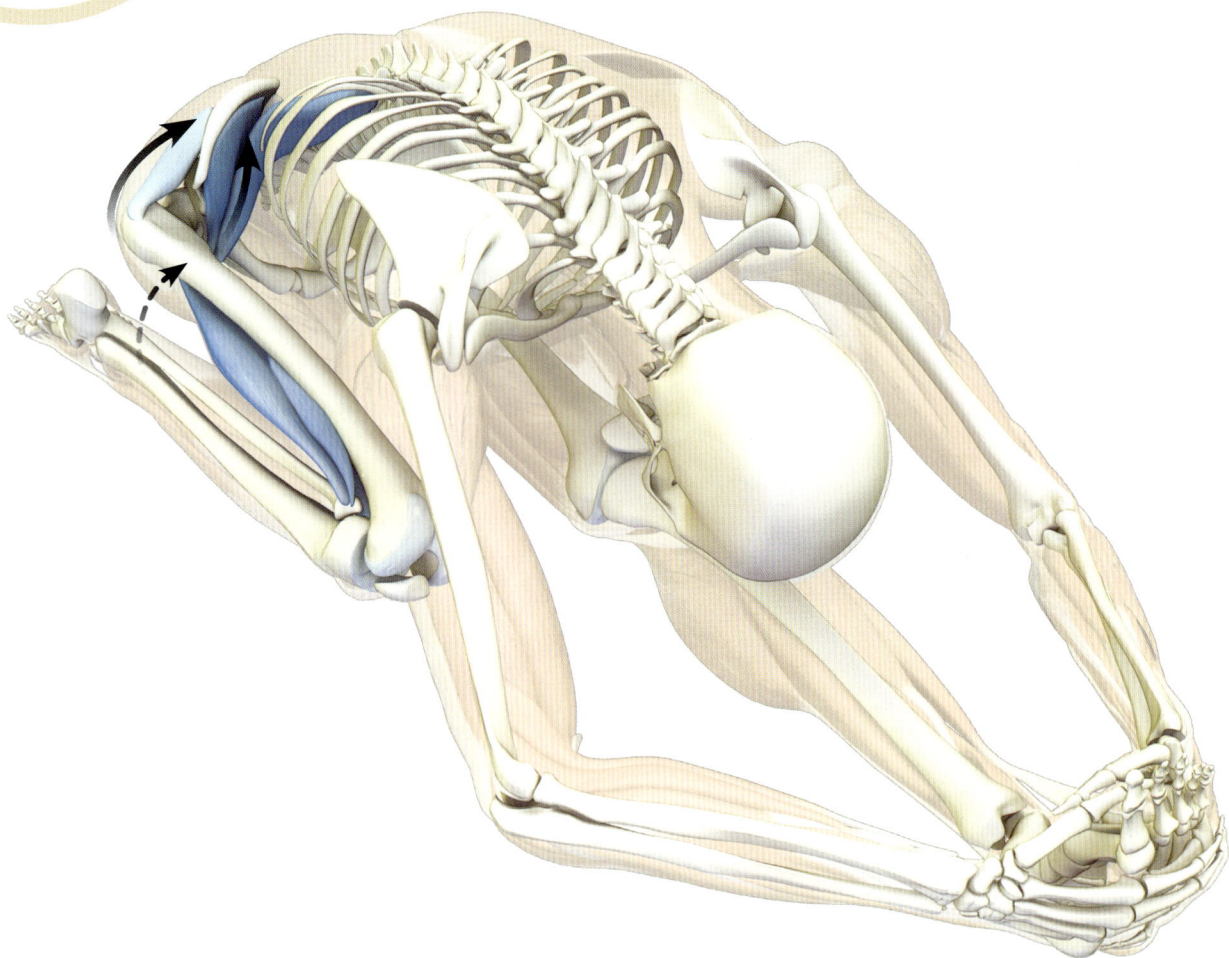

步骤一 收缩屈膝腿的腘绳肌，以弯曲膝关节。收缩腘绳肌的诀窍是，小腿往大腿靠拢。此外，收缩腘绳肌还有助于保护膝关节，因为腘绳肌是膝关节的肌肉稳定器，能提高软骨表面的密合度。启动屈膝腿的腰肌和臀小肌，以弯曲髋关节。收缩这两块肌肉的诀窍是，双掌下压膝关节同时，膝关节也要抵住手掌往上反推。你会感觉腰肌在收缩。这个闭锁式运动链收缩也会移动腰肌的起端，使骨盆前倾。你会发现，当你启动这些肌群时，会把身体往屈膝腿侧拉过去，并使骨盆更稳固。骨盆前倾时，坐骨粗隆（也就是腘绳肌的起端）会向后移动。这个动作会强化伸展伸直腿的腘绳肌。

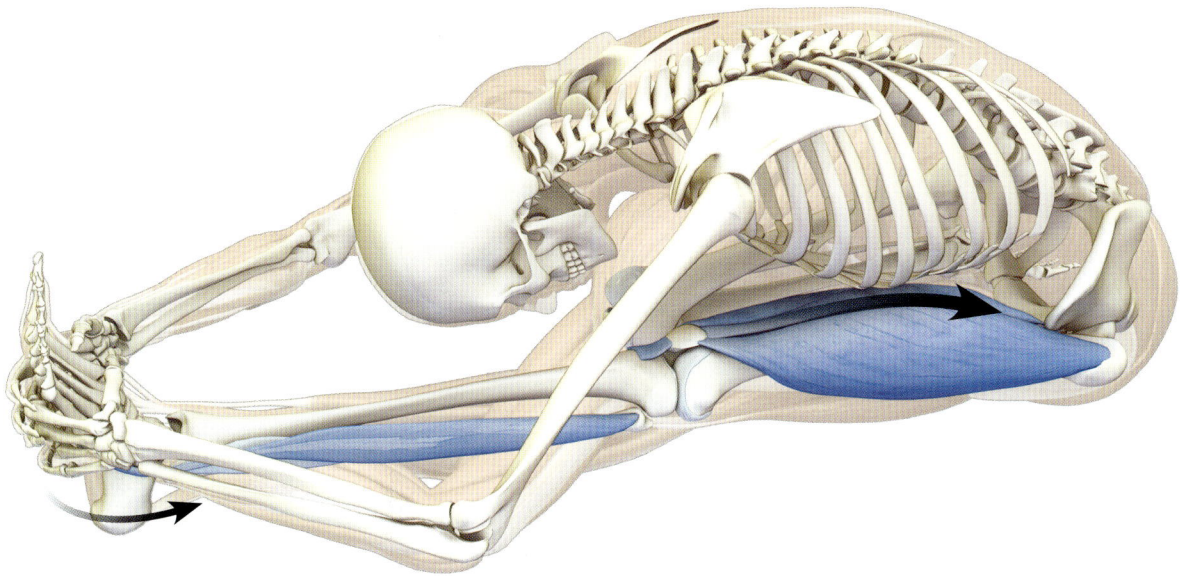

▲ **步骤二** 启动伸直腿的股四头肌，以伸直膝关节。启动小腿外侧的腓骨长肌和腓骨短肌，以外翻足部。股四头肌当中的股直肌，横跨髋关节，因而可辅助髋关节弯曲。收缩股四头肌同时也会产生交互抑制作用，辅助腘绳肌放松。

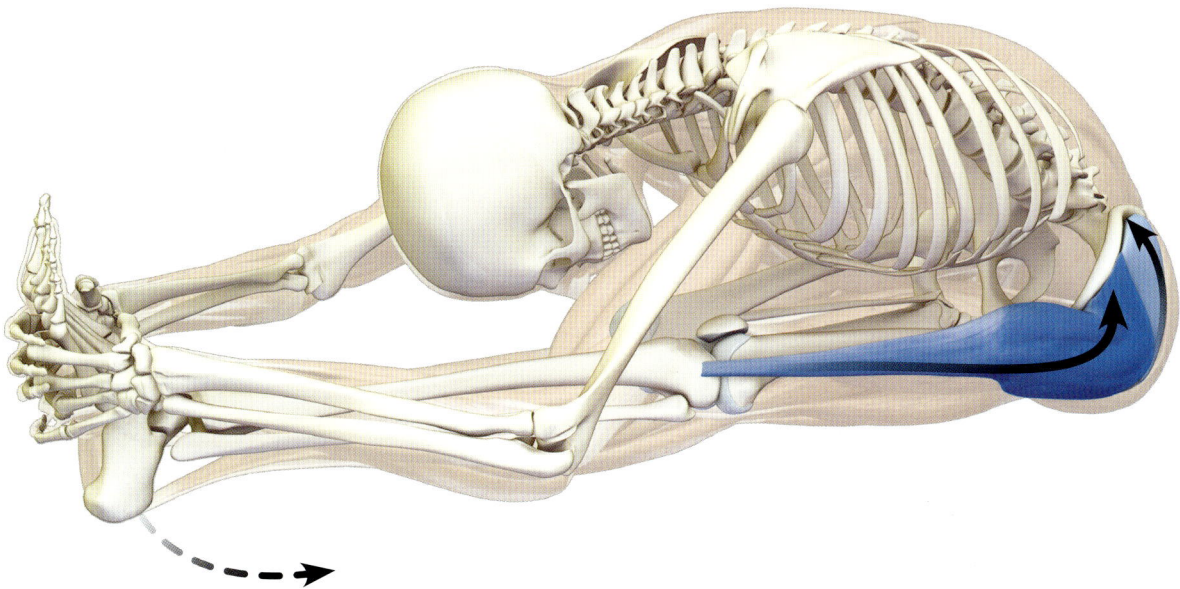

▲ **步骤三** 伸直腿的足跟压向地板，并试着往一旁拖曳，这样可以把身体反推回屈膝腿。这个动作诀窍启动了伸直腿的外展肌，包含臀中肌和阔筋膜张肌。外展肌启动时，连带也会内旋大腿，如此一来，便可抗衡足部外倒的倾向，把膝盖带回中立的位置，并朝向正上方。

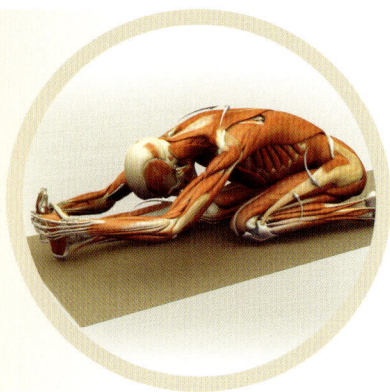

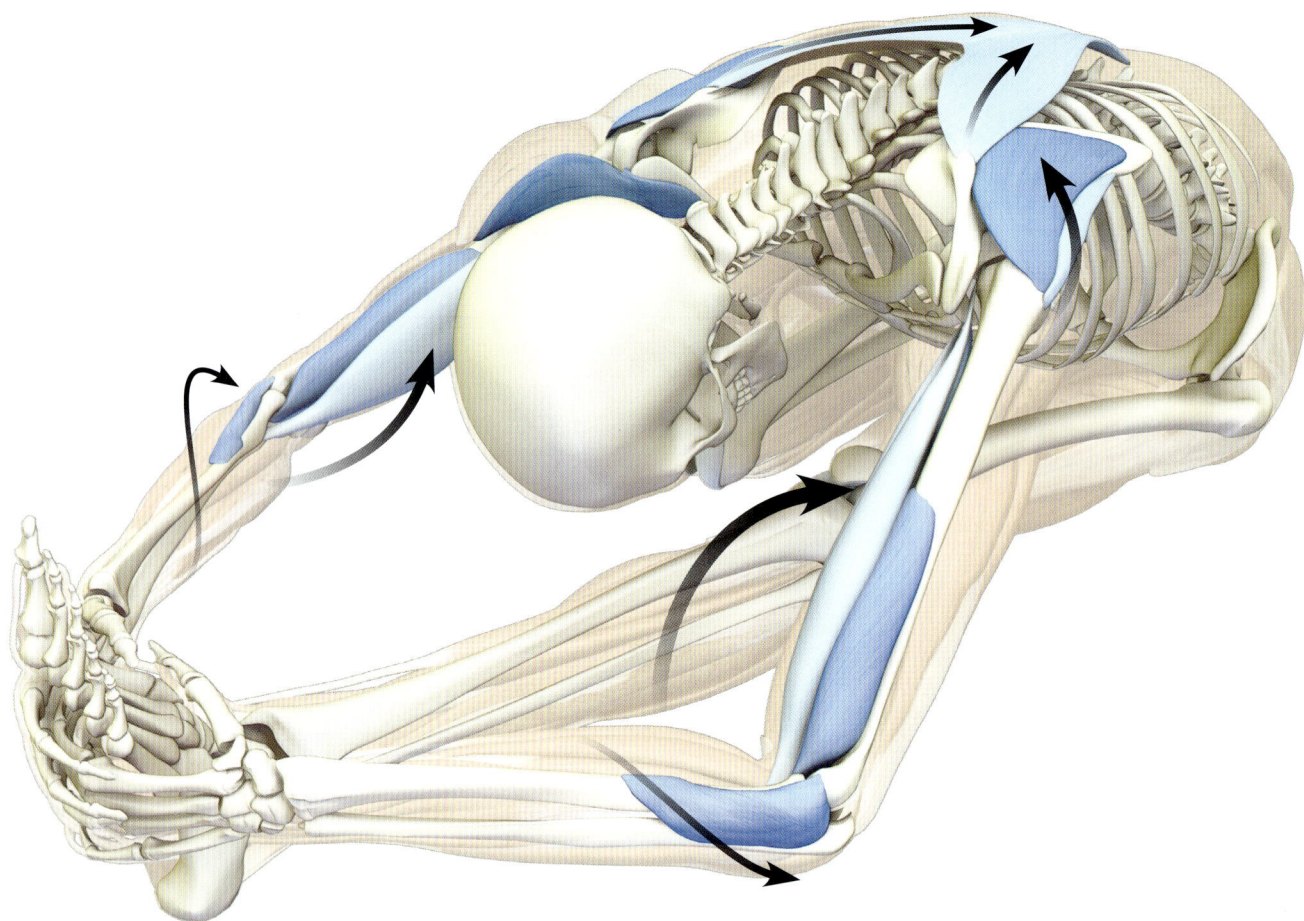

步骤四 收缩前臂的旋后肌，以尝试外转双掌，锁住握足的动作。启动肱二头肌和肱肌来弯曲肘关节。请注意，肱二头肌也可辅助翻转掌面。双手握住双足，并收缩三角肌前束，使手臂尝试在伸直的情况下抬高。双手实际上不会挪移，但这项尝试却可把躯干带入更深的弯曲。在臂骨和地面保持平行的情形下外旋肱骨。启动下三分之一的斜方肌，使肩膀下拉，远离颈部。前述所有动作都会间接弯曲躯干，将身体带入更深的伸展。

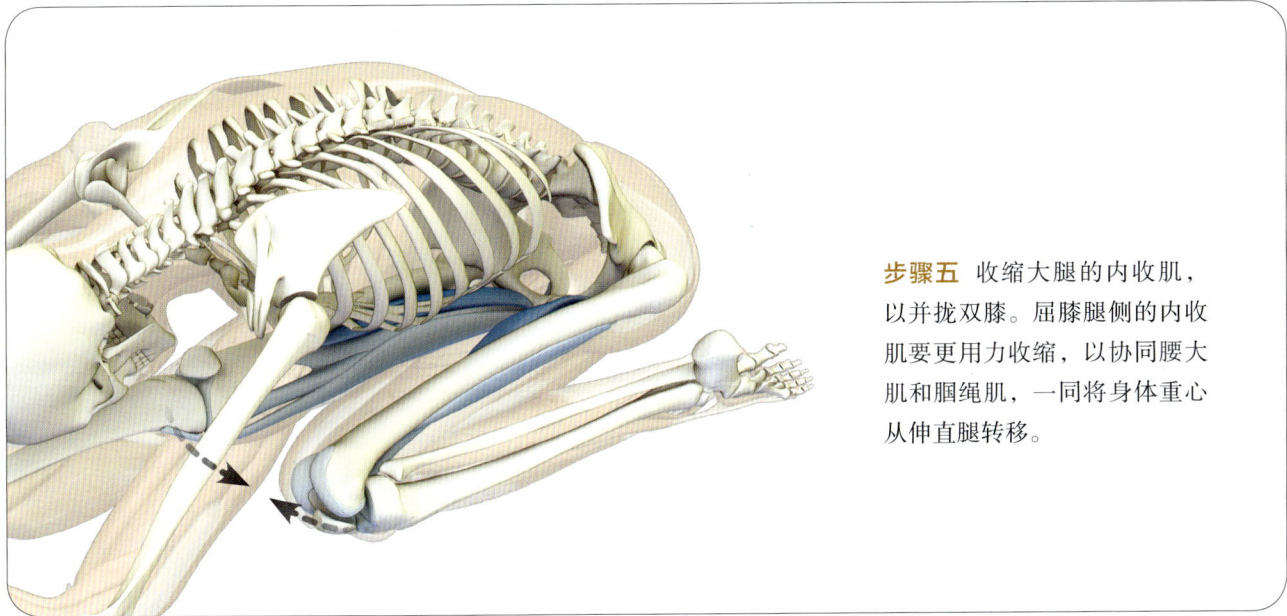

步骤五 收缩大腿的内收肌，以并拢双膝。屈膝腿侧的内收肌要更用力收缩，以协同腰大肌和腘绳肌，一同将身体重心从伸直腿转移。

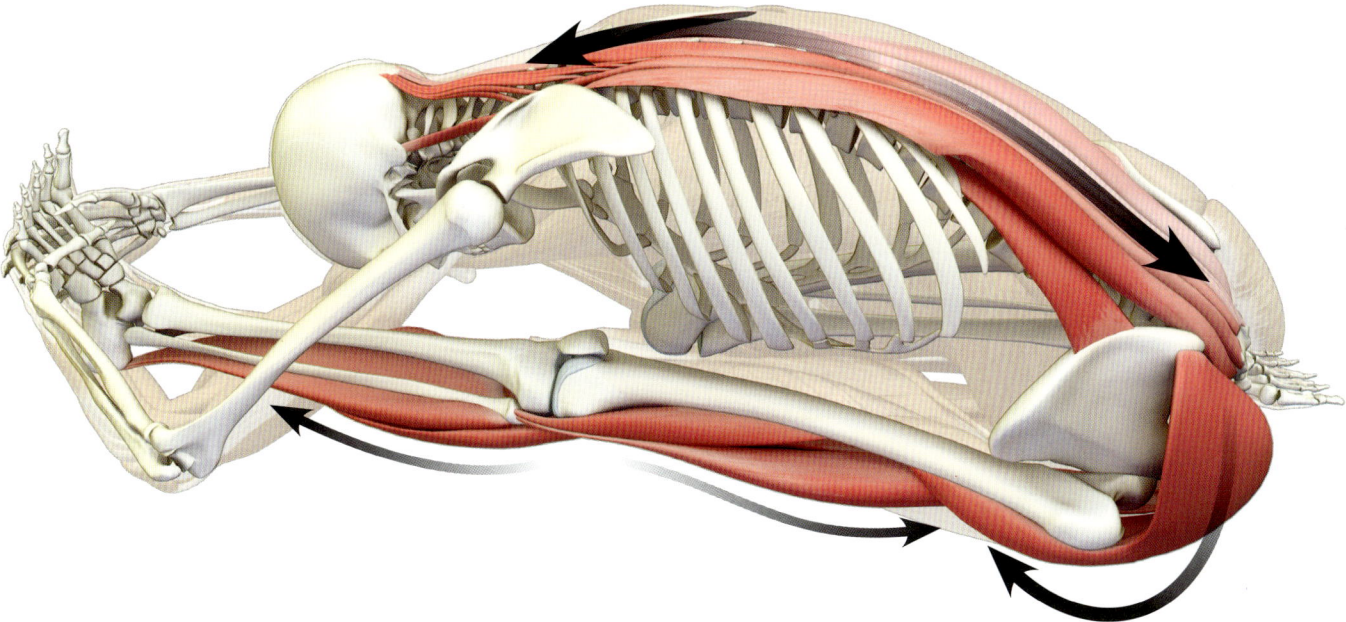

总结 单腿跪伸展式与其他前弯体式一样，能伸展到身体后侧的肌肉。这是一个非对称体式，屈膝腿侧的背部肌肉伸展得比较深，伸直腿侧的臀大肌、腘绳肌和腓肠肌，伸展方式则近似于头碰膝式。此外，除了股直肌，屈膝腿的股四头肌全被拉长了。这个体式的股直肌横跨髋关节，并处于放松的状态。

KROUNCHASANA

鸳鸯式

　　鸳鸯式将单腿跪伸展式的首要重点带向另一高度。最明显的新元素是高举在空中的上抬腿。这个动作提供了应用各式技巧的机会。当上抬腿髋关节弯曲、膝关节伸直时，就会伸展到上抬腿后侧的肌肉（也是弯曲膝关节以及做髋伸动作的肌肉），并把骨盆向后、向下拉，导致骨盆后倾，造成驼背的现象。反之，只要有任何能让骨盆前倾的因素（就算只有一点点），便会把坐骨向后拉。我们可以利用这项技巧来微调、加深体式，因为坐骨粗隆正是那些被拉长肌肉的起端，所以如果能移动坐骨粗隆，就可以进一步强化伸展。要感觉这个动作，可以通过单手握住上抬腿足部，同时另一手下压屈膝腿膝关节。接着，尝试抬起屈膝腿膝关节，以对抗下压的力量。这个动作会启动屈膝腿侧骨盆的髋屈肌，使骨盆前倾。骨盆前倾时，坐骨粗隆会微微后旋，从腘绳肌的起端拉扯腘绳肌，形成一种独特的伸展型态。你可能需要多试几次才能充分掌握。

　　鸳鸯式也有几个次要重点。双臂将足部拉向身体，并弯曲腹肌，以前弯躯干。呼吸则是练习鸳鸯式时的背景音乐。

基本关节位置

· 上抬腿膝关节伸展

· 上抬腿足外翻

· 髋关节弯曲

· 踝关节跖屈

· 躯干弯曲

· 肩关节弯曲、外展、外旋

· 肘关节弯曲

· 前臂旋后

· 腕关节弯曲

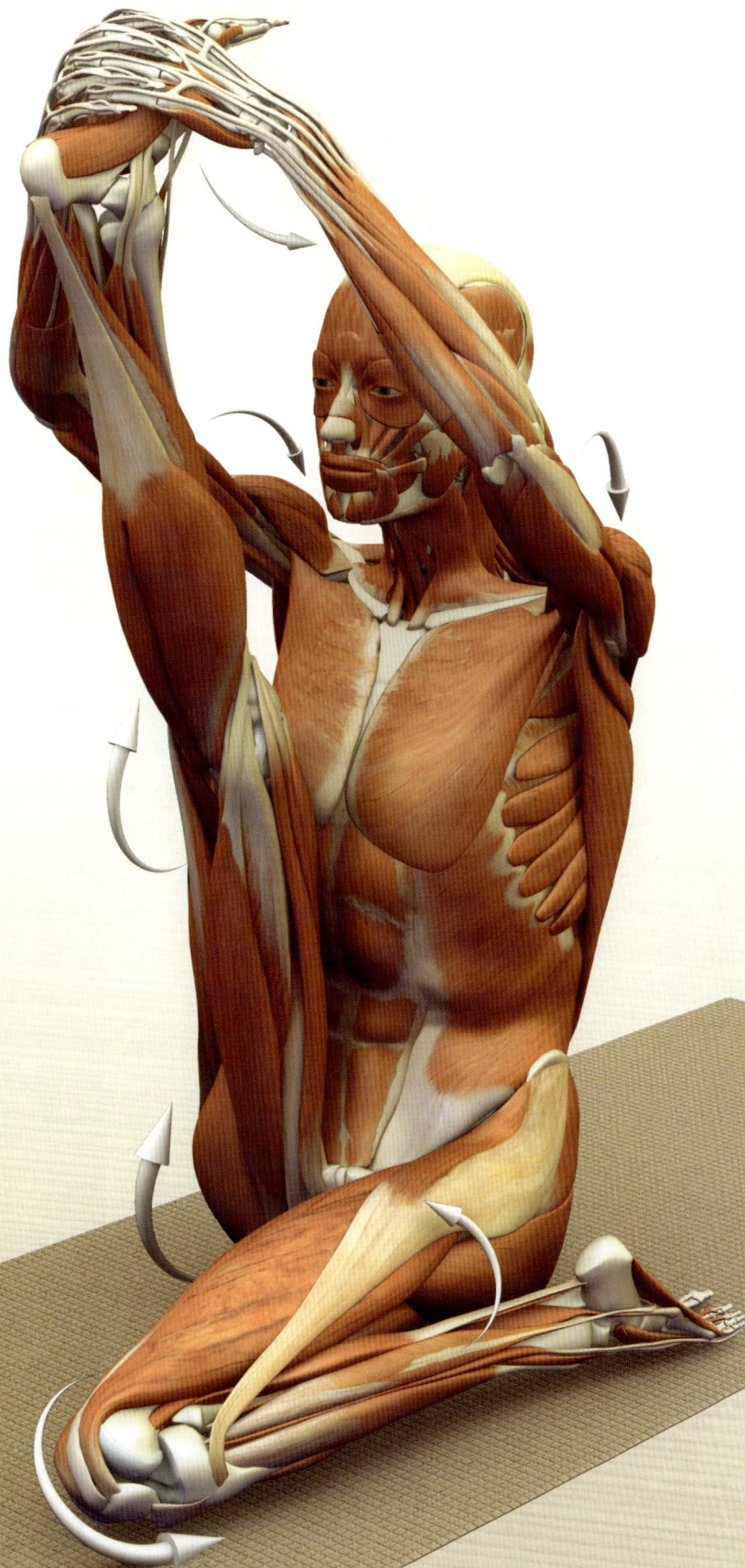

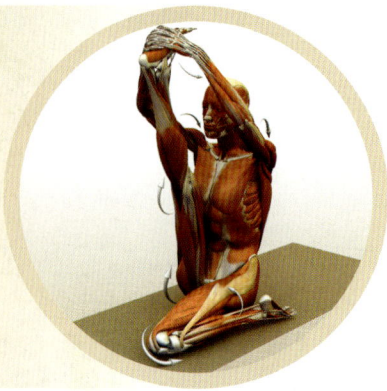

鸳鸯式准备动作

先用瑜伽绳套住上抬腿足部，膝关节保持微弯。地面腿的膝关节如果感到疼痛，可以尝试坐在毯子或瑜伽砖上，减少关节弯曲的程度。如果还是疼痛，就离开这个姿势。

双臂举高，肘关节弯曲，感受一下抬腿的感觉。仔细感觉这个动作如何伸展到上抬腿后侧的肌肉。把上半身拉向上抬腿，并在试着维持这个姿势的同时，启动股四头肌来伸直膝关节。

等身体柔软度变好，便拿掉瑜伽绳，改用双手握住足部。肘关节弯曲，以将大腿拉向躯干。仔细感觉这个动作如何伸展上抬腿后侧的肌肉。接着，启动股四头肌，以伸直膝关节。这个动作会刺激神经反射弧，创造腘绳肌的交互抑制作用，使其放松，进而伸展。如果只靠双臂的杠杆作用来伸直腿而没有收缩股四头肌，就只是间接伸展腘绳肌，而不会刺激腘绳肌产生交互抑制作用。这就是为什么你必须启动股四头肌，因为股四头肌是腘绳肌（被伸展肌肉）的拮抗肌。

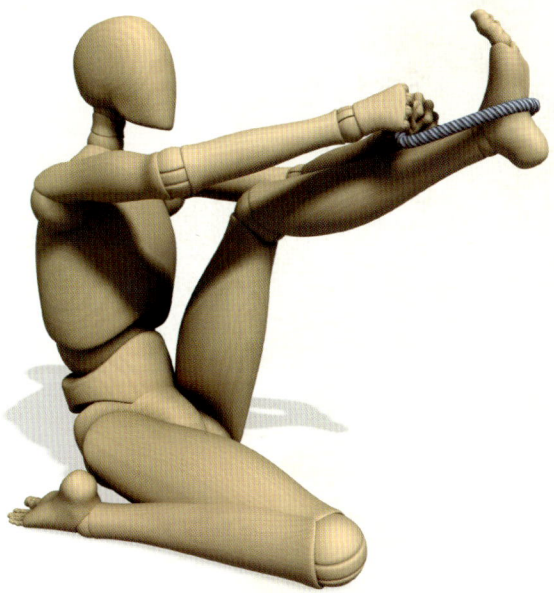
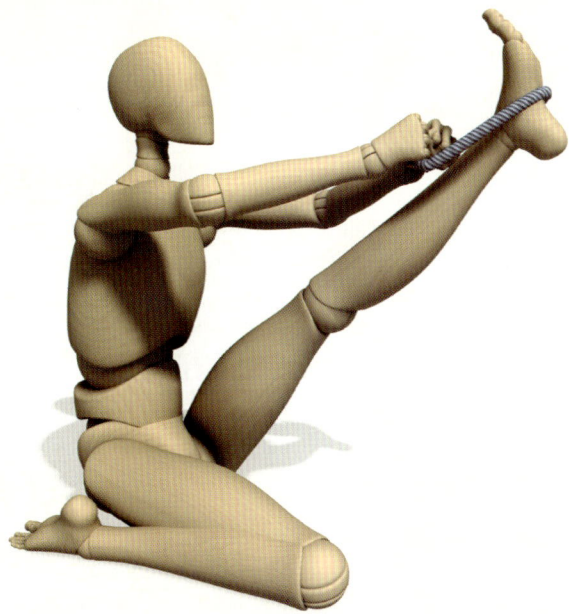
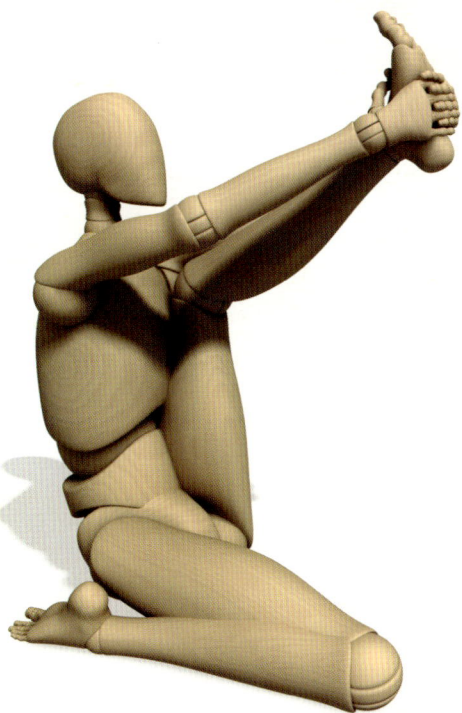
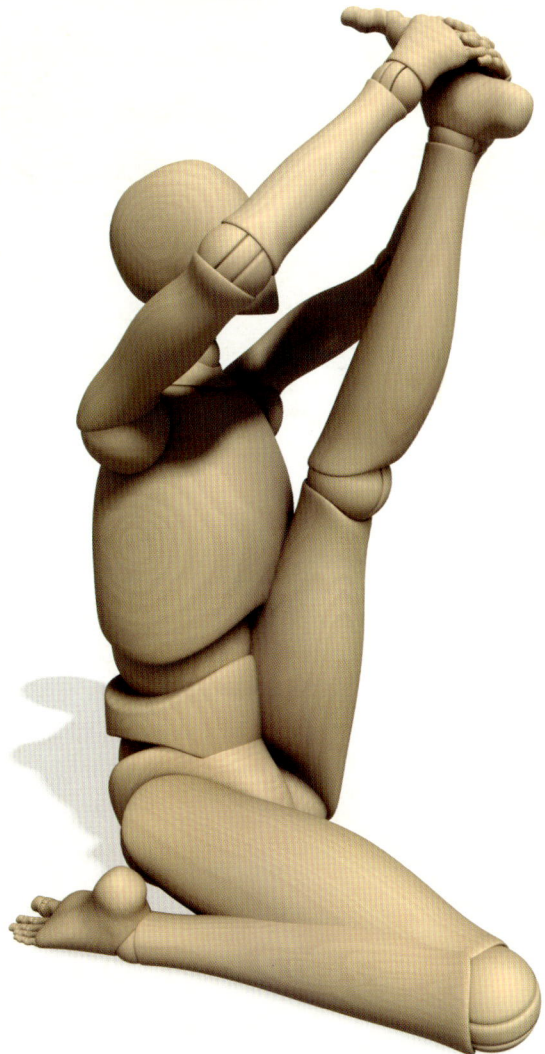

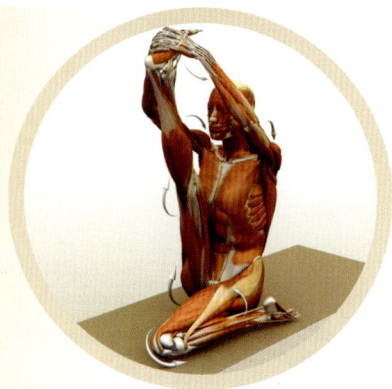

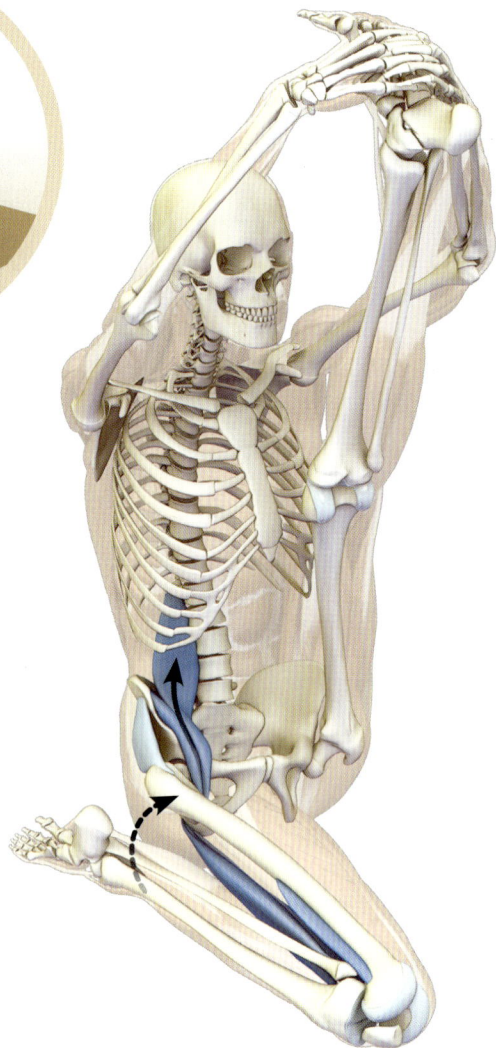

步骤一 收缩屈膝腿的腘绳肌，如同单腿跪伸展式，将小腿往大腿靠拢。收缩腘绳肌有助于膝关节面保持密合，使其处在铰链关节的状态下。一只手下压屈膝腿膝关节，与此同时，尝试抬起屈膝腿膝关节，以对抗下压的力量。这个动作会启动腰肌及其进行屈膝时的协同肌，形成闭锁式运动链，并使骨盆前倾。骨盆前倾时，坐骨粗隆会向上、向后旋，并伸展上抬腿的腘绳肌。

步骤二 启动腰肌，把股骨拉向躯干。请注意，当髋关节完全弯曲时，腰肌因为已经完全收缩，所以无法提供多余的弯曲力道。此时，便要启动腹直肌来弯曲躯干。请记住，骶髂关节会因为这个动作而把耻骨联合提高，并让骶骨前屈（同时会弯曲腰椎）。

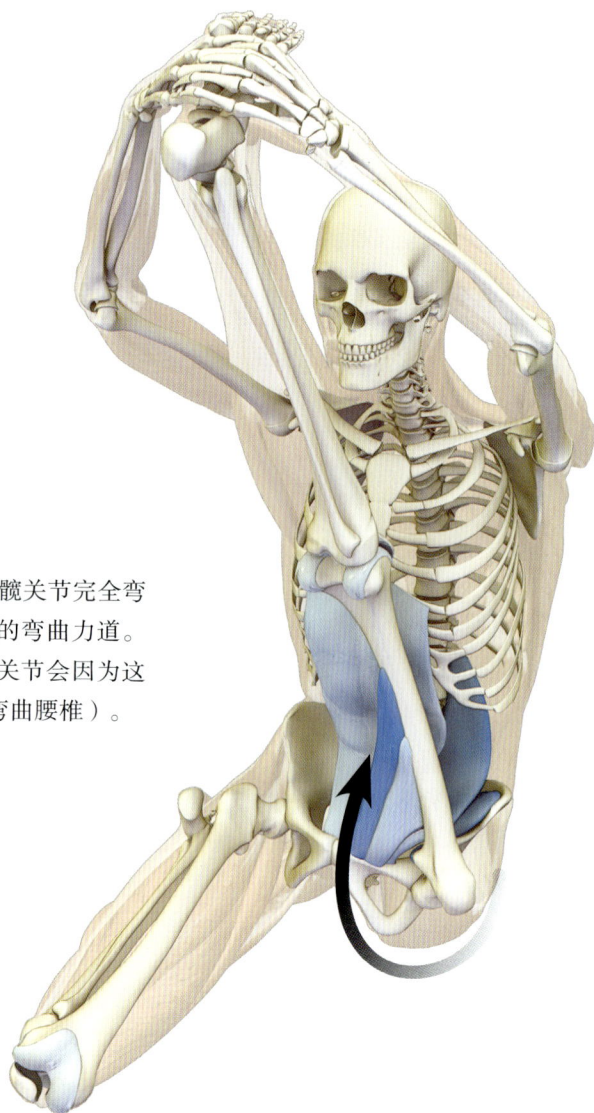

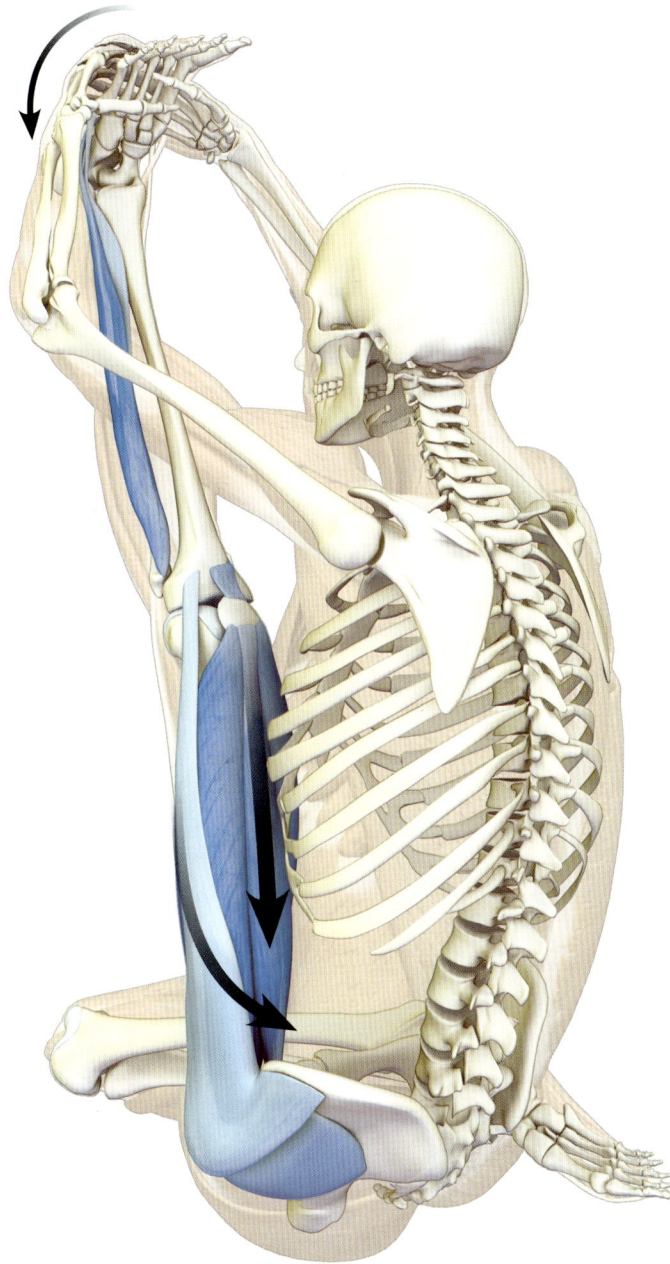

步骤三 收缩上抬腿的股四头肌，以伸直膝关节。原本腘绳肌一伸展，便会马上出现收缩反应，但此时如果启动股四头肌，就会在腘绳肌上形成交互抑制作用，防止其收缩。这就是生物力学和生理学上的阴／阳概念。这个动作也会伸展到上抬腿的臀大肌。别忘了，臀大肌会做髋伸并外旋髋关节和股骨。此外，伸展肌肉时，如果拉力是作用在肌肉附着点，所产生的动作就会跟收缩肌肉一模一样，所以，弯曲髋关节

会伸展、拉扯臀大肌，使大腿外倒。为了要抗衡外倒的倾向，必须收缩臀中肌和阔筋膜张肌，来内旋大腿。启动这两块肌肉的诀窍是，尝试外展上抬腿，使其远离身体中线，同时用手对抗外展的力道，因为大腿外展其实也是臀中肌和阔筋膜张肌的另外一个动作。你可以利用这项诀窍，刺激这两块肌肉内旋大腿，抗衡大腿外倒的情况。这是单一肌肉双重动作最典型的例子。

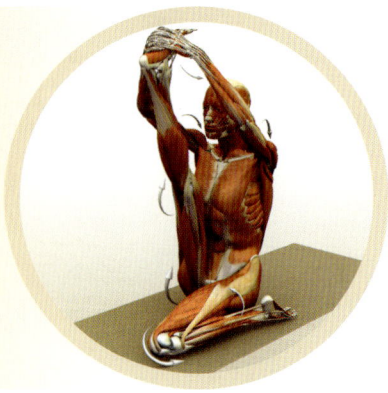

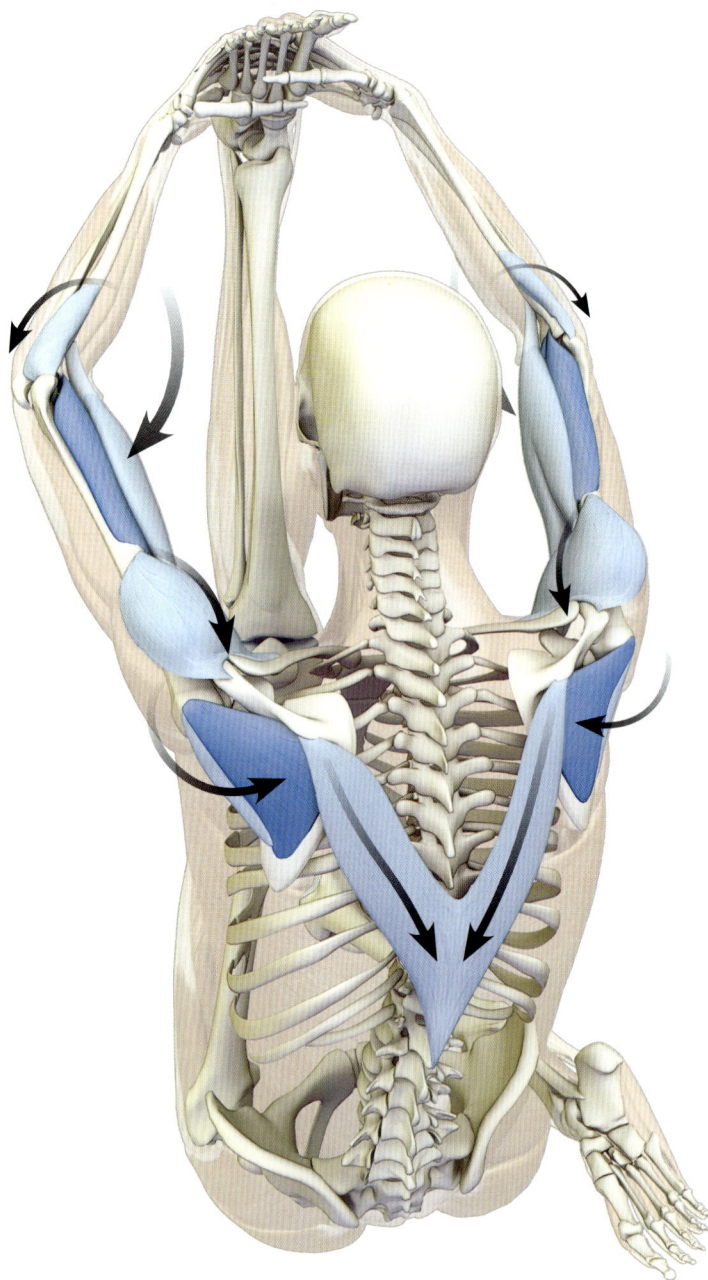

步骤四 双手握住上抬腿足部，以连接上肢附肢骨骼与下肢附肢骨骼。接着，手掌尝试往上翻，锁住握足的动作。这个动作会启动手臂的旋后肌。收缩肱二头肌，也会让前臂旋后，并在肱肌的协同下弯曲肘关节。弯曲腕关节，紧紧握住足部，然后，试着举高双臂，以收缩三角肌前束。你会发现，这个动作会把腿拉向躯干，同时也把躯干拉向腿。顺着双臂向下，用肩胛骨上的冈下肌和小圆肌来外旋肩关节，创造出如螺旋般的"扭转"效果。启动下斜方肌，使肩膀下拉，远离耳朵，并提起胸腔。

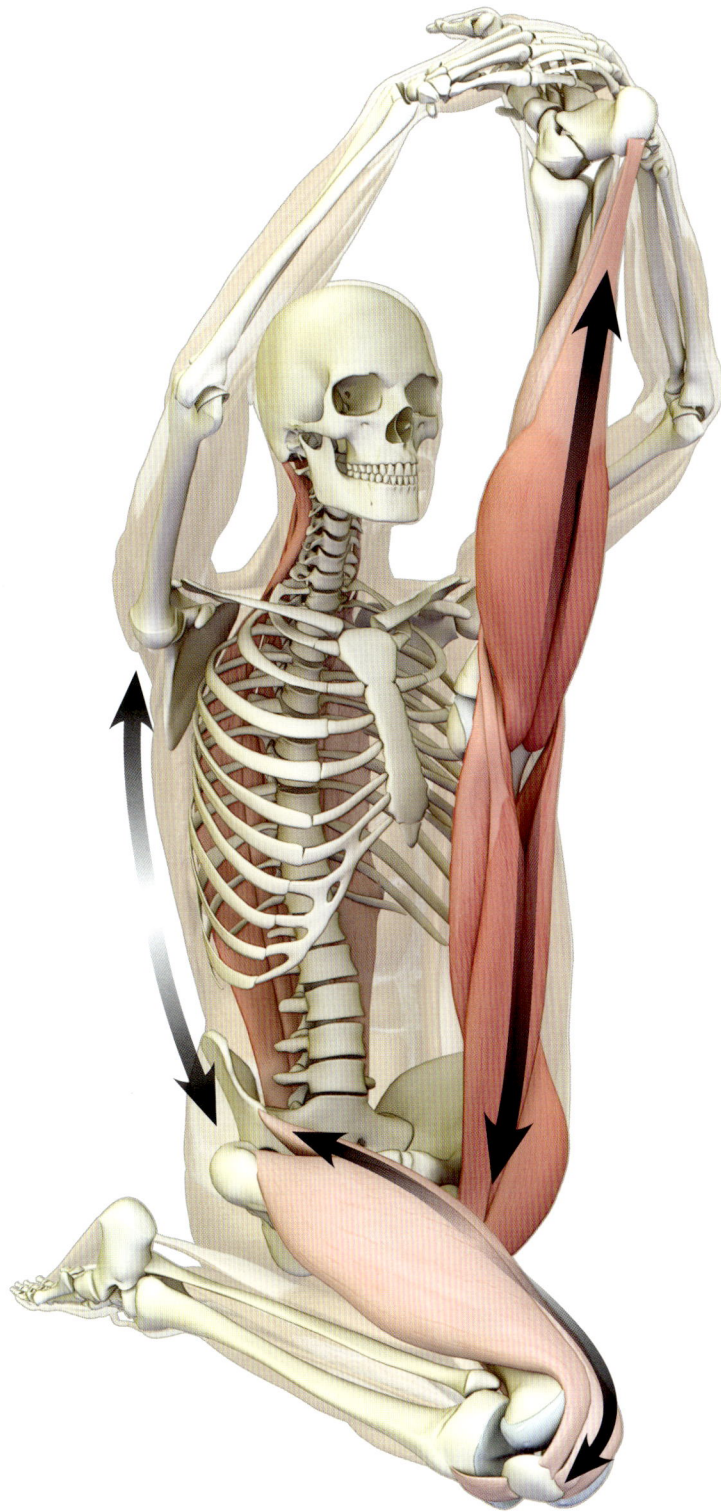

总结 综合前述所有动作，能在背部运动链上形成一连串伸展。用三角交叉检视法，来锁定这个体式的伸展重点。伸直膝关节并弯曲髋关节，便可伸展腘绳肌。弯曲躯干，则可以伸展竖脊肌和腰方肌，把骨盆后侧往上提，并从腘绳肌位于坐骨上的起端处，进一步拉扯腘绳肌。髋关节弯曲也会伸展臀大肌。

ARDHA BADHA PADMA PASCHIMOTTANASANA

坐姿单盘前弯式

坐姿单盘前弯式有两个首要重点，一为前弯，一为开髋。伸直腿髋关节弯曲，膝关节伸直，同时躯干前弯；屈膝腿髋关节弯曲、外展、外旋，同时足部摆成莲花坐式的模样，借此开髋。如果足部无法达到莲花坐式，就改为比较简单的替代式，例如头碰膝式。一手绕过后背，抓住莲花坐式足部的大拇趾，另一手则往前伸握住伸直腿外侧。请注意，屈膝腿髋关节的内旋肌必须长度够，大腿才会有足够的空间外旋，能把足部放在另一条大腿上。千万不要将足部强行拗进莲花坐式，否则膝关节很容易受伤。如果对此不了解，请回头复习莲花坐式一节（第96页）。善用诱发式伸展排除障碍，增加内旋肌的柔软度，让足部最终能轻易进入莲花坐式。

基本关节位置

- 伸直腿髋关节弯曲
- 伸直腿膝关节伸展
- 屈膝腿髋关节弯曲、外展、外旋
- 踝关节跖屈
- 足外翻
- 躯干弯曲

- 前手臂肩关节弯曲、外展、外旋
- 后手臂肩关节延展、内收、内旋
- 肘关节弯曲
- 前手臂腕关节弯曲
- 后手臂腕关节伸展

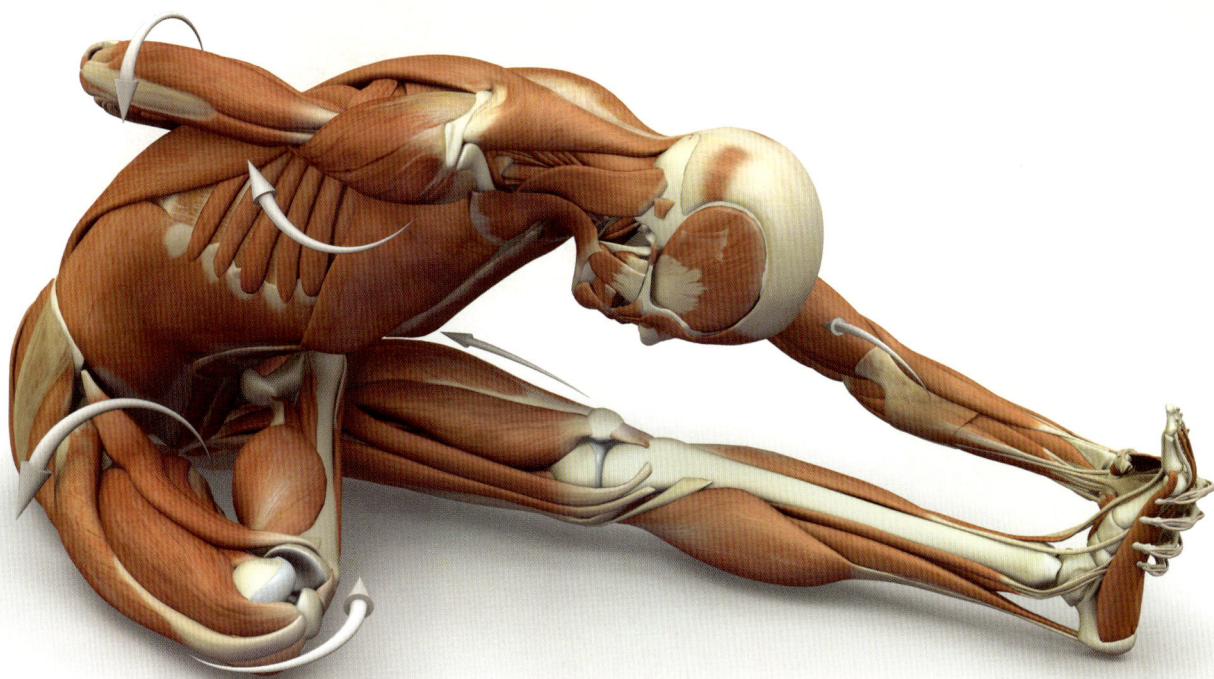

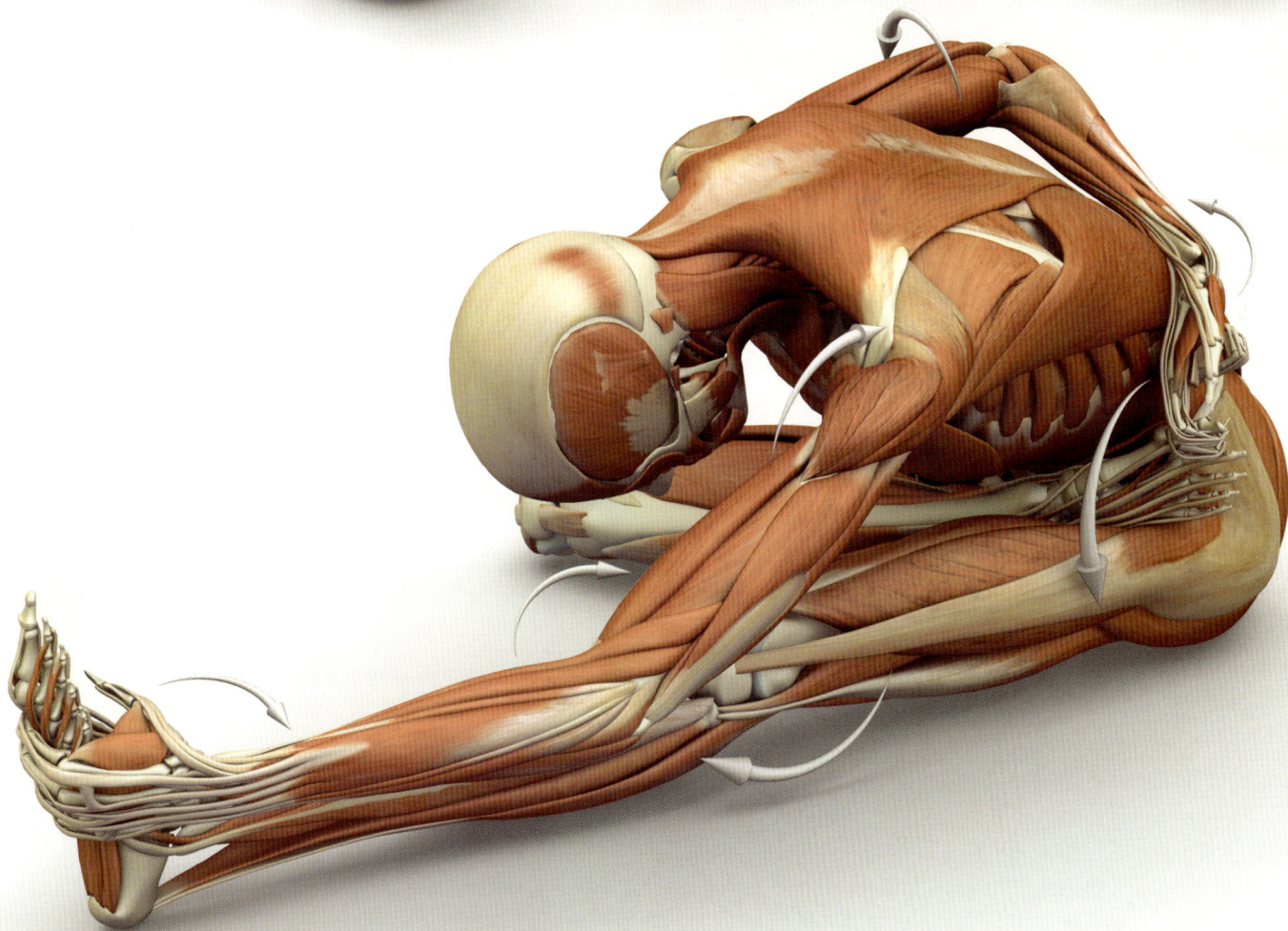

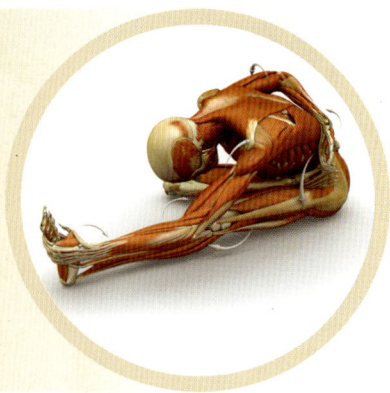

坐姿单盘前弯式准备动作

用双手环抱即将盘成莲花坐式的那条腿，如第147页上图所示。膝盖固定在肘窝上。膝关节属于铰链关节，因此不可将小腿末端提起高于膝关节，或往身体方向拉进，这样会造成膝关节往前下垂，使得关节面无法密合，进一步可能伤到膝关节软骨，或拉扯到膝关节外侧副韧带①。

接着，把足部放在另一侧髋关节上，进入莲花坐式。如果你无法安全进入莲花坐式，改为头碰膝式即可。先用瑜伽绳套住伸直腿足部，接着屈肘，把身体往前拉。刚开始时，伸直腿膝关节先保持微弯，就跟进入其他前弯姿势一样。

一旦适应了这个姿势，便继续往这体式的最终形态迈进。用瑜伽绳套住屈膝腿足部，一手再绕过后背，抓住瑜伽绳。另一条瑜伽绳则套在伸直腿足部。接着，前手臂屈肘，把身体拉向大腿，与此同时，后手臂将套住屈膝腿的瑜伽绳向后拉。你会发现，这两个动作把身体带入更深的前弯，并让姿势更加稳固。往后，再训练自己直接用双手握住双足。

---

① 膝关节是由股骨、胫骨及髌骨的关节面所构成，但股骨与胫骨之间的构造并不足以维持关节的稳定度，还必须靠关节周围的韧带、肌腱、关节内的半月板与十字韧带才可维持稳定。在膝关节两侧各有一条副韧带，分别称为外侧副韧带和内侧副韧带。——译者注

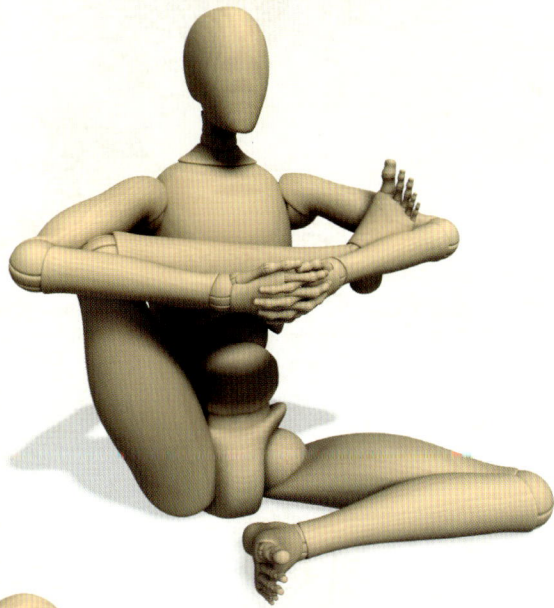

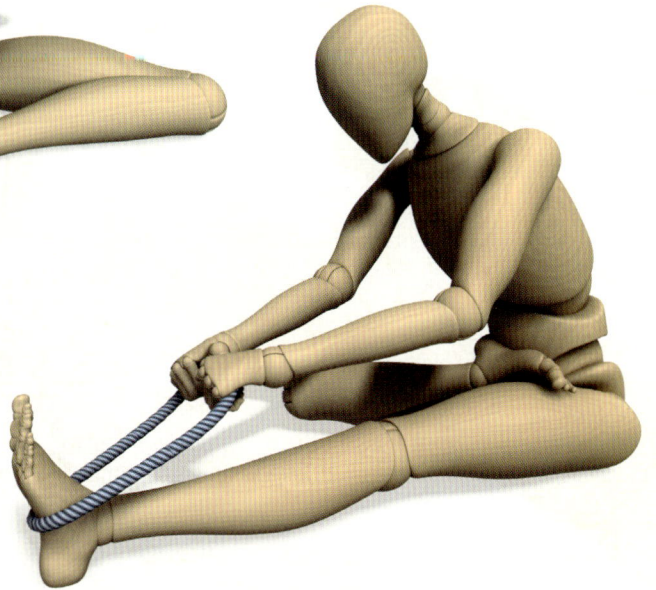

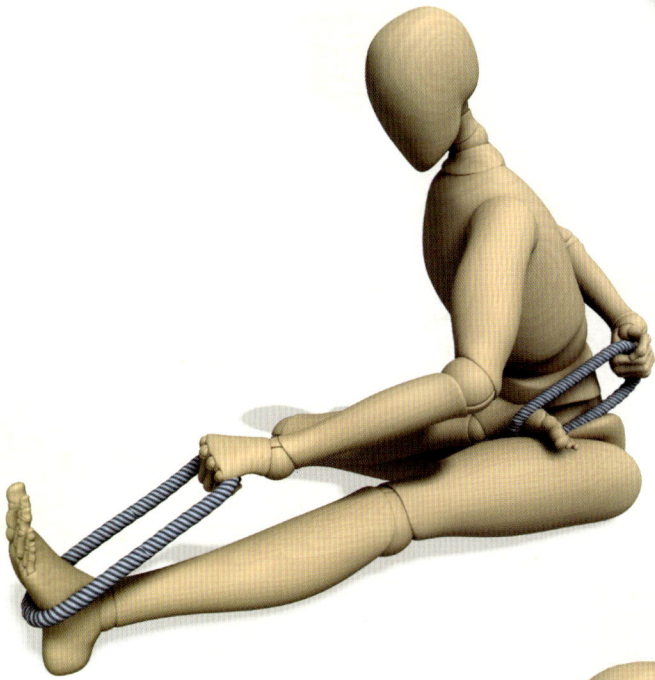

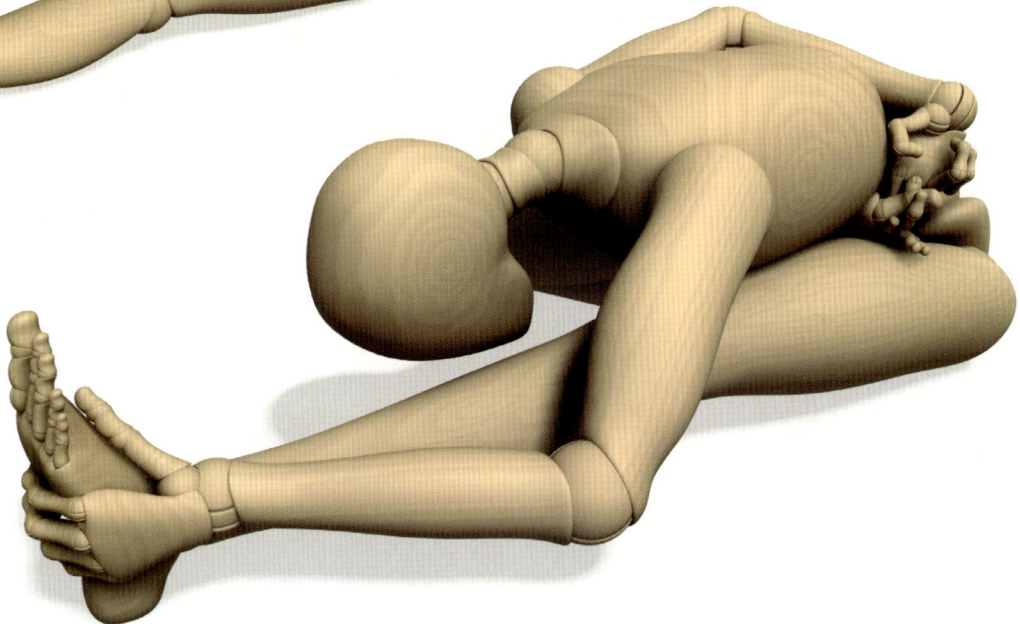

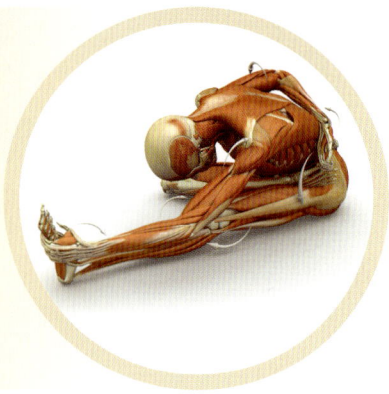

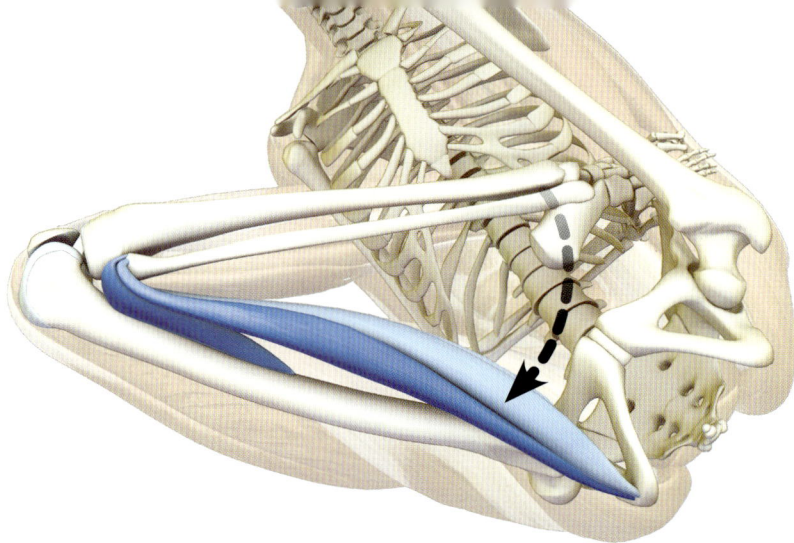

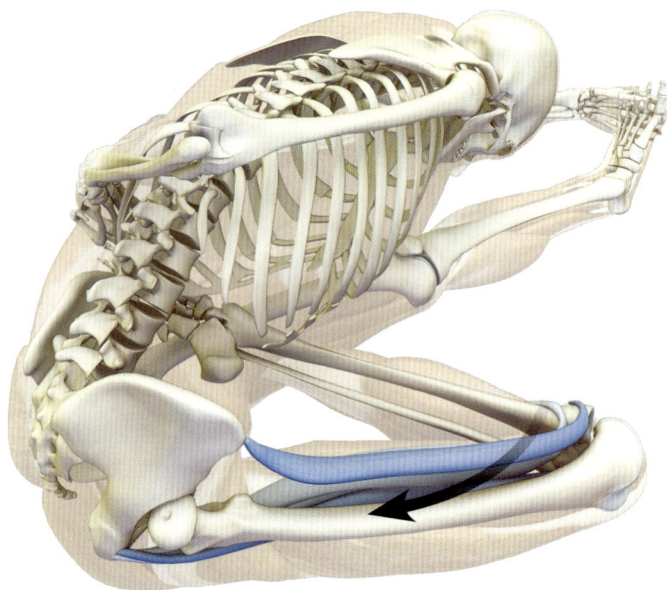

步骤一 弯曲、外展、外旋屈膝腿。这个动作会收缩缝匠肌。启动腘绳肌，以弯曲膝关节。膝关节并非完全的铰链关节，所以可容许微幅的旋转动作。练习坐姿单盘前弯式时，记得用以下原则来保护自己的膝关节面：下压屈膝腿足背，以先启动外侧的腘绳肌。腘绳肌的止端位于小腿外侧的腓骨上，因此若用这项诀窍来收缩腘绳肌，便能从膝关节处外旋小腿，使关节面更加密合。

步骤二 外展、外旋屈膝腿髋关节。收拢尾骨，以收缩深层的髋关节外旋肌。收缩臀中肌与阔筋膜张肌，拉近膝关节和地面的距离。

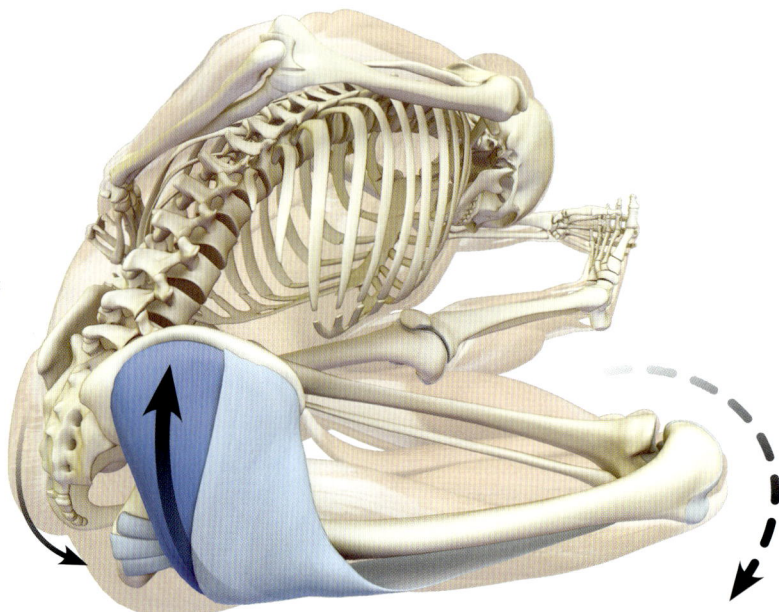

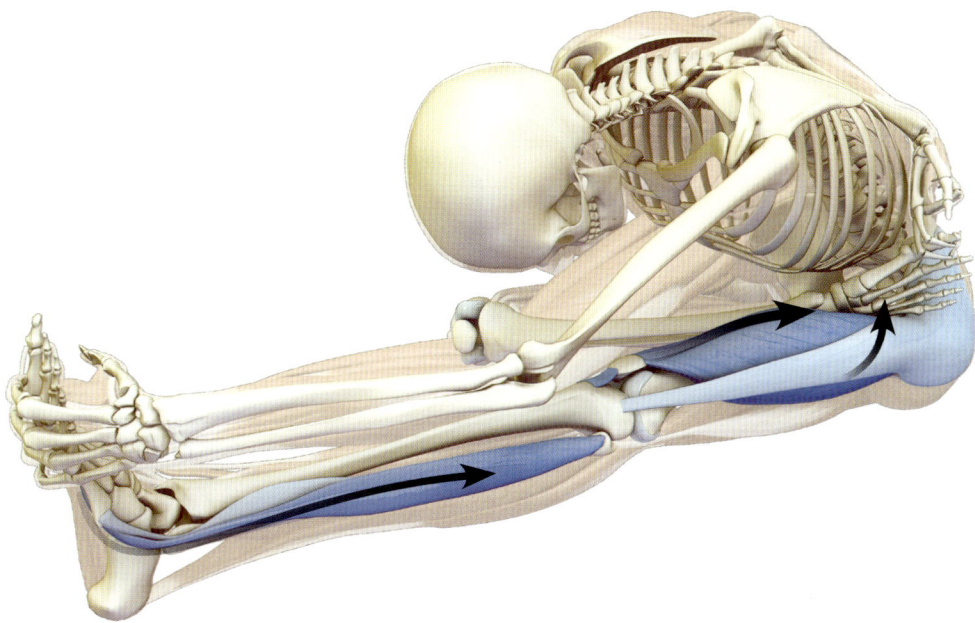

▲ 步骤三 收缩伸直腿的股四头肌，以伸直膝关节。收缩阔筋膜张肌来弯曲、内旋髋关节，同时稳定膝关节外侧。阔筋膜张肌是典型的多关节肌肉（一条肌肉横跨两个以上的关节），可同时进行多个动作。在这个例子中，阔筋膜张肌弯曲髋关节，并伸直膝关节。臀大肌（隐藏在阔筋膜张肌底层）会协同髋关节弯曲和内旋。用小腿外侧的腓骨肌来外翻踝关节，展开足底。接着，启动胫骨后肌，以产生足内翻的力量来平衡足外翻的动作，借此稳定踝关节。

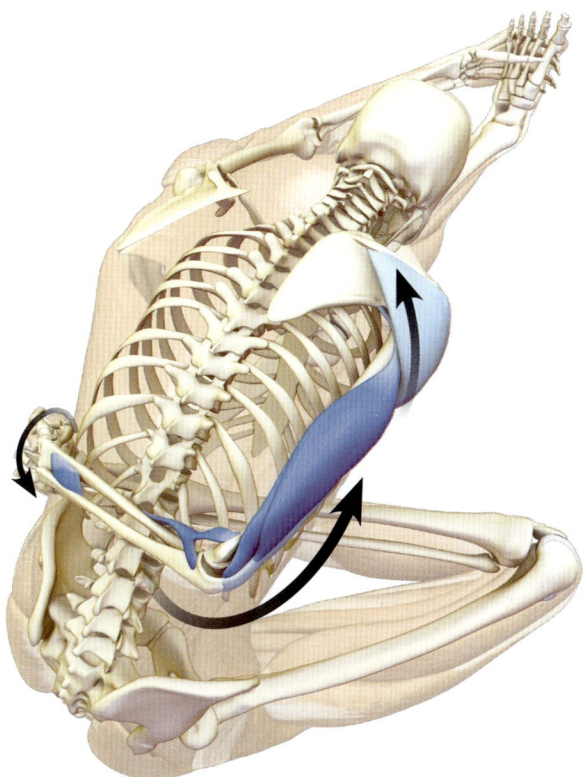

步骤四 如果手臂能绕过后背握住大拇趾，那么就让前臂旋前，仿佛掌心要向下翻转，以锁住握足的动作。这个动作会在腕关节到肘关节间形成"扭转"的效果。接着，启动肱三头肌，把屈膝腿足部和大拇趾往后拉，这产生的力量会把屈膝腿侧的肩膀和手肘向后带，使胸腔转离伸直腿。

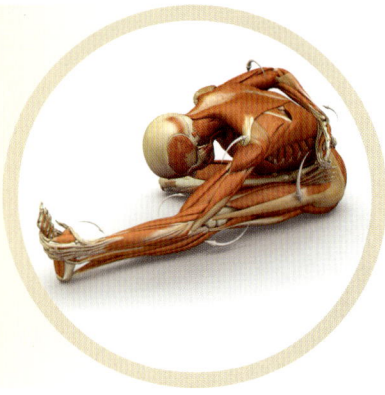

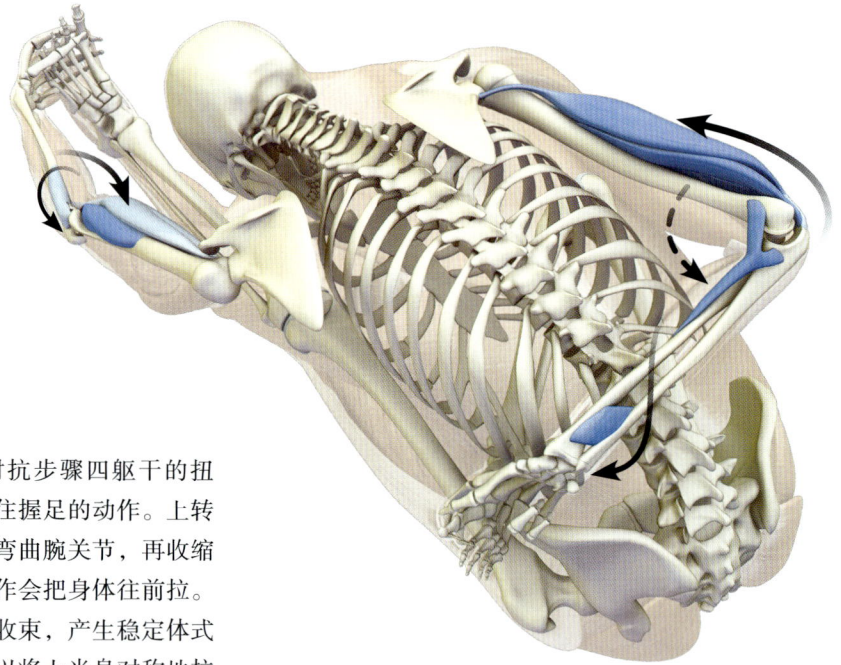

步骤五 前手臂握住伸直腿足部，以对抗步骤四躯干的扭转。手握紧足部后，掌心尝试向上转，锁住握足的动作。上转掌心也会启动旋后肌和肱二头肌。接着，弯曲腕关节，再收缩二头肌与肱肌，以弯曲肘关节。这两个动作会把身体往前拉。步骤四和步骤五的动作结合起来也能创造收束，产生稳定体式的效果。启动腹部肌肉来协助躯干转正，以将上半身对称地拉向大腿。

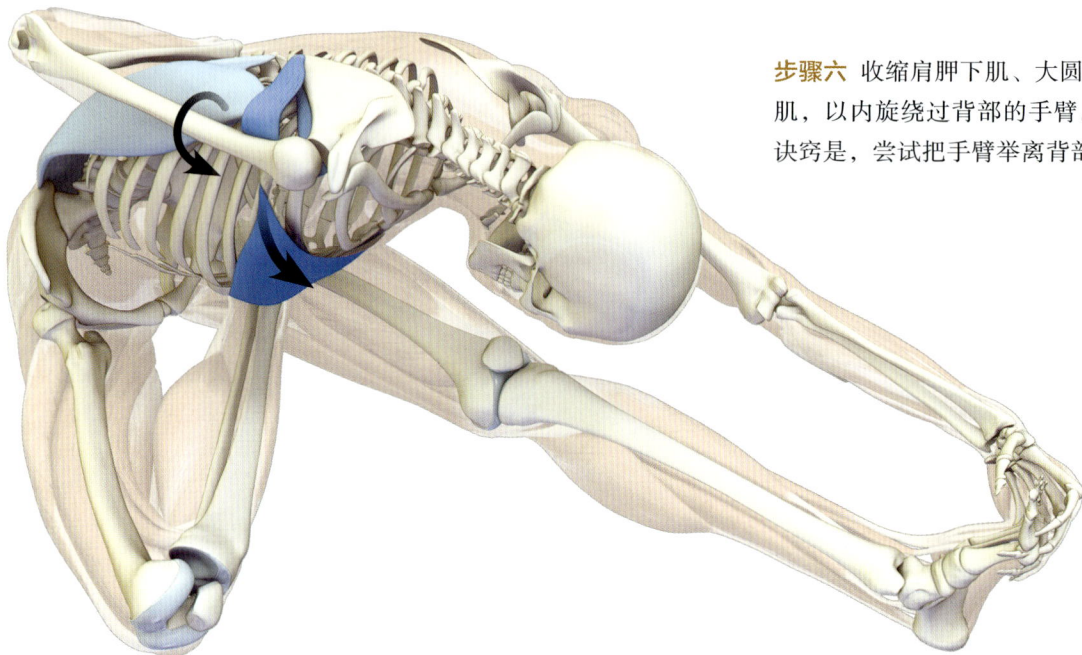

步骤六 收缩肩胛下肌、大圆肌、背阔肌和胸大肌，以内旋绕过背部的手臂。收缩这些肌肉的诀窍是，尝试把手臂举离背部。

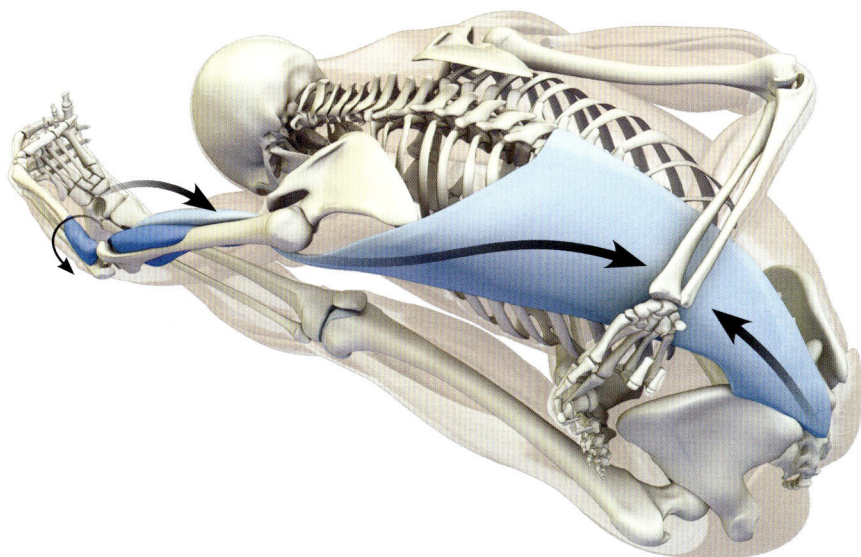

▶ **步骤七** 启动握住伸直腿足部手臂的背阔肌。想象自己正在拉单杠，借此收缩背阔肌。仔细观察这个动作怎么把躯干带入更深的前弯。

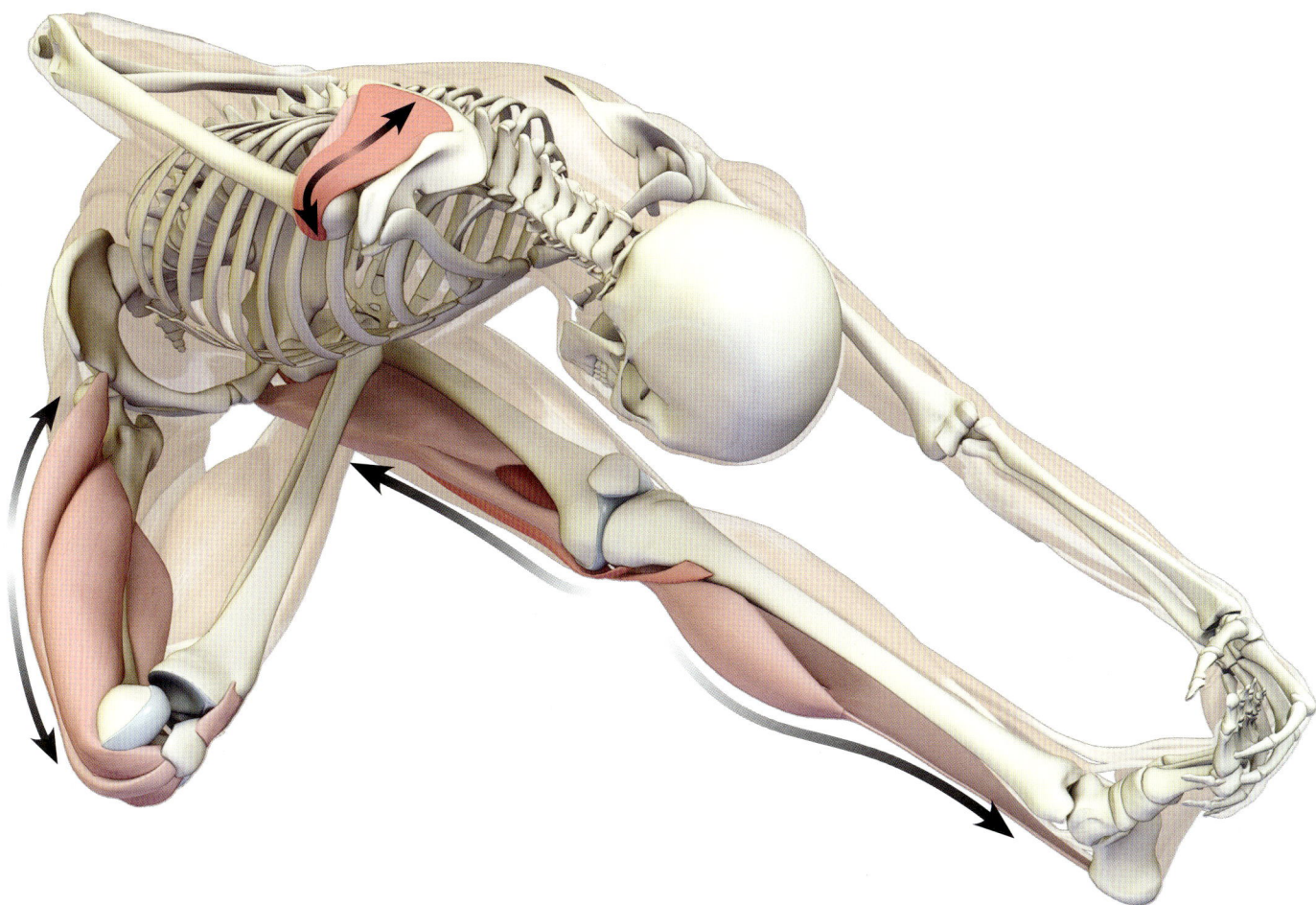

总结 结合前述所有动作，来伸展屈膝腿的股四头肌，以及背部的竖脊肌和腰方肌。伸直腿的臀大肌、腘绳肌和腓肠肌也会伸展开来。内旋肩关节，以拉长冈下肌和小圆肌。把腿盘成莲花坐式则会外旋髋关节，并伸展臀中肌与阔筋膜张肌，而这两块肌肉正是髋关节的内旋肌。不过，臀中肌与阔筋膜张肌也会离心收缩，使膝关节往一旁外展。

नावासन

NAVASANA

船式

船式之所以被归在前弯体式，是因为这个体式弯曲躯干。练习船式时，肌肉必须持续发力才能保持前弯。因此，船式跟其他偏重伸展的前弯体式不同，其首要重点是要单独强化腹部核心肌群。我们稍后会提供几项步骤，协助你从腹部向外逐渐稳定姿势。例如，并拢双膝，单独启动大腿内收肌；收缩股四头肌，伸直膝关节；启动腰大肌，弯曲髋关节。双臂和肩膀则是船式的次要重点。这种形态的肌肉共同启动会产生肌肉动员作用。例如，膝关节一并拢，收缩腹肌便变得更有力。

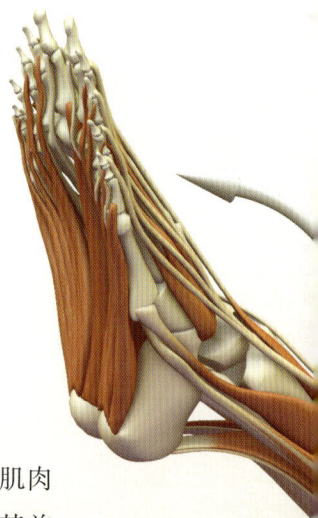

基本关节位置

- 髋关节弯曲
- 膝关节伸展
- 踝关节跖屈
- 足外翻

- 躯干弯曲
- 肩关节弯曲、内收、外旋
- 前臂保持中立

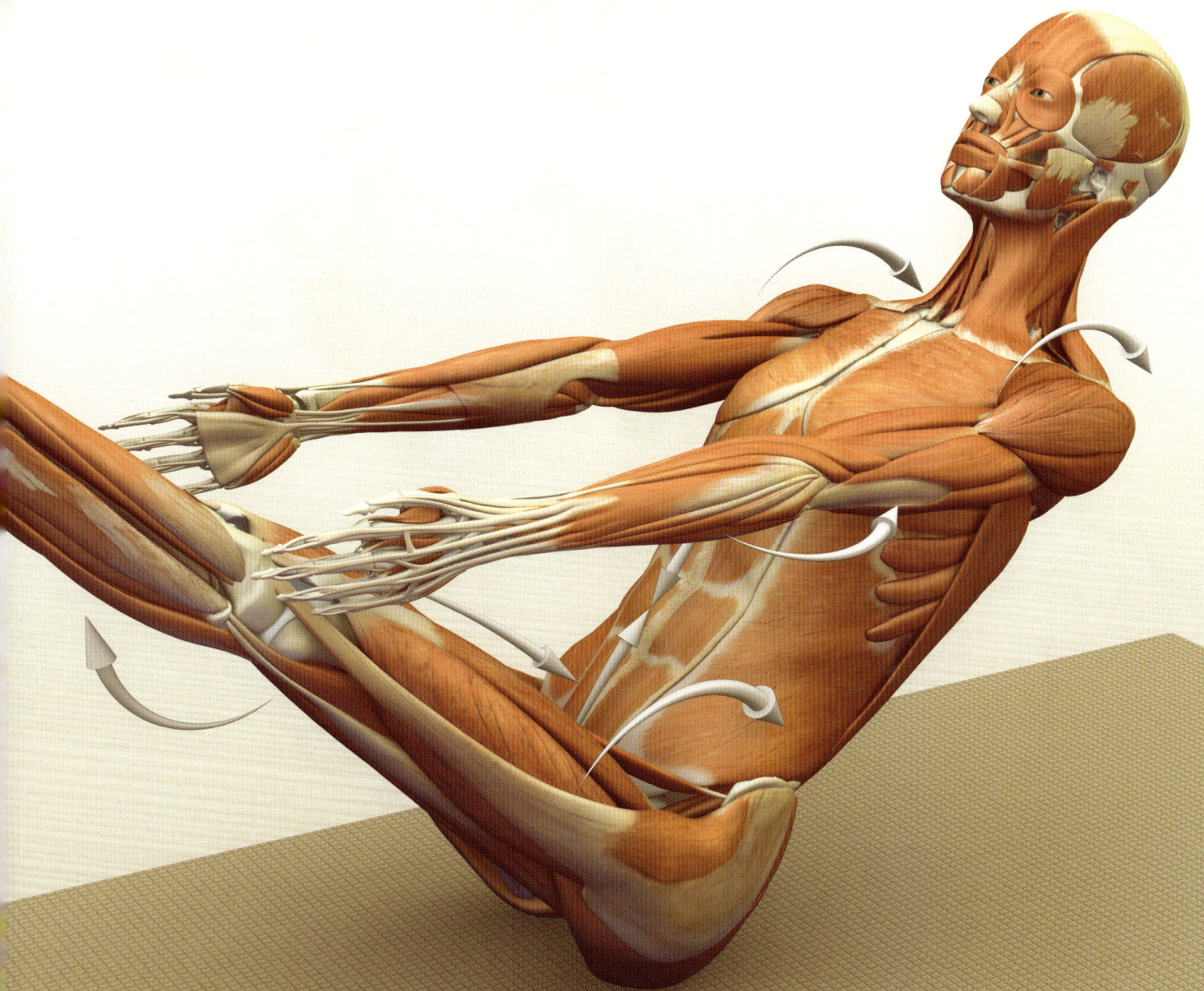

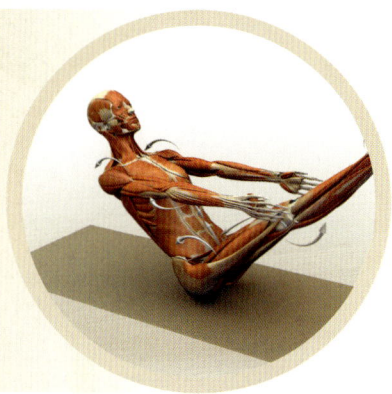

船式准备动作

　　一开始，弯曲膝关节与髋关节。双手扶在大腿后侧，以撑住双腿重量。感受一下双膝并拢的感觉。绷紧腹肌，并启动屈髋肌群。接着，伸直膝关节。最后，伸展双臂，微微挺背，以进入完成式。如果你没办法做到完成式，就改为采用第155页上图的替代式。等腹肌更有力，再训练自己进入船式的传统体式。

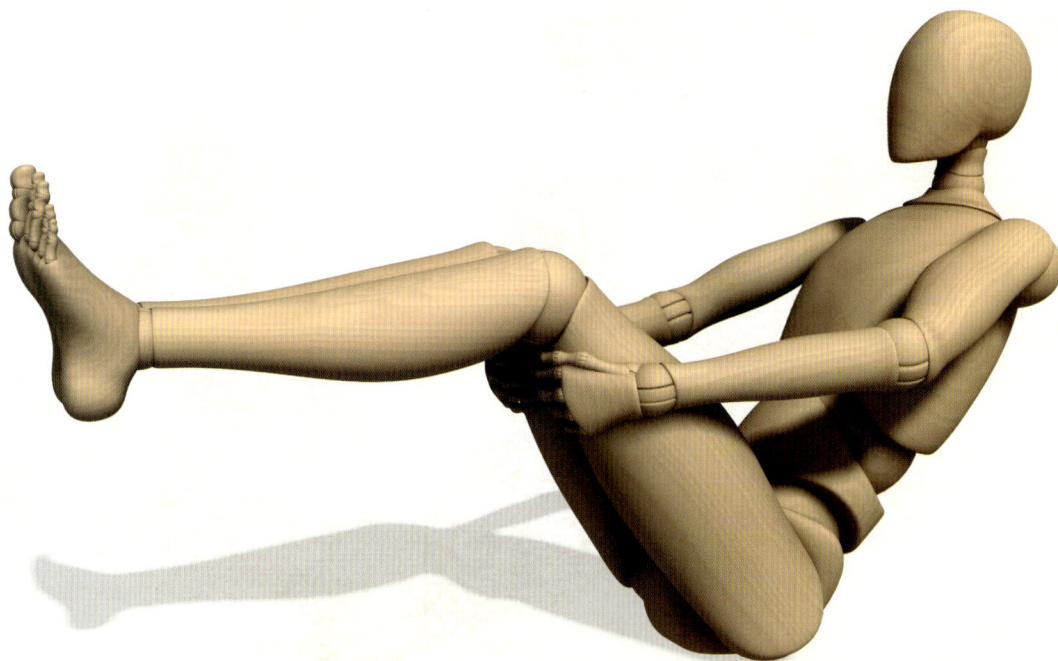

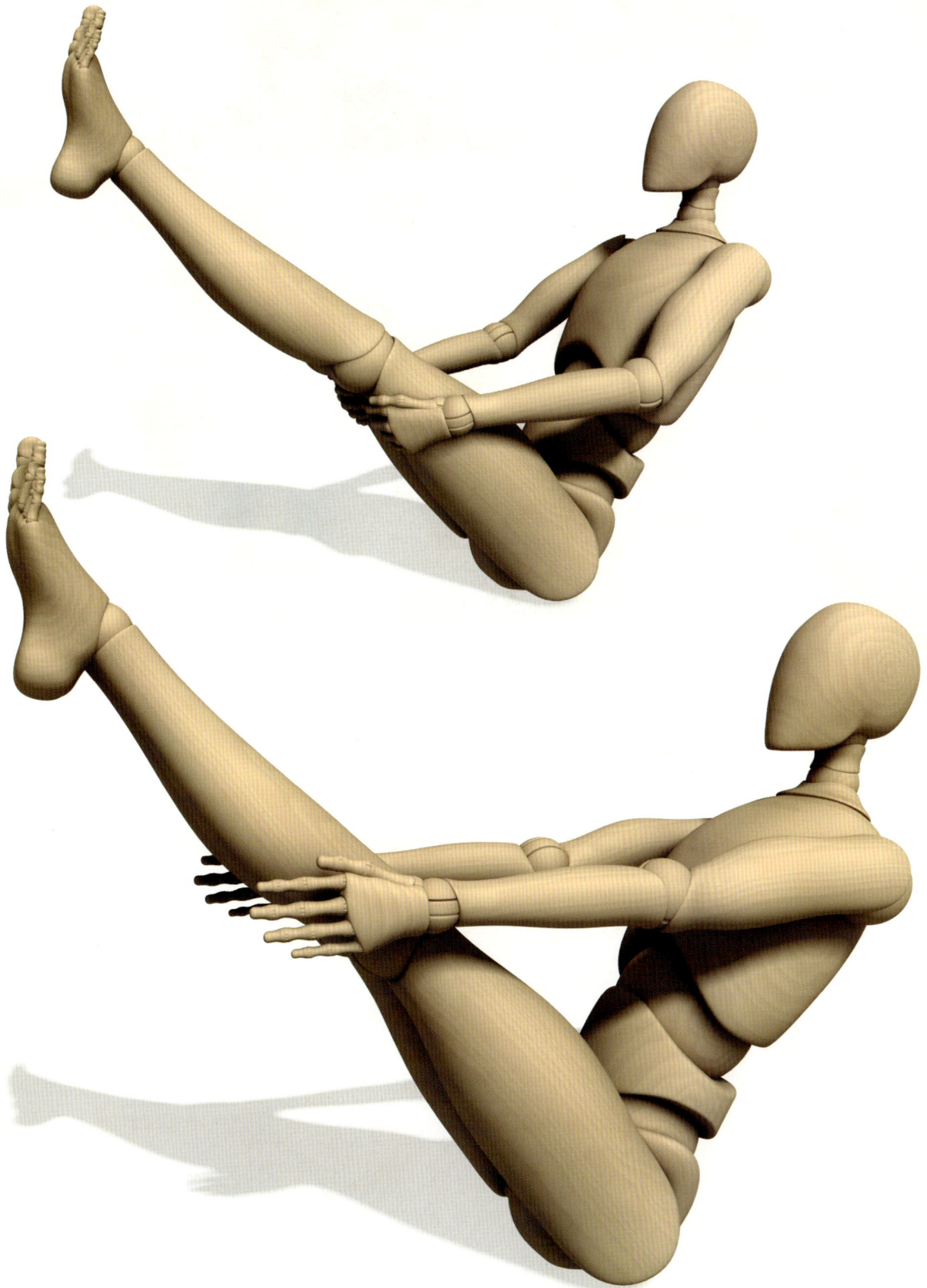

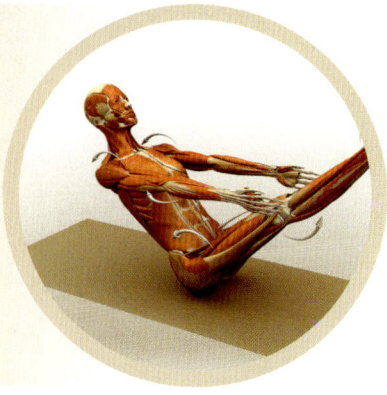

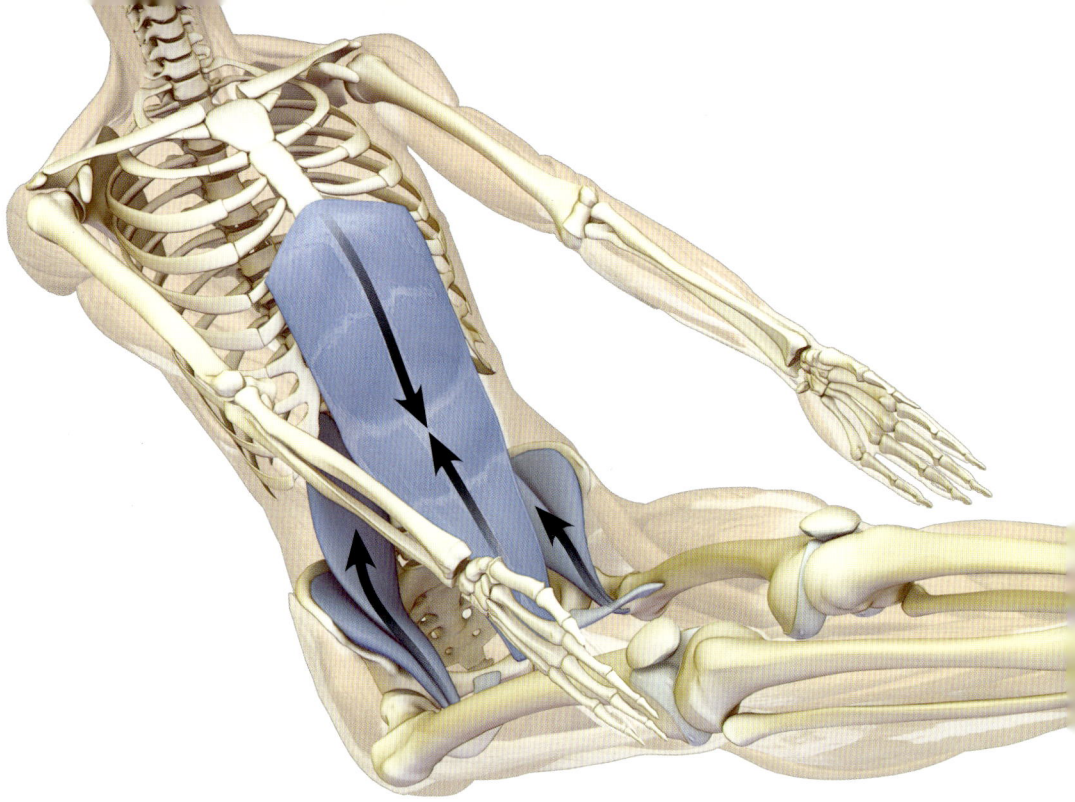

▲ **步骤一** 收缩腹部前侧的腹直肌。事实上，当你用力时，所有深浅层腹肌都会被启动，包含腹横肌与两条腹斜肌。不过，这也无妨，因为这些肌肉都能弯曲躯干。腰大肌及其协同肌，包含耻骨肌、内收长肌和内收短肌，也会弯曲躯干，并抬高双腿。想要感受腰大肌收缩的感觉，可先屈膝，足底平贴地面，同时双手下压大腿。此时，大腿也要抵住手掌往上反推，并尝试将膝关节往胸腔抬。当你进入完成式时，也要记得寻找腰大肌收缩的感觉。

练习船式时，许多人很容易驼背，因为他们几乎只用腹肌来弯曲躯干。为避免这种情况，可收缩腰大肌弯曲髋关节，使骨盆前倾。腰大肌会把腰椎往前拉，形成腰椎前凸（即微微挺背），进而抗衡背驼的情形。练习船式时，重要的是结合腰大肌与腹肌的力量，以达到体式的最佳形态。

▶ **步骤二** 启动股四头肌，以伸直膝关节，并收缩阔筋膜张肌，以协同股四头肌的动作。收缩阔筋膜张肌的诀窍是，双手贴在双腿外侧，双腿发力往两旁推（外展），抵抗手的力道。单独启动臀中肌与阔筋膜张肌的附加好处是能内旋大腿。收缩这些肌肉，可抗衡大腿外旋的情况，使膝盖朝向正上方。

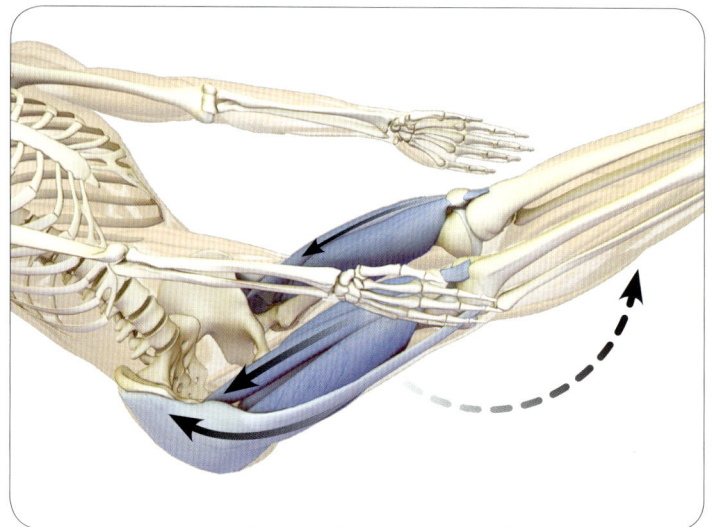

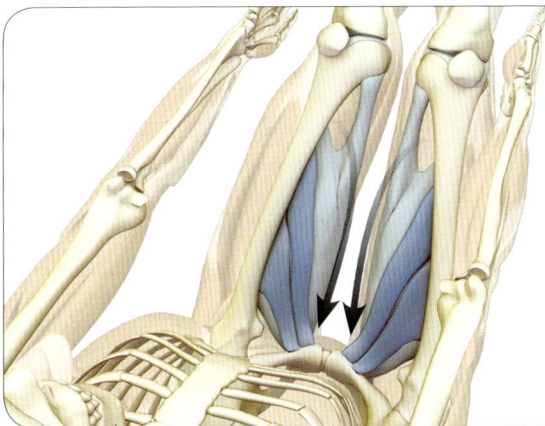

步骤三 双膝夹紧，以收缩内收肌。请注意，比较偏向身体前侧的内收肌（也就是内收长肌与内收短肌），含有外旋大腿的肌肉纤维。这时，应当如步骤二所述，用阔筋膜张肌来抗衡这个动作。

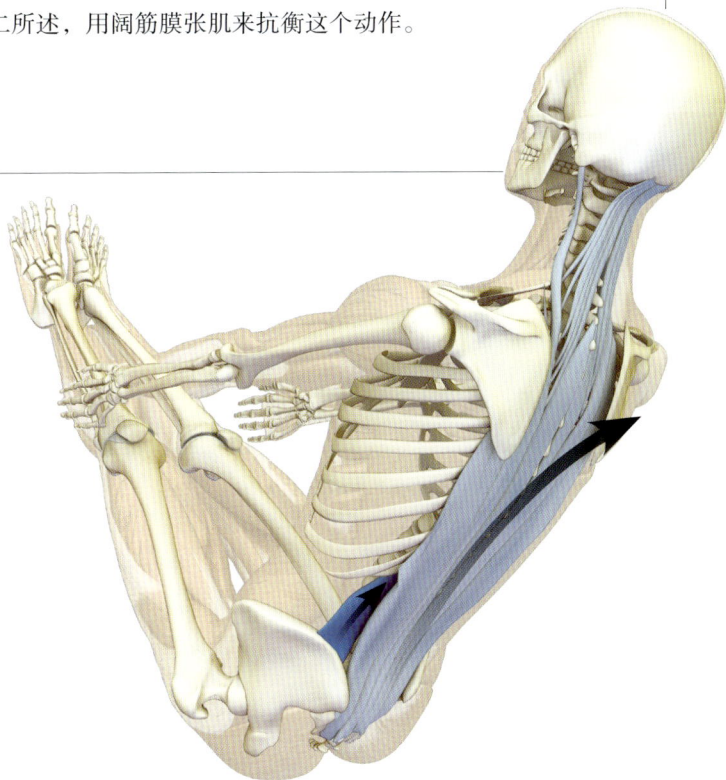

步骤四 挺背，以收缩竖脊肌和腰方肌。腰方肌会协同腰大肌，一同支撑腰椎。

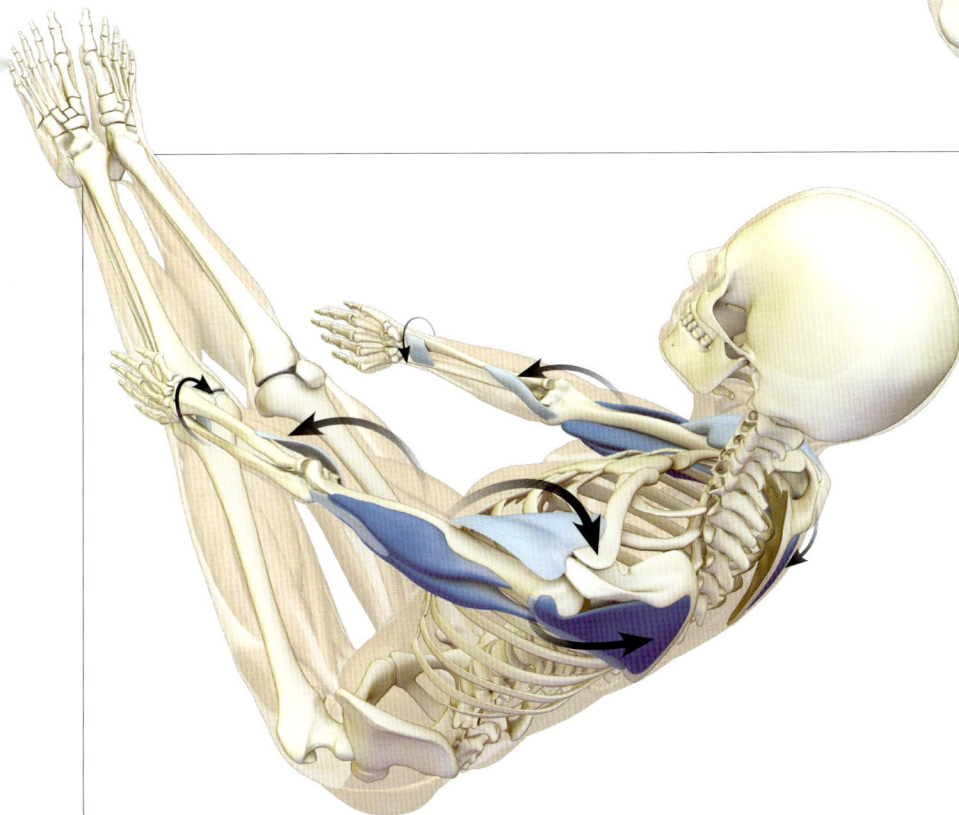

步骤五 收缩手臂后侧的肱三头肌，以伸展肘关节。利用旋前圆肌和旋前方肌转动前臂，直到掌心正对大腿外侧为止。启动冈下肌和小圆肌，以外转上臂。如此一来，手掌到肩膀间就会形成螺旋般的"扭转"效果，有助于稳定肘关节。收缩三角肌前束，上举双臂与地板平行。

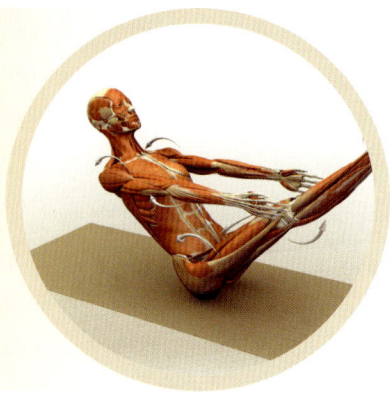

步骤六 位于两块肩胛骨间的菱形肌会把肩
胛骨往身体中线拉，加以稳定，并展开前
胸。一旦稳定肩胛骨，便马上收缩胸小肌与
前锯肌，以扩展并提起胸廓。收缩这些肌肉
的诀窍是，将肩胛骨固定在后，然后尝试向
前绕转肩关节。肩关节实际上不会挪移，但
胸小肌和前锯肌的收缩力道会传至胸廓，并
如右图所示，提起胸廓。

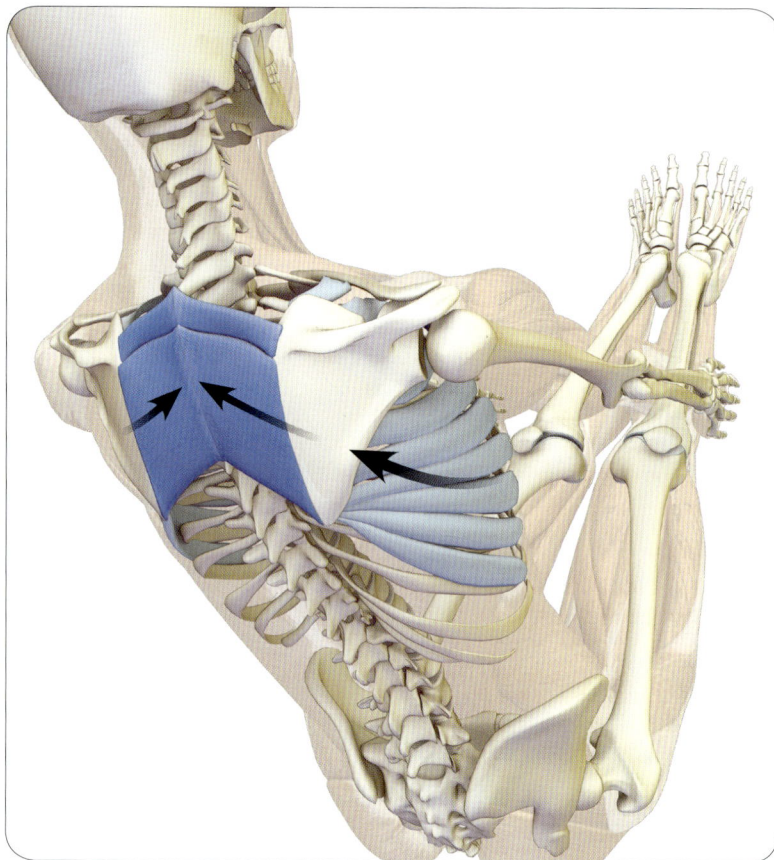

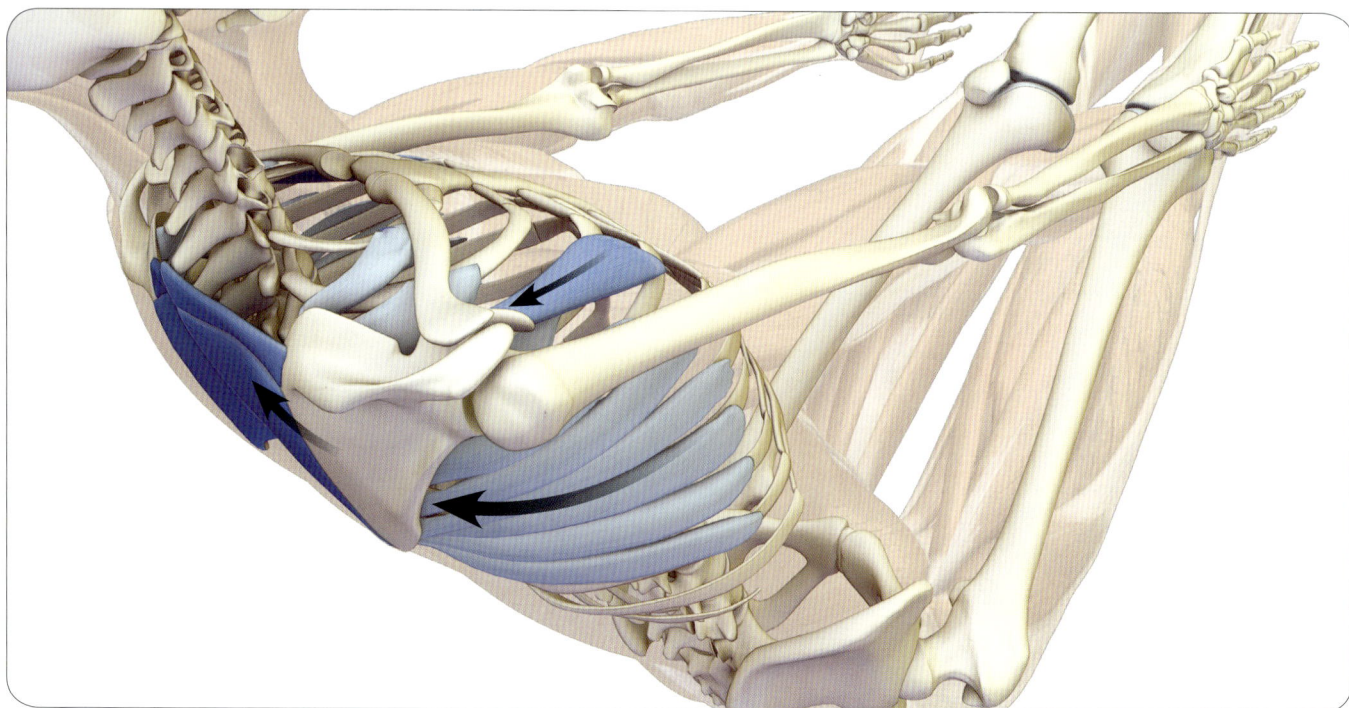

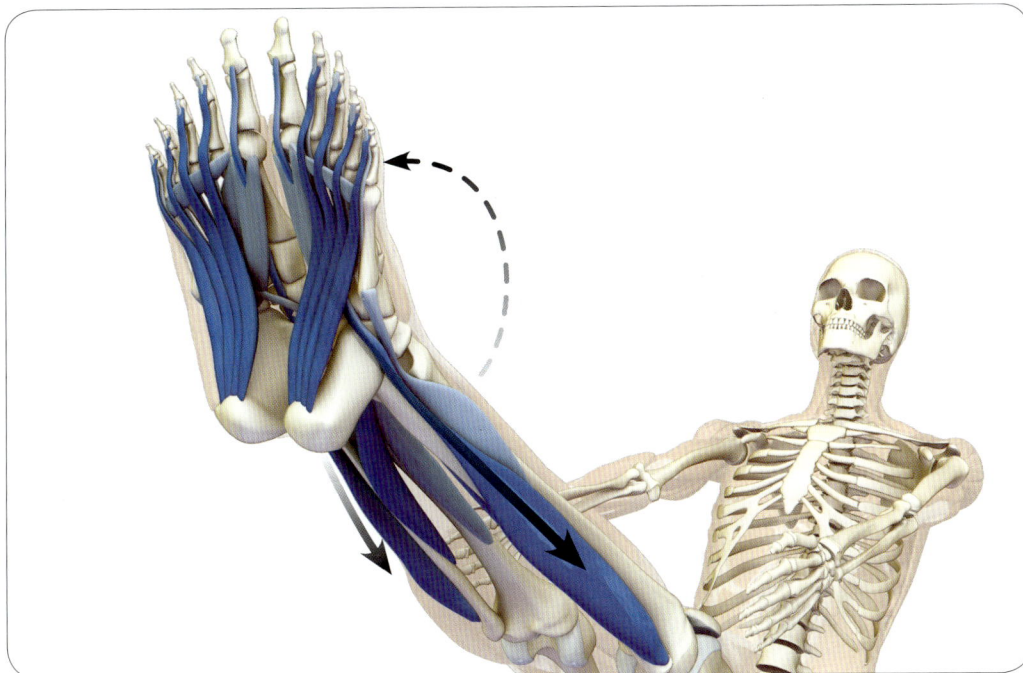

▲ **步骤七** 跖屈踝关节，下压脚背。这个动作会启动小腿的腓肠肌／比目鱼肌（图中未显示）。这些肌肉经由跟腱连到足跟。用小腿外侧的腓骨长肌和腓骨短肌外翻踝关节，做足外翻的动作，并展开足底。接着，收缩胫骨后肌来平衡外翻的动作。胫骨后肌横跨胫骨与腓骨间，会使足部内翻，并活化足弓。共同收缩腓骨肌与胫骨后肌，以稳定踝关节。最后，用外部趾屈肌（起端位于小腿）和内部趾屈肌（起端位于足部本身）来弯曲脚趾。

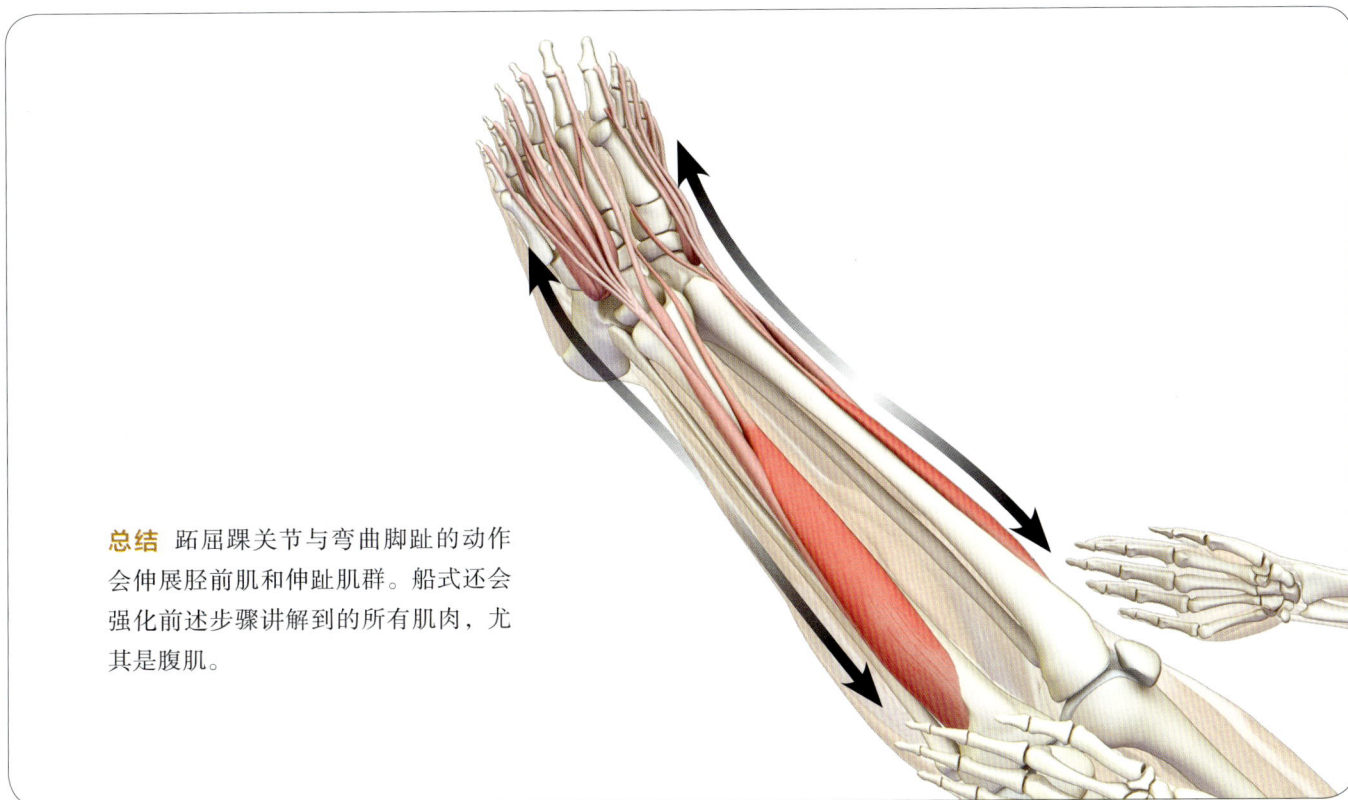

总结 跖屈踝关节与弯曲脚趾的动作会伸展胫前肌和伸趾肌群。船式还会强化前述步骤讲解到的所有肌肉，尤其是腹肌。

उभयपादांगुष्ठासन

UBHAYA PADANGUSTHASANA

手抓脚趾双腿向上伸展式

　　手抓脚趾双腿向上伸展式和船式所收缩的肌肉大同小异。此外，这个体式还连接上下肢，并通过躯干衔接肩胛带和骨盆带。举高手臂或弯曲手肘，可加深髋关节弯曲和膝关节伸展。这个动作会强力伸展双腿后侧的肌肉，也是本式的首要重点。双手抓大拇趾是这个体式的必要动作，以食指、中指和拇指握住双脚的大拇趾，大拇趾再朝反方向弯曲，形成一个锁住的动作。手抓脚趾双腿向上伸展式同时是平衡体式，也就是说，你必须运用物理原则来稳定姿势。例如，如果你往后倒，这时只要弯曲膝盖，降低身体重心，便可重新找到平衡。

基本关节位置

- 髋关节弯曲
- 膝关节伸展
- 踝关节跖屈
- 足外翻

- 躯干弯曲
- 肩关节弯曲、内收、外旋
- 肘关节伸展
- 前臂旋后

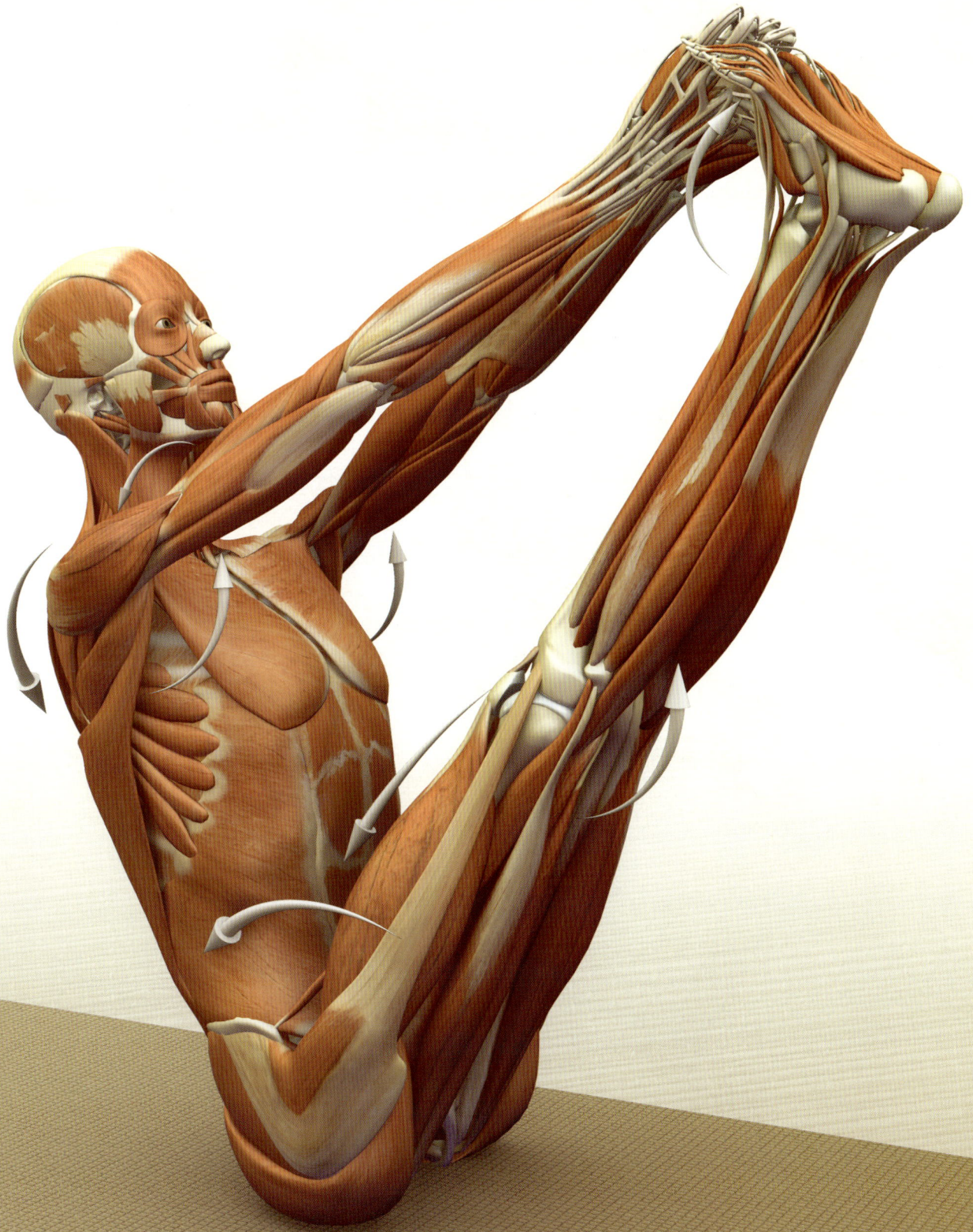

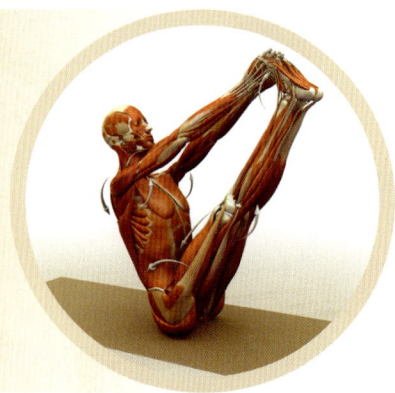

手抓脚趾双腿向上伸展式准备动作

用瑜伽绳连接双手和双足。双足并拢，屈膝，并让膝盖向外倒，以体验单靠尾骨和坐骨粗隆保持身体平衡的感觉。多试几次，每次保持5～10秒（不要超过）。练习中间记得休息片刻，好让无意识脑（the unconcious brain）有机会创造神经回路，保持平衡更有效率。请注意，屈膝时身体重心降低，姿势会更加稳定。另外，你会发现，随着不断重复的练习，身体的平衡感也随之变好。接着，用拇指、食指和中指抓住大拇趾，并弯曲腕关节与大拇趾，锁住握足的动作。等身体平衡感变好，便伸直膝关节。

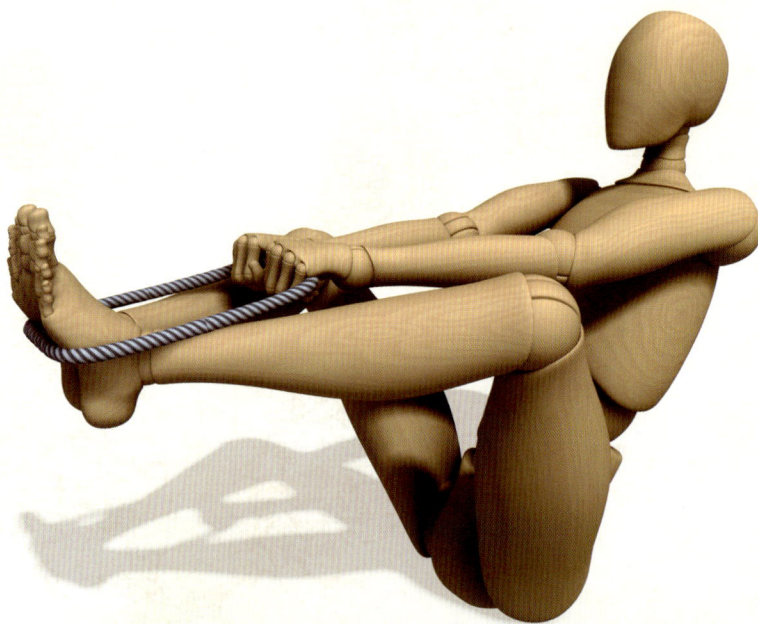

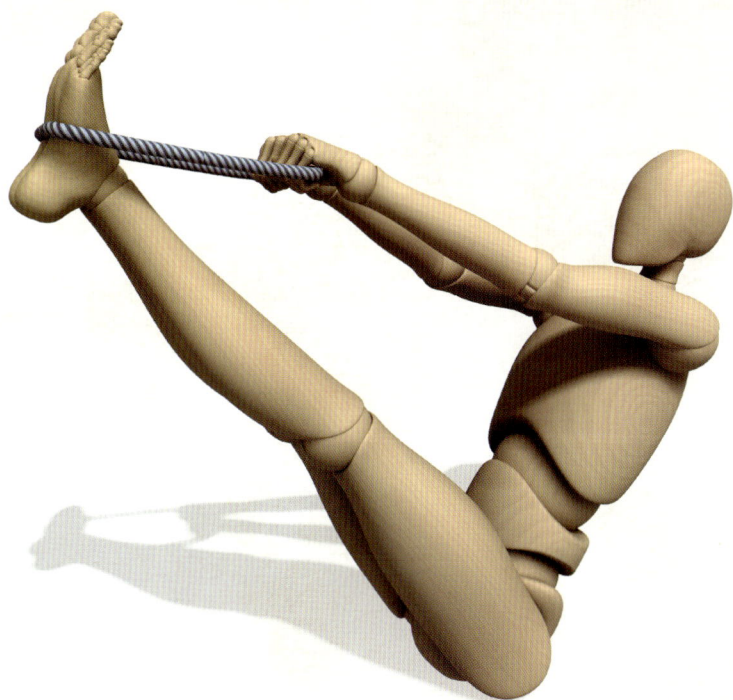
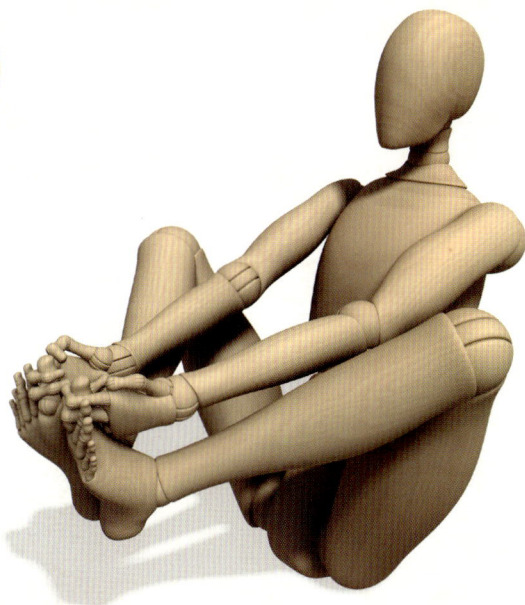
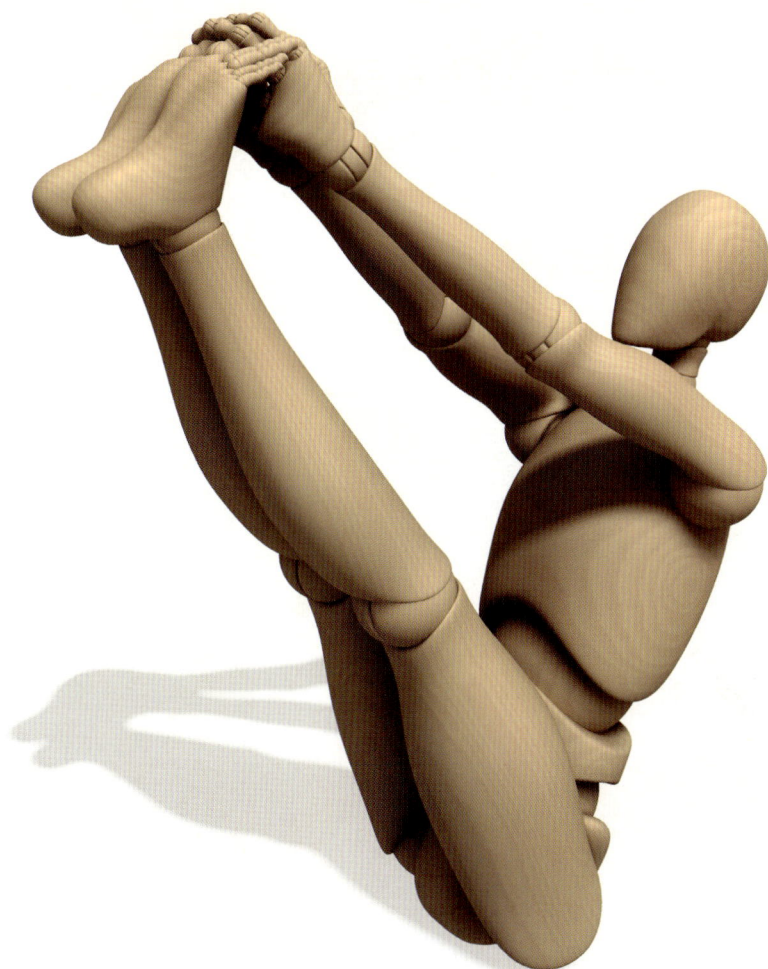

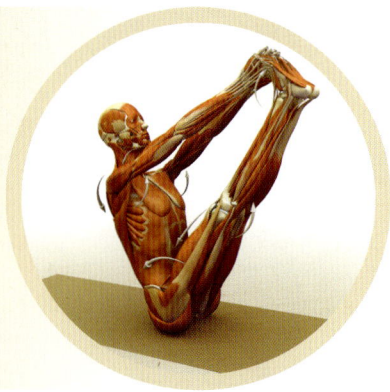

▶ **步骤一** 收缩腹肌，以弯曲躯干。这个动作会为原本就处于伸展状态的深层背肌（包含竖脊肌与腰方肌）创造交互抑制作用。启动腰大肌与耻骨肌，以弯曲股骨。启动这两块肌肉的诀窍是，膝关节弯曲，足底平贴地面，同时双手下压大腿。此时，大腿也要抵住手掌并尝试往胸腔抬。通过神经系统，腰大肌与腰方肌相连，而两者也共同稳定腰椎。

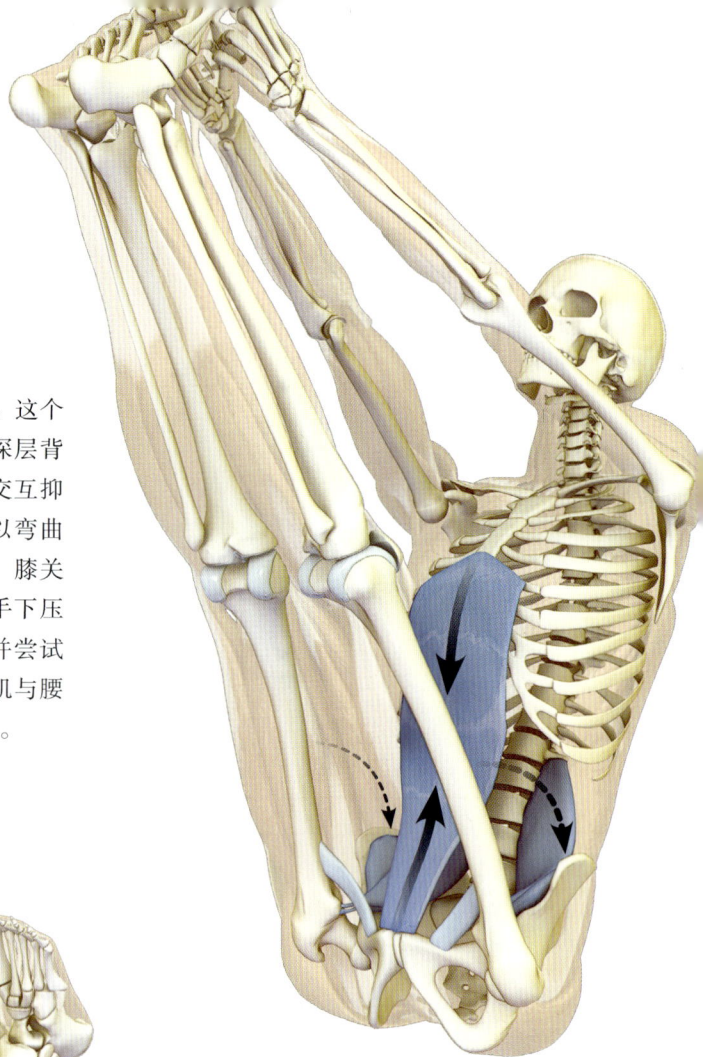

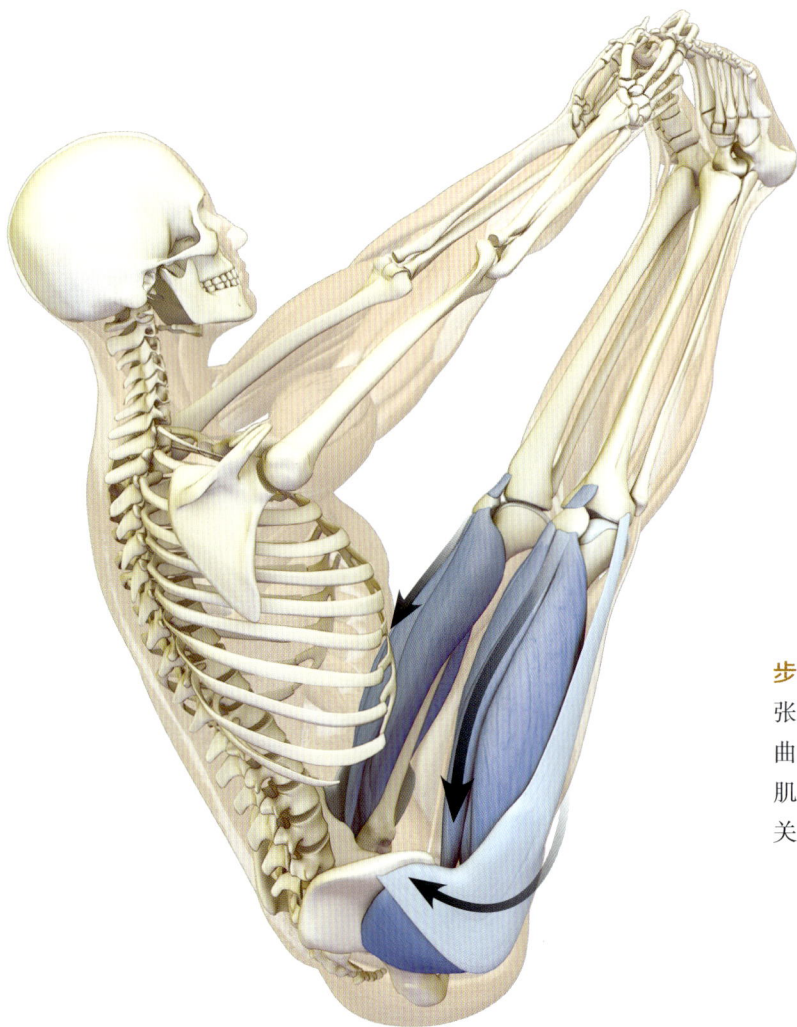

步骤二 收缩股四头肌，以伸展膝关节。阔筋膜张肌会协同股四头肌伸展膝关节，同时还会弯曲、内旋髋关节。留意阔筋膜张肌底下的臀小肌。在屈髋姿势里，臀小肌会协同内旋、弯曲髋关节。

步骤三 用大腿内收肌夹紧双膝。如同船式一节所说，比较偏向身体前侧的内收肌，能使大腿外旋。因此，必须收缩阔筋膜张肌与臀小肌，以平衡外旋的倾向。收缩这两块肌肉的诀窍是，足部紧紧靠拢的同时，双腿尝试往两旁拉开。这项尝试会内旋大腿，使膝盖朝向正上方，回到中立的位置。

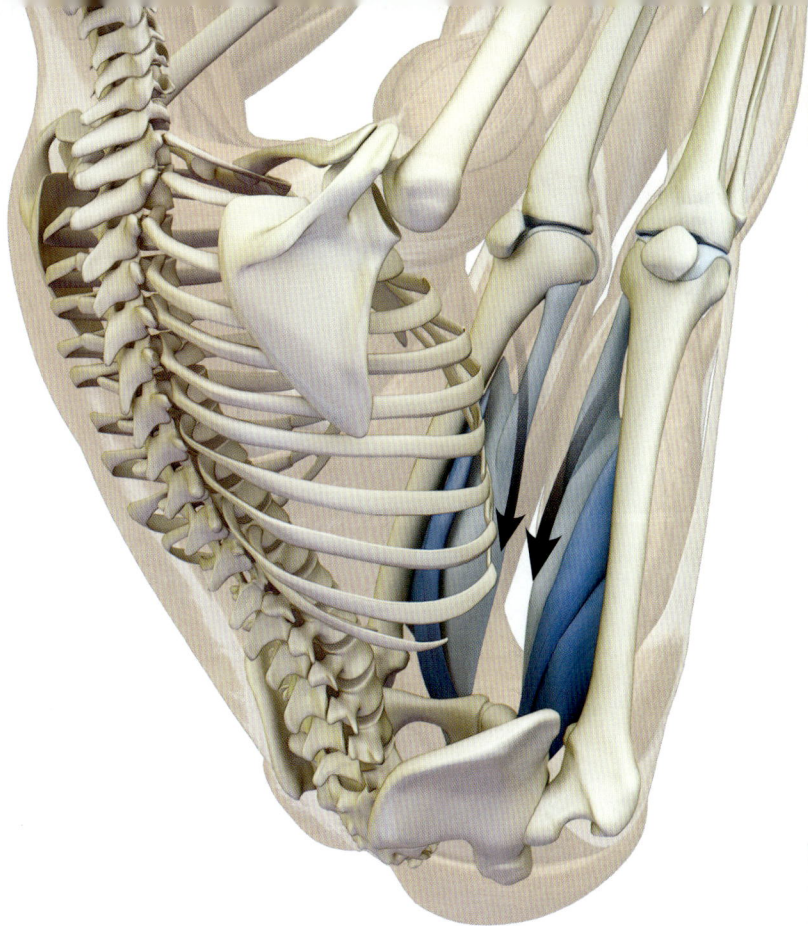

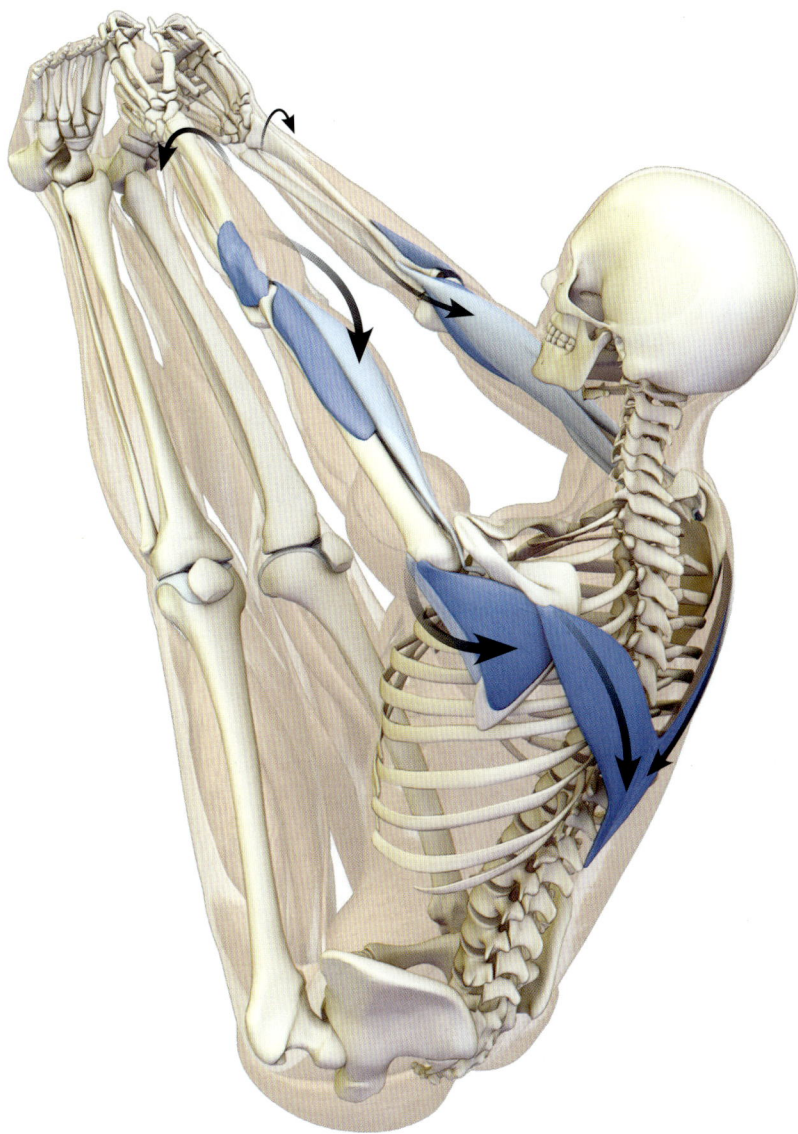

步骤四 双手抓住大拇趾，同时转动前臂骨，好让肘窝面朝上。这个动作有助于锁住双手握足的动作。启动肱二头肌与肱肌，以弯曲肘关节。你会发现，这个动作将上半身拉向大腿，将双足拉向头部。收缩旋转肌群中的冈下肌与小圆肌，以外旋肩关节。双手握紧大拇趾，并试着把手往上拉，仿佛你要举高手臂一般。双肘往两旁分开。这个动作会收缩三角肌前束和三角肌中束。由于手指已扣住双足，手臂实际上不会上举，但躯干却可因此更接近双腿。仔细感觉这个动作如何强化双腿后侧的肌肉伸展。

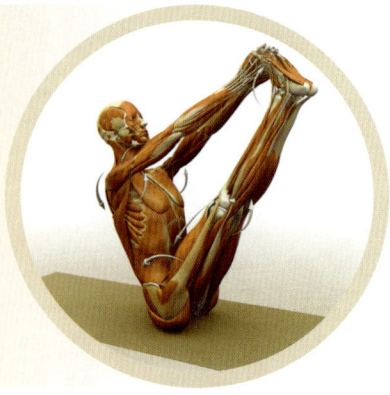

步骤五 收缩竖脊肌和腰方肌，以挺起背部。请注意，由于双手握住双足，因此挺背其实会拉近大腿与胸腔的距离。腰方肌也会协助腰大肌稳定腰椎。

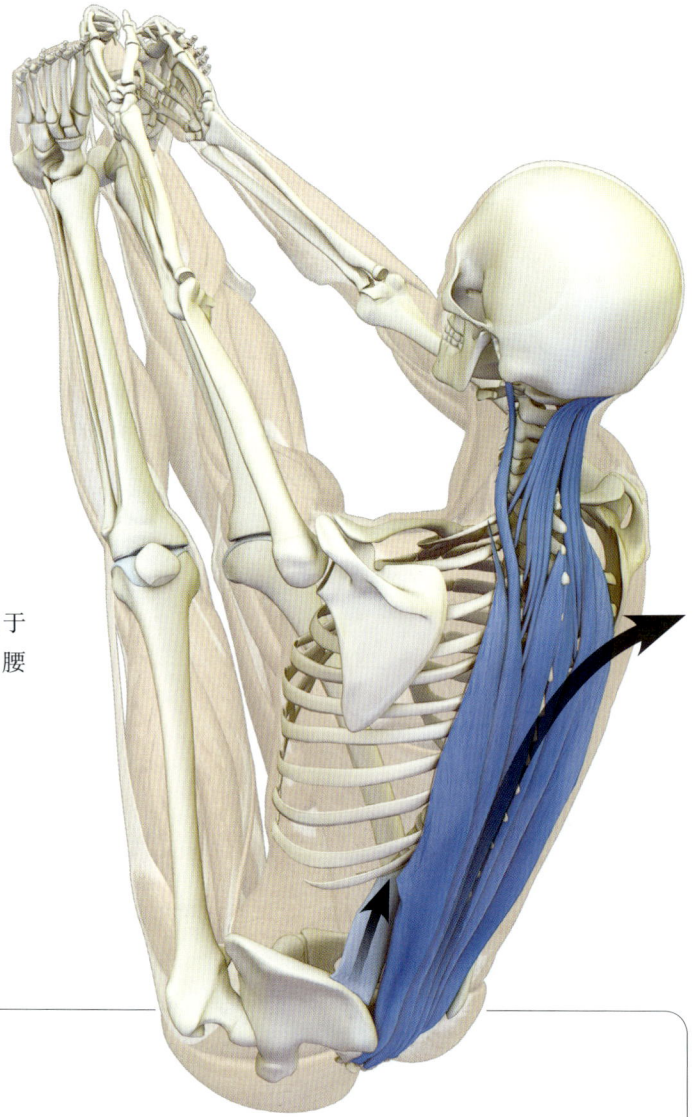

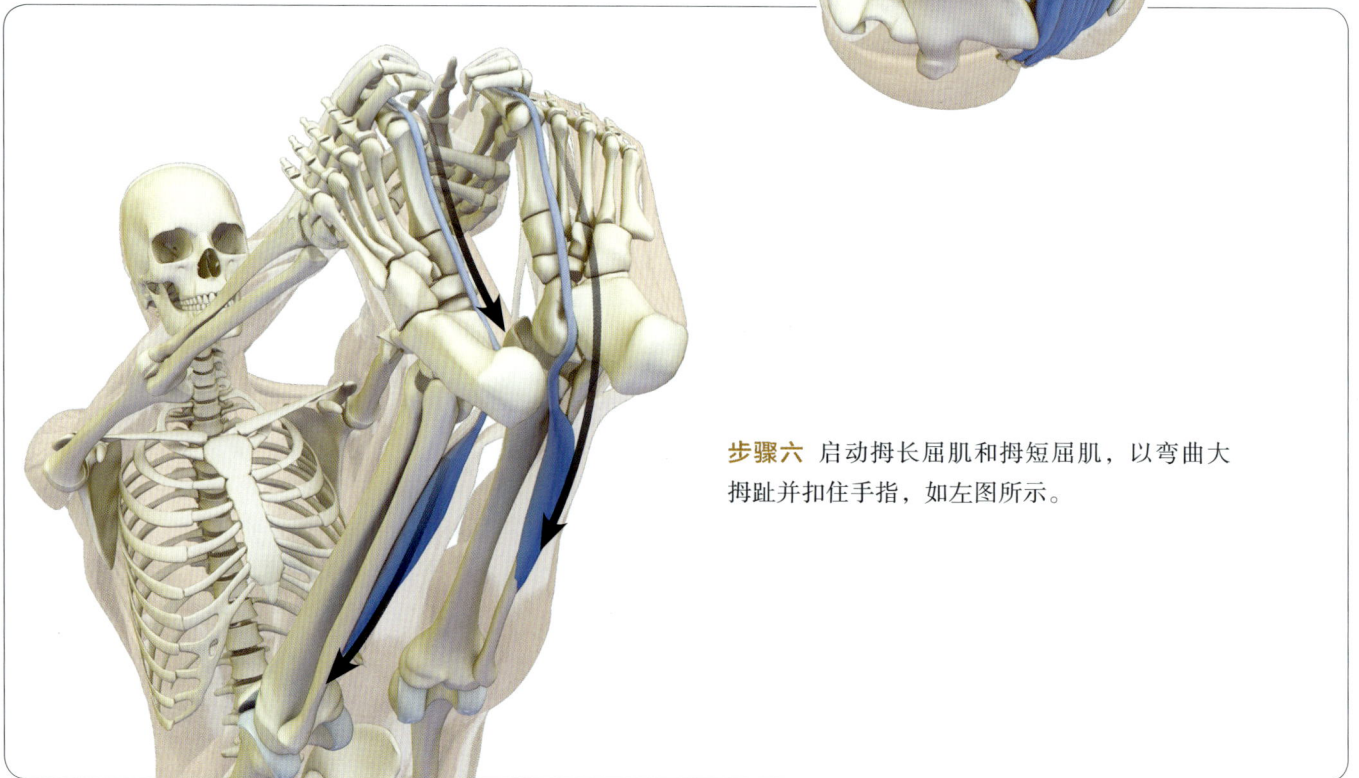

步骤六 启动拇长屈肌和拇短屈肌，以弯曲大拇趾并扣住手指，如左图所示。

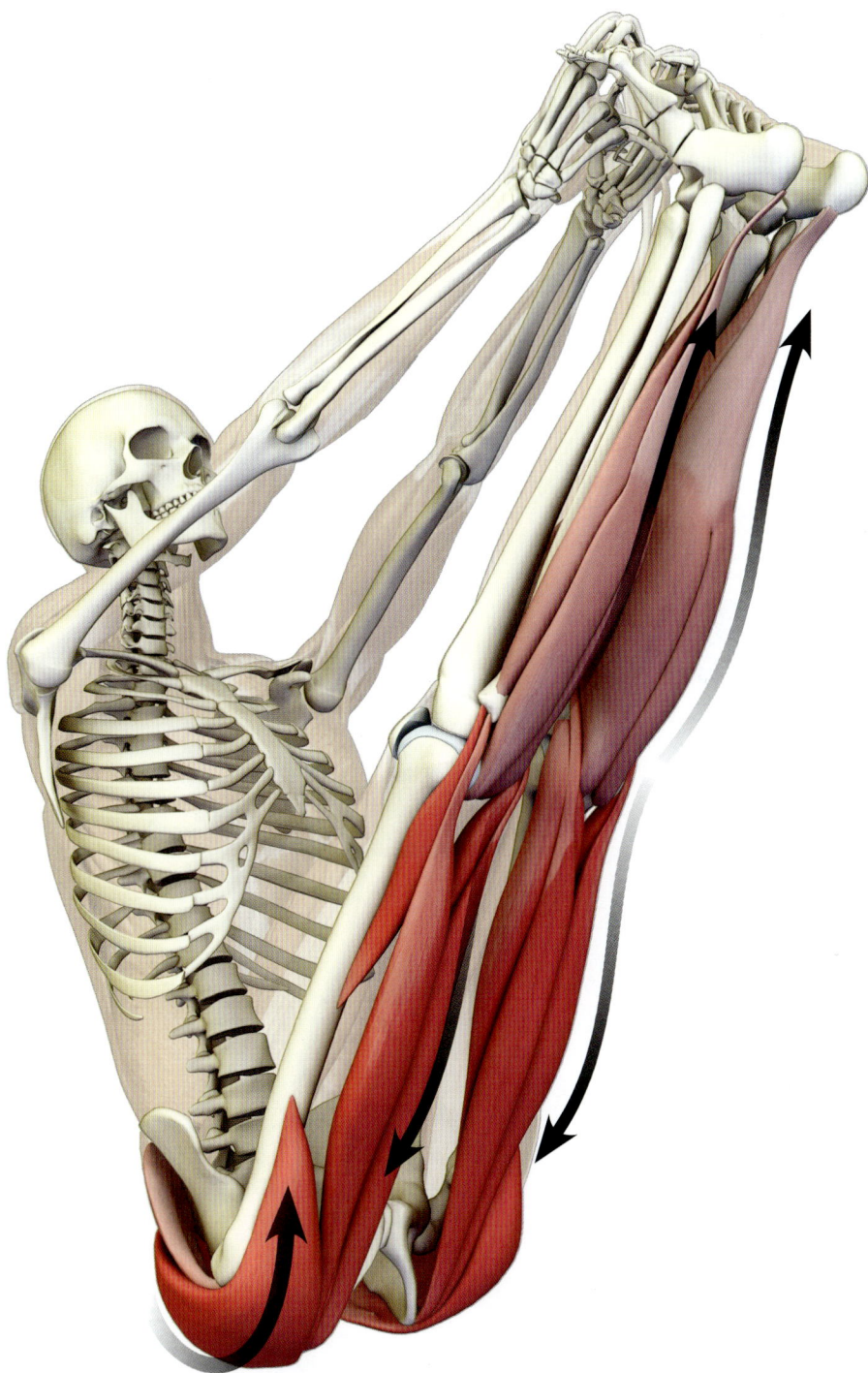

总结 前述所有次要重点，都是为了达成本式的核心主题，即伸展双腿后侧的肌肉，包含腓肠肌／比目鱼肌复合肌、腘绳肌、内收大肌和臀大肌。同时也会伸展深层背肌，而这些肌肉会如步骤五所述，离心收缩，形成挺背的动作。

恢复性体式

双脚靠墙倒立式 VIPARITA KARANI

通过双脚靠墙倒立式放松身体。这个体式能和缓地伸展背部，平衡前弯动作伸展的肌肉。双脚靠墙倒立式同时也是温和的倒转体式，有助于心血管系统，能暂时降低脉搏和血压。

将瑜伽砖摆在瑜伽枕和墙面间，接着骨盆前倾，置于瑜伽砖上，部分背部则躺在瑜伽枕上。毯子垫在头下，颈部微微弯曲。双臂摊在身体两侧，掌面朝上。

你也可以拿张椅子做变化式。屈膝放松腘绳肌；屈髋放松腰大肌及其协同肌。在这个姿势停留5分钟以上，准备进入大休息式。

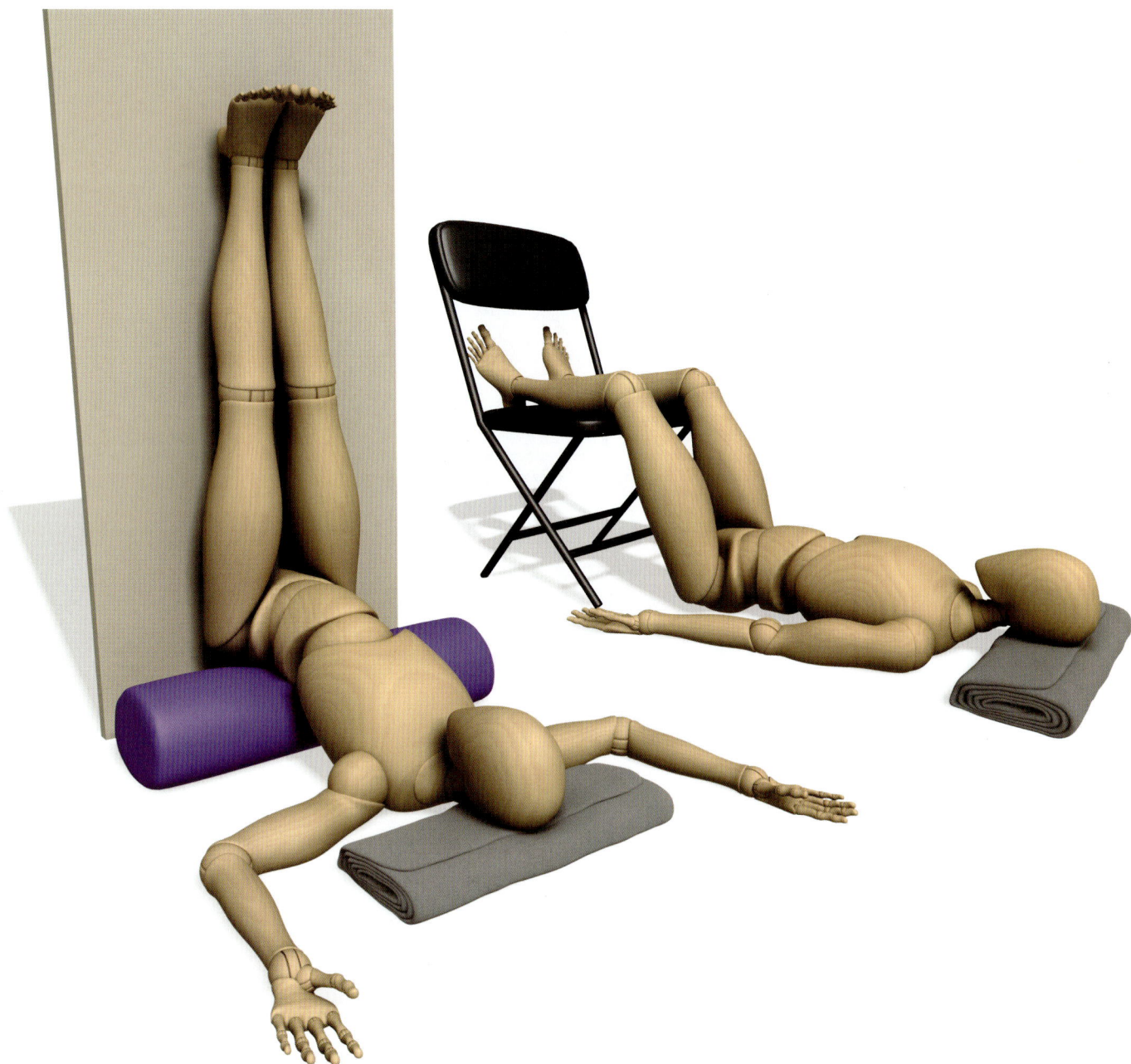

大休息式 SAVASANA

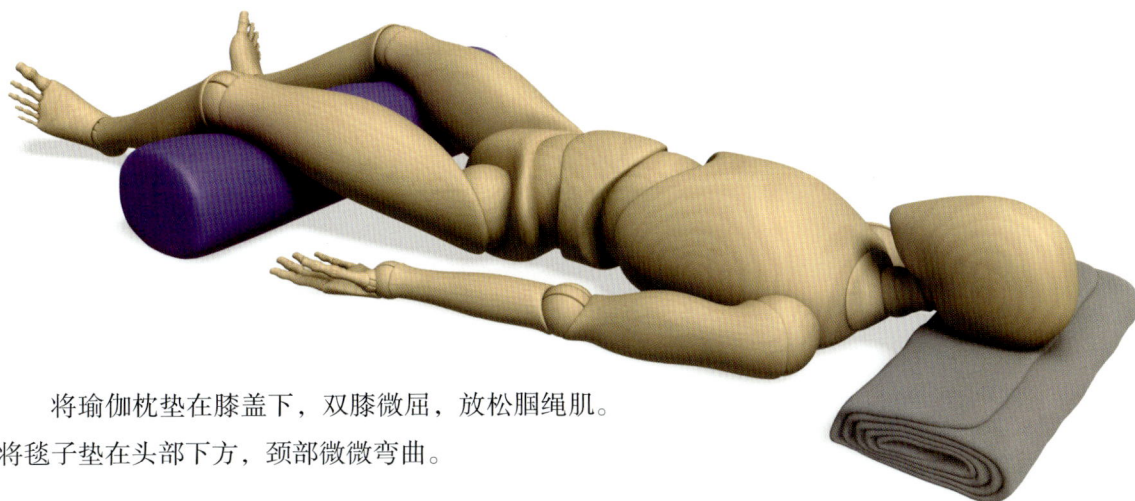

将瑜伽枕垫在膝盖下，双膝微屈，放松腘绳肌。
将毯子垫在头部下方，颈部微微弯曲。

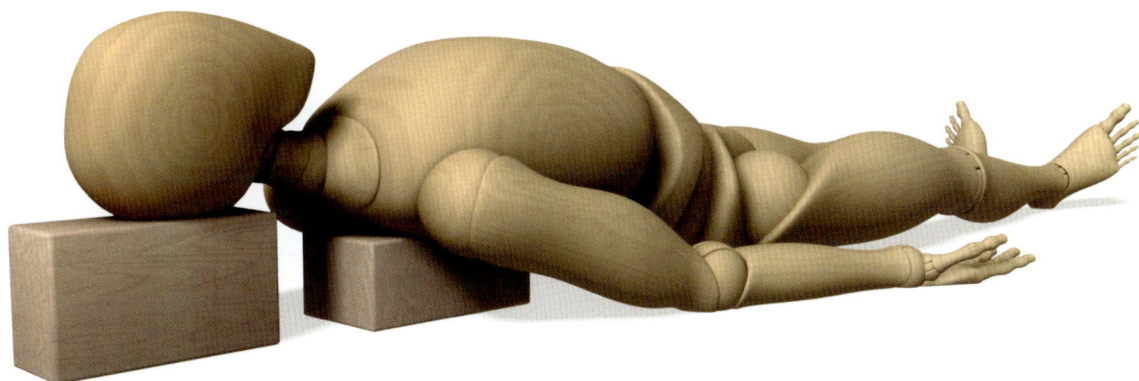

或者，你也可以把瑜伽砖垫在肩胛骨下，被动伸展肋间肌，并扩展胸腔。
为避免颈部后仰使喉咙感到紧绷进而伤到颈部关节，头部下方也要垫块瑜伽
砖，让颈部可以轻松地弯曲。

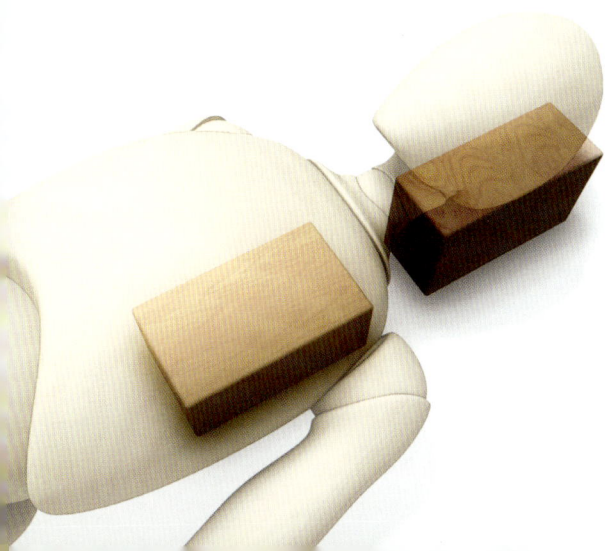

从左图可以看出，身体下方两块瑜伽砖放置的方向
与正确的放置方式。
双足外倒，掌心朝上。闭上双眼，在这个姿势休息
5～10分钟后，结束你的练习。

动作索引

MOVEMENT INDEX

动作索引

　　每个身体动作都有特定的名称。明确这些名称不仅对瑜伽教学十分重要，也有利于我们分析形成身体姿势的肌肉。作为一名瑜伽老师，我们要使用学员能理解的术语去跟他们沟通；要了解每个动作的科学叫法，同时又能清楚解释每个动作，让外行人也听得懂；动作指令要尽量简单、准确。

　　要记住，肌肉的收缩使关节、附肢落在各个体式的正确位置上。知道了关节的位置，就可以推断应该启动哪些肌肉以做出特定体式。有了这些知识，我们便可以指导学员运用精准的要领，调整、稳定身体进入体式，伸展正确的肌肉，创造收束。因此，全面理解身体动作是揭开瑜伽体式奥秘的步骤一。

　　身体一共有六种基本动作，分别是弯曲（flexion）、伸展（extention）、内收（adduction）、外展（abduction）、内旋（internal / medial rotation）和外旋（external / lateral rotation）。所有这些动作都发生于以下三个平面，解剖学位置是定义动作方向的坐标。

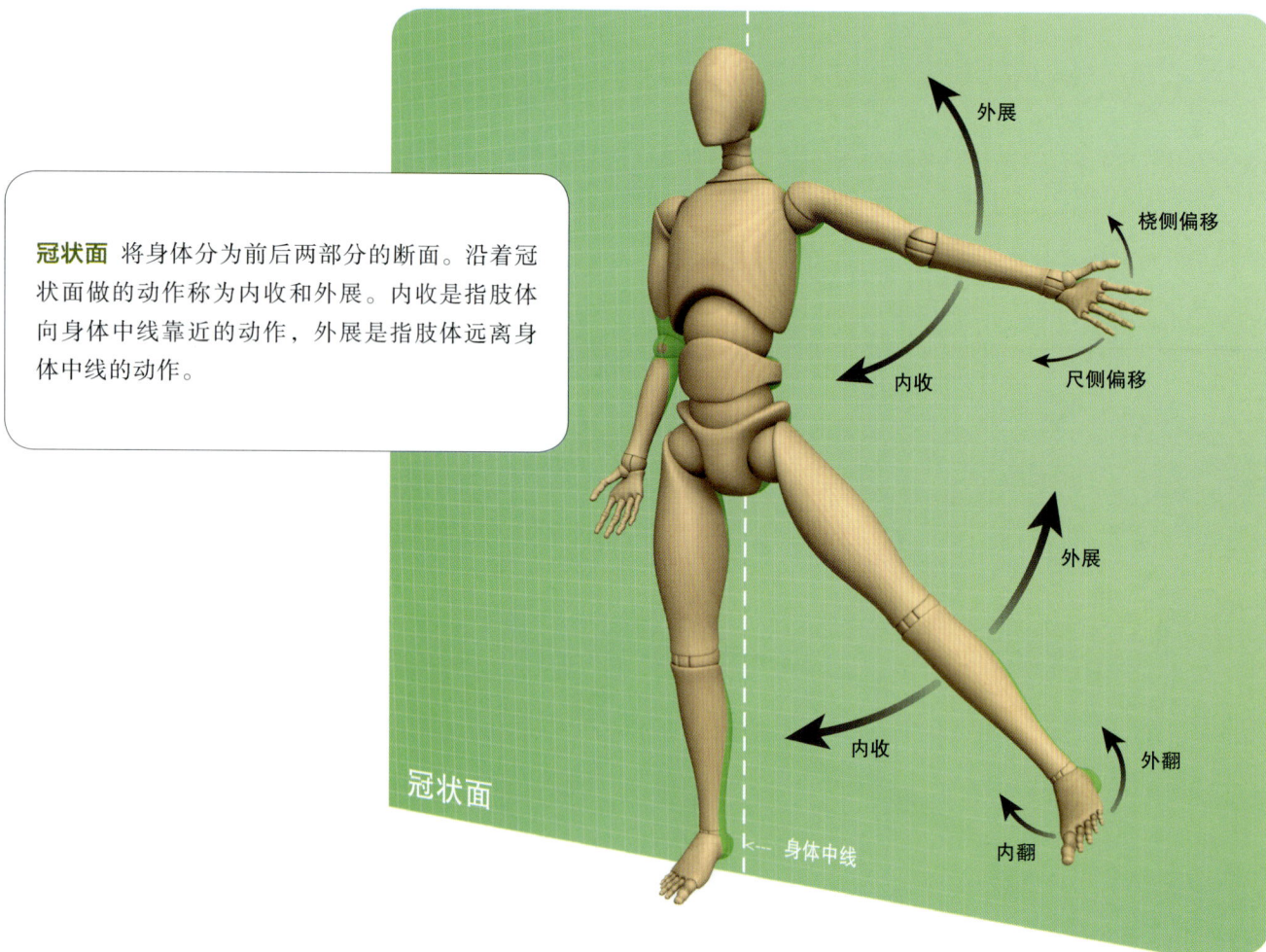

冠状面 将身体分为前后两部分的断面。沿着冠状面做的动作称为内收和外展。内收是指肢体向身体中线靠近的动作，外展是指肢体远离身体中线的动作。

外展

桡侧偏移

内收

尺侧偏移

外展

内收

外翻

内翻

冠状面

←-- 身体中线

矢状面 弯曲 弯曲

伸展

伸展

伸展

膝关节弯曲

跖曲

弯曲

背屈

膝关节伸展

矢状面

身体中线

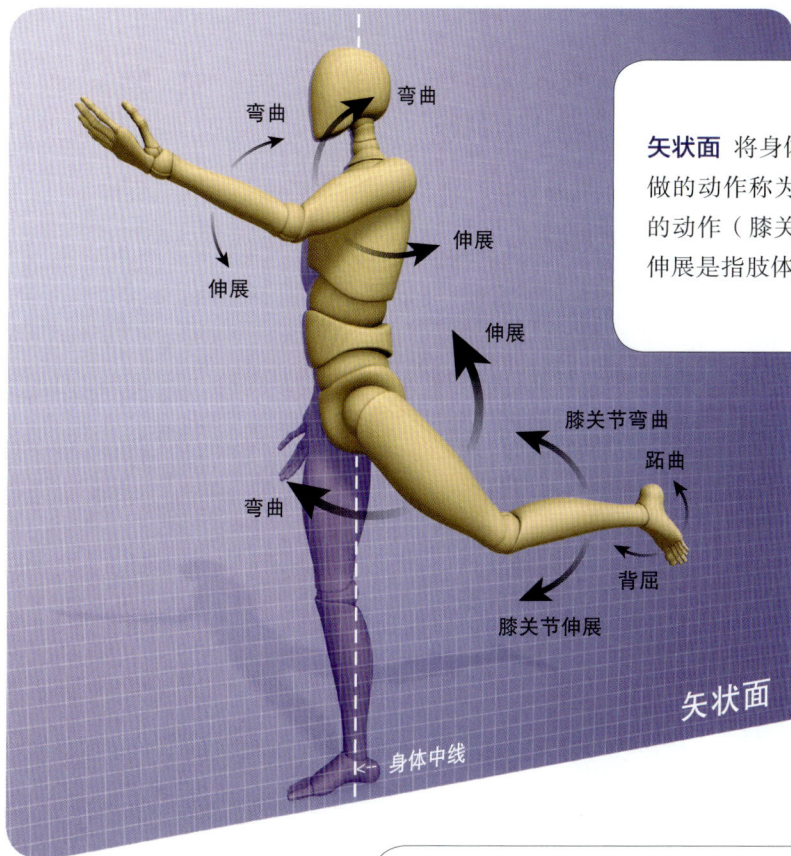

矢状面 将身体分为左右两部分的断面。沿着矢状面做的动作称为弯曲和伸展。弯曲通常是指肢体前移的动作（膝关节例外，膝关节向后移动是弯曲）。伸展是指肢体后移的动作。

横断面 将身体分为上下两部分的断面。沿着横断面做的动作称为旋转。旋转又进一步分为内旋和外旋，向着身体中线转动为内旋，远离身体中线转动为外旋。

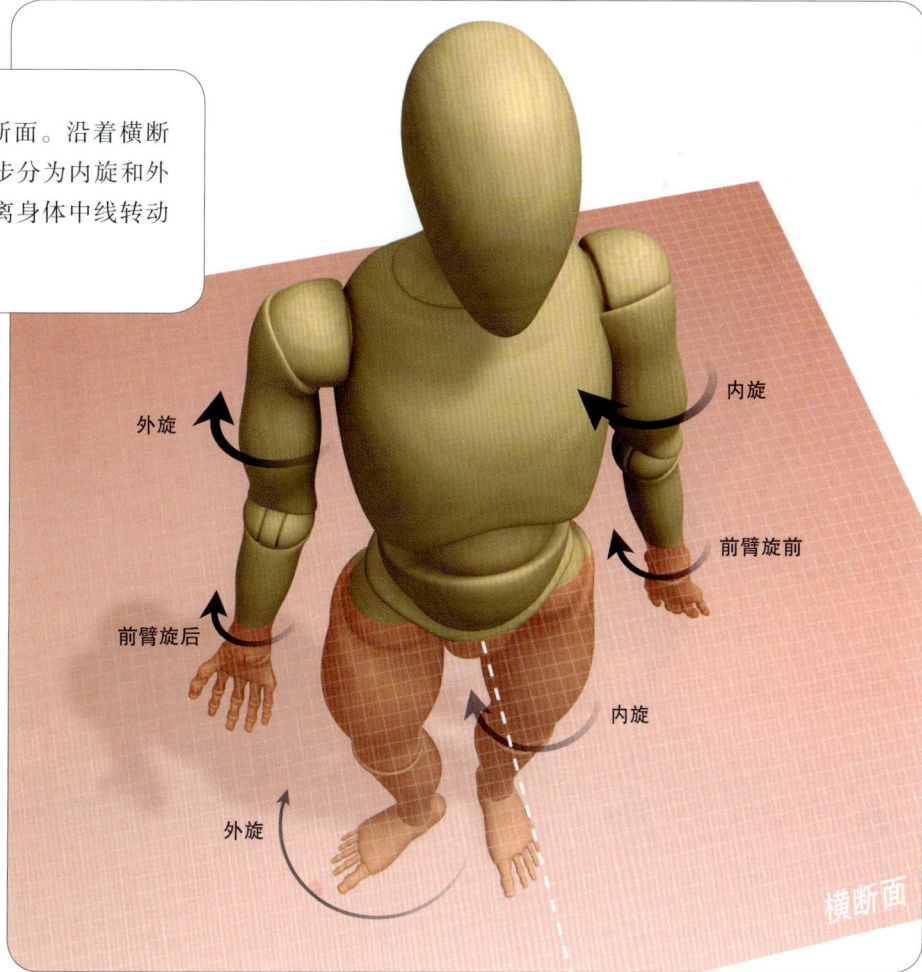

外旋

内旋

前臂旋前

前臂旋后

内旋

外旋

横断面

在此以鸳鸯式和门闩式为例，说明如何分析基本关节位置。

分析顺序是按照构成体式姿态的先后动作条列而下。

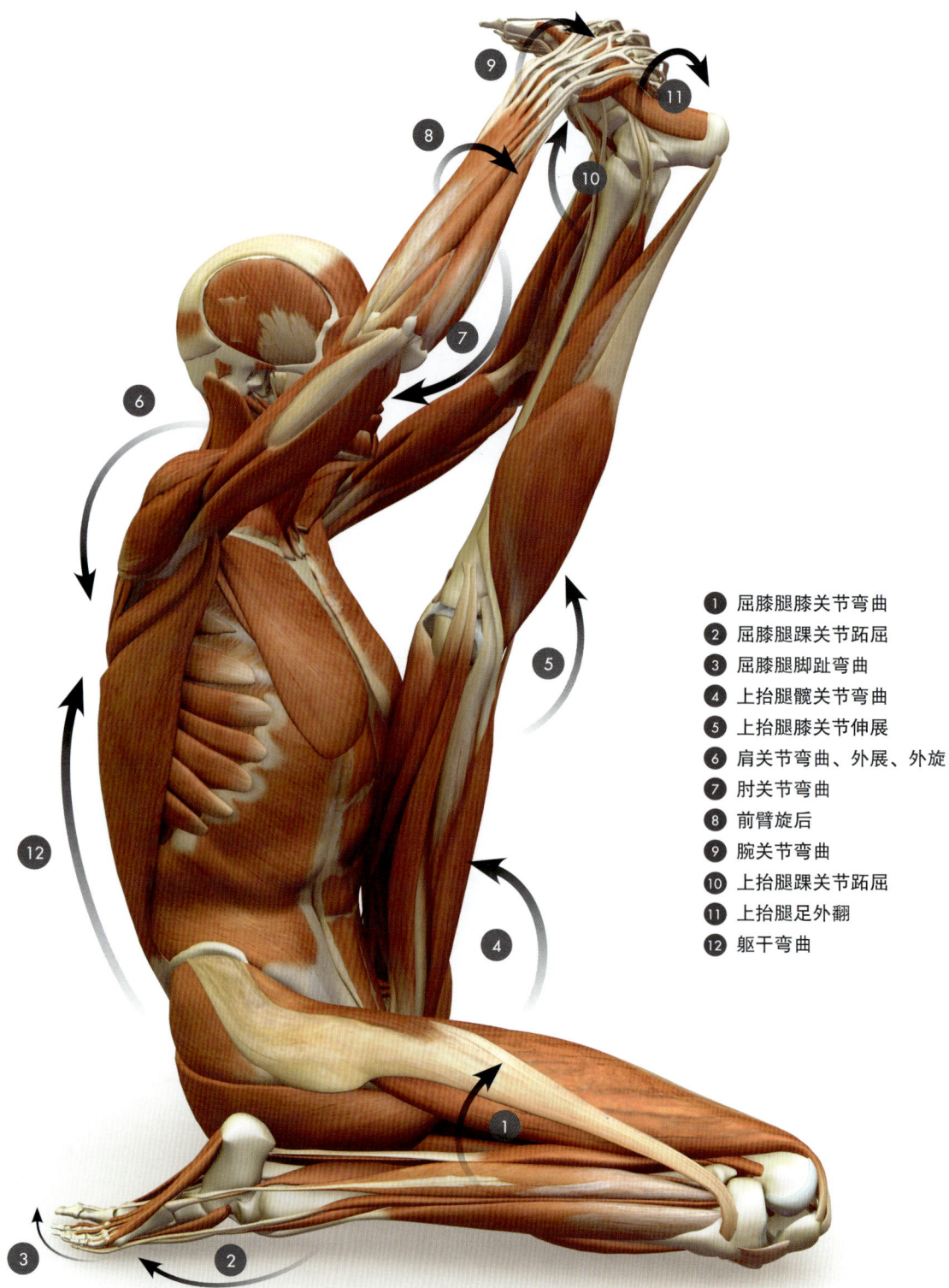

1. 屈膝腿膝关节弯曲
2. 屈膝腿踝关节跖屈
3. 屈膝腿脚趾弯曲
4. 上抬腿髋关节弯曲
5. 上抬腿膝关节伸展
6. 肩关节弯曲、外展、外旋
7. 肘关节弯曲
8. 前臂旋后
9. 腕关节弯曲
10. 上抬腿踝关节跖屈
11. 上抬腿足外翻
12. 躯干弯曲

1 屈膝腿膝关节弯曲
2 屈膝腿踝关节跖屈
3 屈膝腿脚趾弯曲
4 伸直腿髋关节弯曲
5 伸直腿膝关节伸展
6 伸直腿踝关节跖屈
7 躯干侧屈
8 肩关节弯曲、外展、外旋
9 肘关节伸展
10 前臂旋前

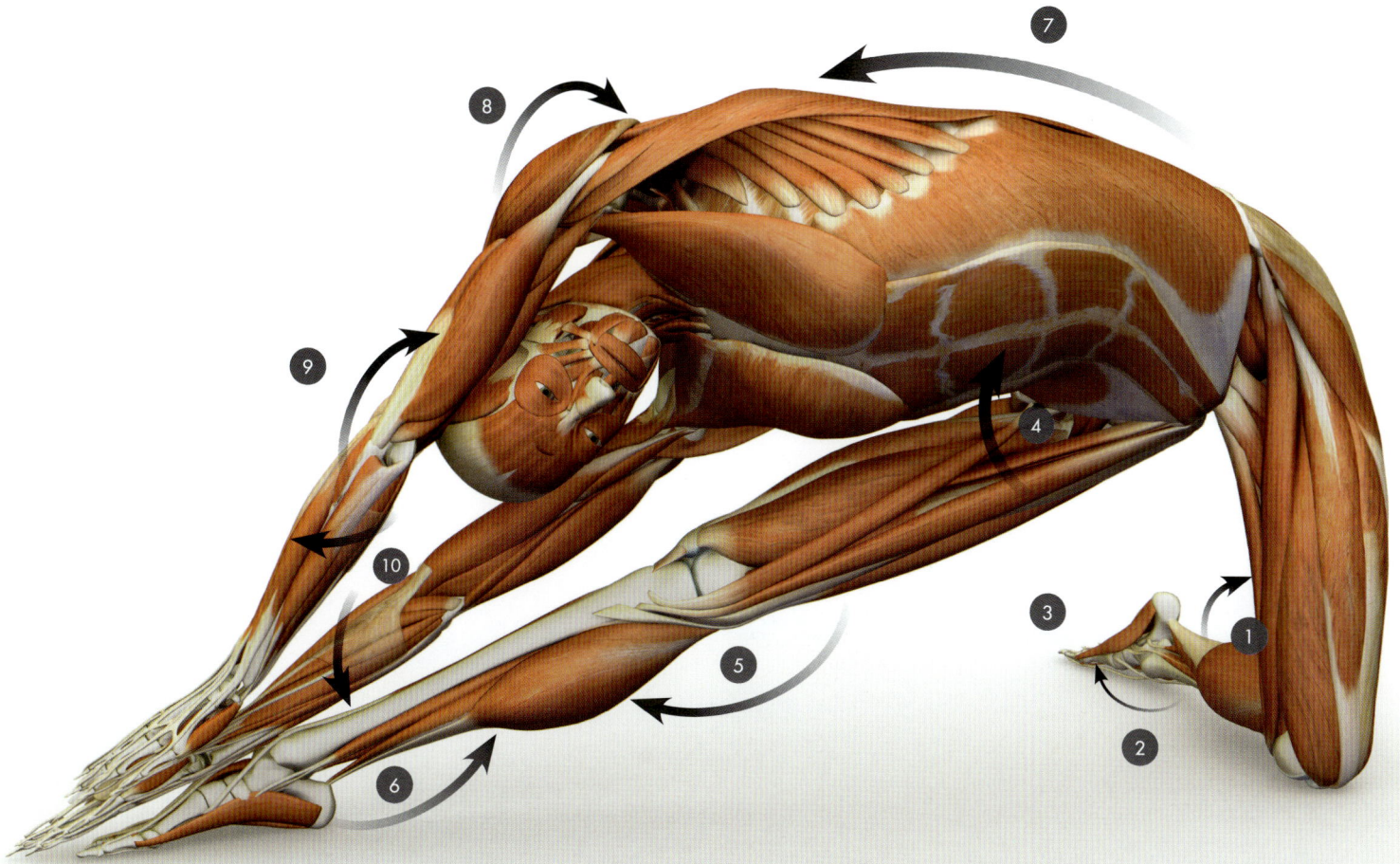

动作与肌肉对照表

颈部

肌肉名称	弯曲	伸展	侧屈	侧伸	旋转
头半棘肌		●	●	●	●
头夹肌		●	●	●	●
胸锁乳突肌	●		●	●	●
肩胛提肌		●	●	●	
斜方肌		●	●	●	●

躯干

肌肉名称	弯曲	伸展	侧屈	旋转
腹外斜肌	●		●	●
腹内斜肌	●		●	●
腹直肌	●			
胸棘肌		●		
侧横突间肌			●	
棘间肌		●		
胸最长肌		●		
腰髂肋肌		●		
多裂肌		●		
回旋肌		●		●
腰方肌		●	●	
腰大肌	●		●	
髂肌	●		●	

髋关节

肌肉名称	弯曲	伸展	内收	外展	内旋	外旋
臀大肌		●				●
臀中肌	●	●		●	●	●
臀小肌	●	●		●	●	●
阔筋膜张肌	●			●	●	
腰大肌	●					●
髂肌	●					●
股直肌	●			●		
缝匠肌	●			●		●
耻骨肌	●		●			●
大收肌		●	●			●
长收肌	●		●			●
短收肌	●		●			●
股薄肌	●		●			●
梨状肌				●		●
上孖肌				●		●
下孖肌				●		●
闭孔内肌				●		●
闭孔外肌						●
股方肌			●			●
半腱肌		●			●	
半膜肌		●			●	
股二头肌		●				●

膝关节

肌肉名称	弯曲	伸展	内旋	外旋
股内侧肌		●		
股外侧肌		●		
股中间肌		●		
股直肌		●		
缝匠肌	●		●	
半键肌	●		●	
半膜肌	●		●	
股二头肌	●			●
股薄肌	●		●	
腘肌	●			
腓肠肌	●			

小腿

肌肉名称	踝关节跖曲	踝关节背曲	足外翻	足内翻	趾弯曲	趾伸展
腓肠肌	●					
比目鱼肌	●					
胫骨前肌		●		●		
胫骨后肌	●			●		
腓骨长肌	●		●			
腓骨短肌	●		●			
第三腓骨肌	●		●			
趾长屈肌	●			●	●	
拇长屈肌	●			●	●	
趾长伸肌		●	●			●
拇长伸肌		●		●		●

足部

肌肉名称	趾弯曲	趾伸展	趾内收	趾外展
趾短屈肌	●			
拇短屈肌	●			
小趾短屈肌	●			
趾短伸肌		●		
拇短伸肌		●		
小趾展肌				●
拇展肌				●
拇收肌			●	
蚓状肌	●	●	●	
足底骨间肌	●		●	
足背骨间肌	●			●

手部

肌肉名称	弯曲	伸展	内收	外展
指浅屈肌	●			
指深屈肌	●			
拇长屈肌	●			
拇短屈肌	●			
小指短屈肌	●			
指伸肌		●		
拇长伸肌		●		
拇短伸肌		●		
食指伸肌		●		
小指伸肌		●		
拇长展肌				●
拇短展肌				●
拇收肌			●	
小指展肌				●
蚓状肌	●	●		
背侧骨间肌	●	●	●	

手臂和腕关节

肌肉名称	肘关节弯曲	肘关节伸展	前臂旋前	前臂旋后	腕关节弯曲	腕关节伸展	腕关节尺侧偏斜	腕关节桡侧偏斜
肱二头肌	●			●				
肱肌	●							
肱三头肌		●						
肘后肌		●						
肱桡肌	●							
旋后肌				●				
旋前圆肌			●					
旋前方肌			●					
桡侧腕长伸肌						●		●
桡侧腕短伸肌						●		●
尺侧腕伸肌						●	●	
桡侧腕屈肌					●			●
尺侧腕屈肌					●		●	
指伸肌						●		
拇短伸肌								●
拇长伸肌				●				●
拇长展肌								●

肩关节

肌肉名称	后缩	前伸	上提	下压	弯曲	伸展	内收	外展	内旋	外旋
菱形肌	●									
前锯肌		●	●					●		
斜方肌	●		●	●			●	●		
肩胛提肌		●	●							
背阔肌	●			●		●	●		●	
大圆肌						●	●		●	
胸大肌				●	●		●		●	
胸小肌		●		●						
三角肌前束					●				●	
三角肌中束								●		
三角肌后束						●				●
冈上肌								●		
冈下肌										●
小圆肌							●			●
肩胛下肌									●	
肱二头肌					●					
喙肱肌					●		●			
肱三头肌						●	●			

解剖学索引

ANATOMY INDEX

骨
BONES

1 头骨 skull
2 下颌骨 mandible
3 颈椎 cervical spine
4 胸椎 thoracic spine
5 腰椎 lumbar spine
6 骶骨 sacrum
7 髂骨（骨盆）ilium bone (pelvis)
8 坐骨粗隆（坐骨）ischial tuberosity (sit bone)
9 股骨 femur
10 髌骨 patella
11 胫骨 tibia
12 腓骨 fibula
13 肋骨 ribs
14 胸骨 sternum
15 锁骨 clavicle
16 肩胛骨 scapula
17 肱骨 humerus
18 桡骨 radius
19 尺骨 ulna
20 后足 hindfoot
21 中足 midfoot
22 前足 forefoot
23 腕骨（手腕）carpals (wrist)
24 掌骨 metacarpals
25 指骨 phalanges

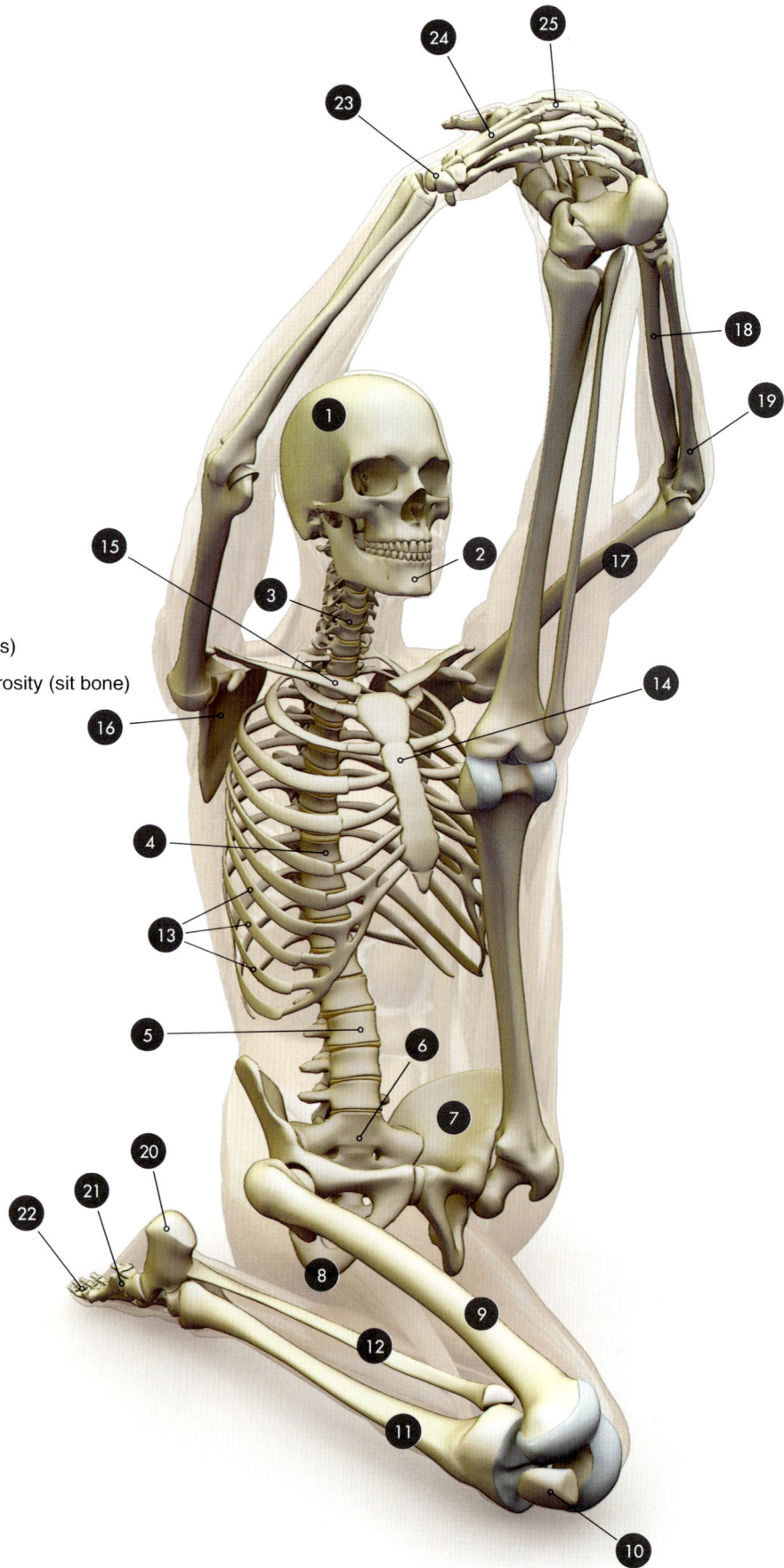

中轴与附肢骨骼
AXIAL AND APPENDICULAR SKELETONS

中轴骨骼

中轴骨骼由头骨、脊椎骨及胸廓组成。这些骨骼连接上肢附肢骨骼与下肢附肢骨骼，让这两个不同区块的骨骼能够互相作用。例如，在门闩式中，将双手连接伸直腿足部，有助于侧屈躯干（中轴骨骼）。

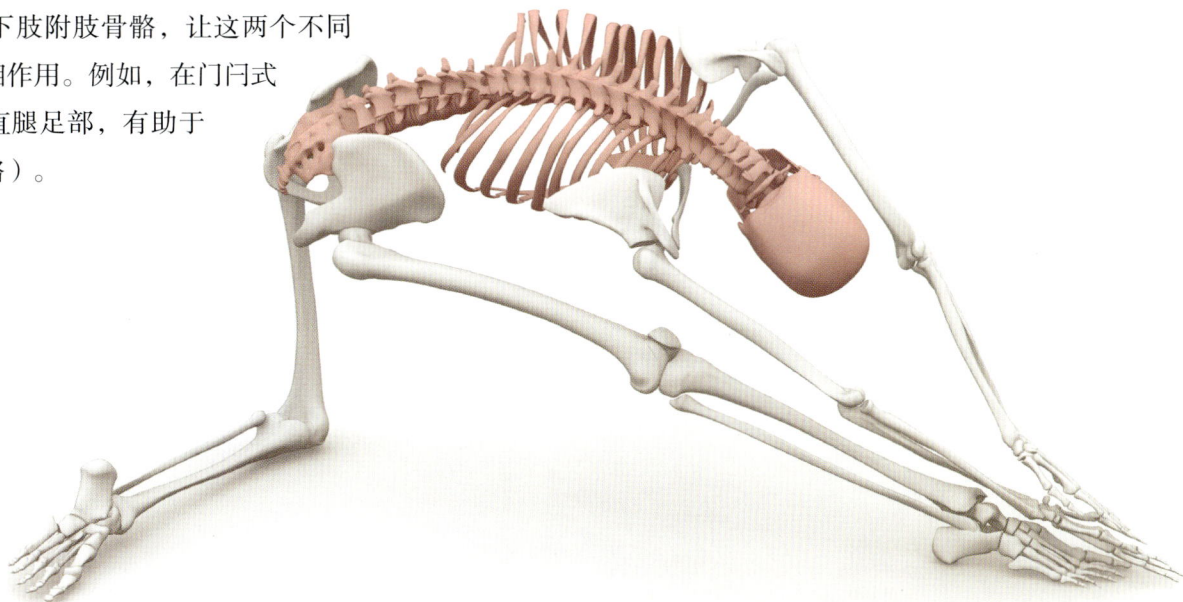

附肢骨骼

上肢附肢骨骼由肩胛带及上肢组成。肩胛带包含肩胛骨与锁骨，连接手臂与躯干。换句话说，肩胛带连接起上肢附肢骨骼与中轴骨骼。下肢附肢骨骼则由骨盆带与下肢构成。骨盆带由髂骨、坐骨与耻骨联合组成。骨盆带将下肢连接到中轴骨骼。

了解骨骼属于不同区块是很重要的，因为附肢骨骼能以杠杆作用来带动中轴骨骼。换句话说，将手部碰触到足部，可以改变脊椎的位置。

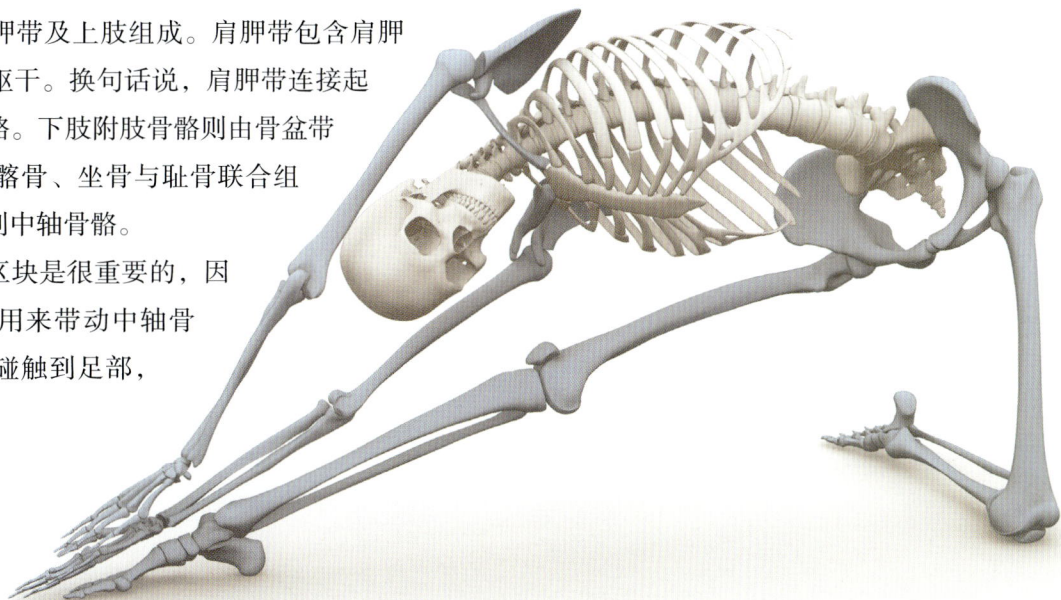

肌肉
MUSCLES

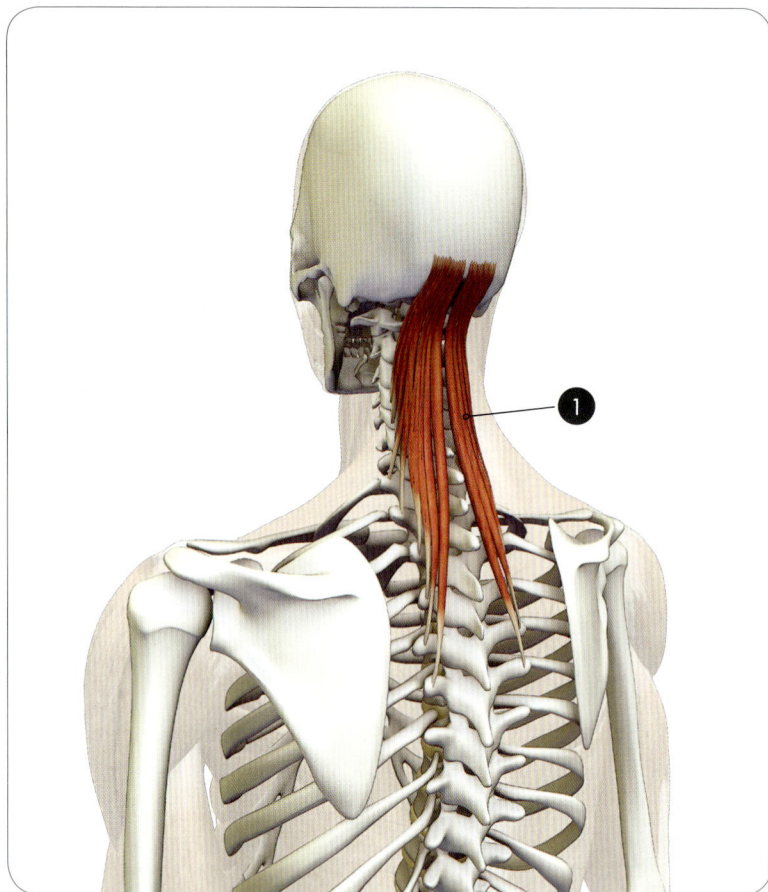

❶ 头半棘肌
起：下颈椎和上胸椎的横突
止：枕骨
动作：伸展头部（后倾），协助头部转动

❷ 头夹肌
起：第7节颈椎和第1~4节胸椎的棘突
止：头骨乳突，位于耳朵后部
动作：伸展头部和颈部；当单侧收缩时，可侧屈颈部；将头部转向肌肉收缩的一侧

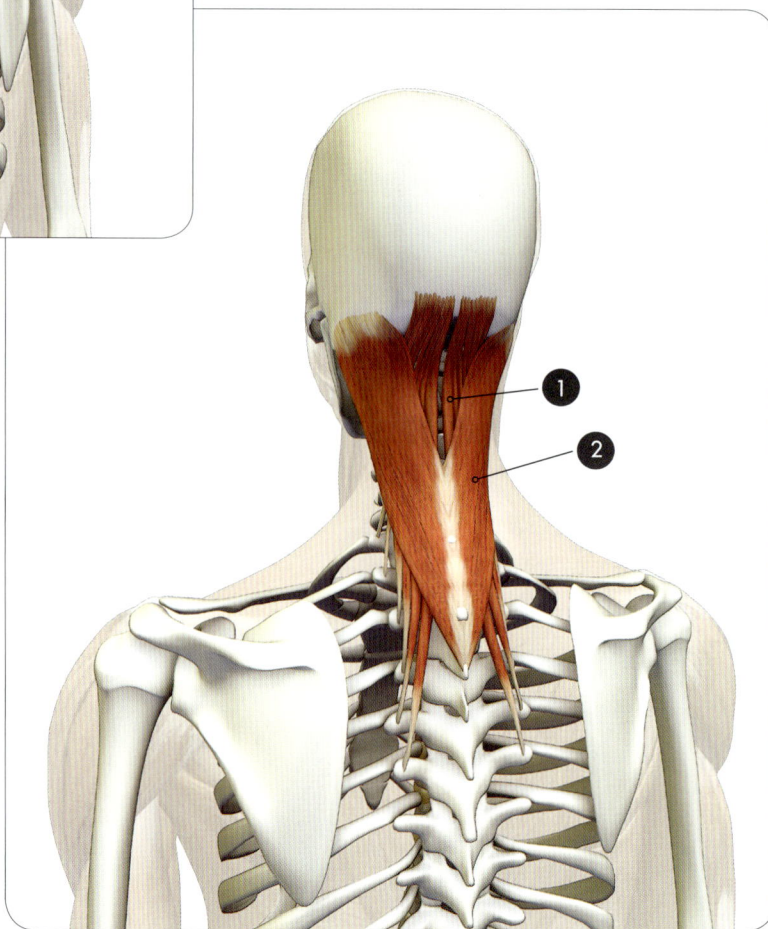

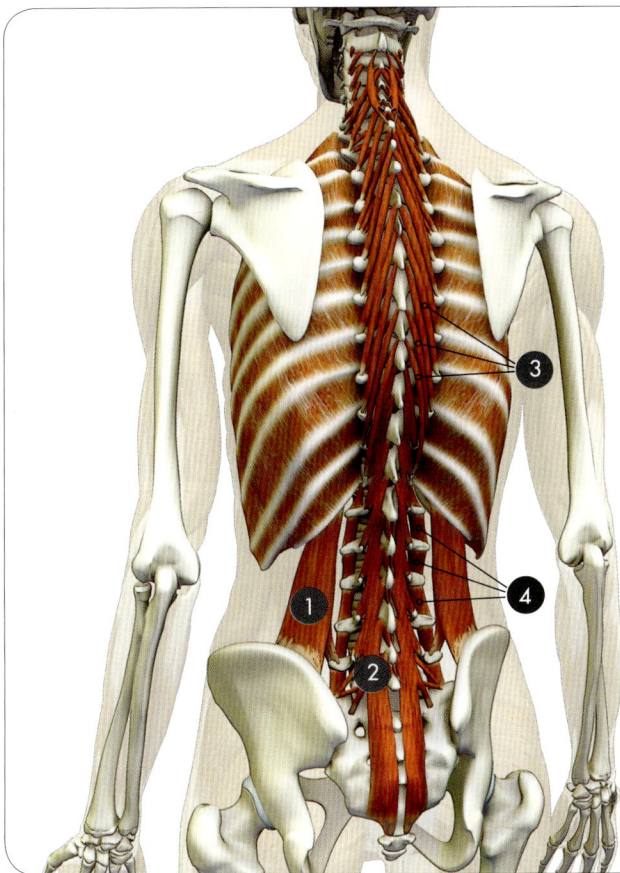

❶ 腰方肌

起：髂嵴后方

止：第12对肋骨后部，第1~4节腰椎的横突

动作：侧屈脊柱；伸展、稳定腰椎；稳定第12对肋骨，深吸气时会将其向下拉

❷ 多裂肌

起：骶骨和髂后上棘的后部，腰椎、胸椎和颈椎的横突

止：从起端椎骨向上两个椎骨；肌纤维成对角向身体中线走，到达止端椎骨的棘突

动作：在伸展、弯曲和旋转过程中稳定脊椎

❸ 胸半棘肌

起：第6~10节胸椎横突

止：下颈椎和上胸椎的棘突

动作：伸展和旋转上胸椎和下颈椎

❹ 侧横突间肌

起：腰椎的横突

止：邻近起端椎骨上方的椎骨横突

动作：侧屈腰椎

❶ 后上锯肌

起：项韧带与第7节颈椎到第4节胸椎的棘突

止：第2~5对肋骨的上缘

动作：在深吸气时，通过上提肋骨扩展胸腔后侧（后上锯肌是呼吸的辅助肌）

❷ 后下锯肌

起：第11~12节胸椎、第1~3节腰椎的棘突，以及胸腰筋膜

止：第9~12对肋骨的下缘

动作：在吸气时稳定下方肋骨

❸ 胸棘肌

起：第6~10节胸椎的横突

止：第6~7节颈椎、第1~4节胸椎的棘突

动作：伸展上胸椎和下颈椎

❹ 胸最长肌

起：骶骨后部，以及第11~12节胸椎、第1~5节腰椎的棘突

止：第1~12节胸椎的横突，第4~12对肋骨的内缘

动作：侧屈、伸展脊椎，在吸气时协助扩展胸腔

❺ 腰髂肋肌

起：骶骨后部

止：第7~12对肋骨的后缘

动作：侧屈、伸展腰椎

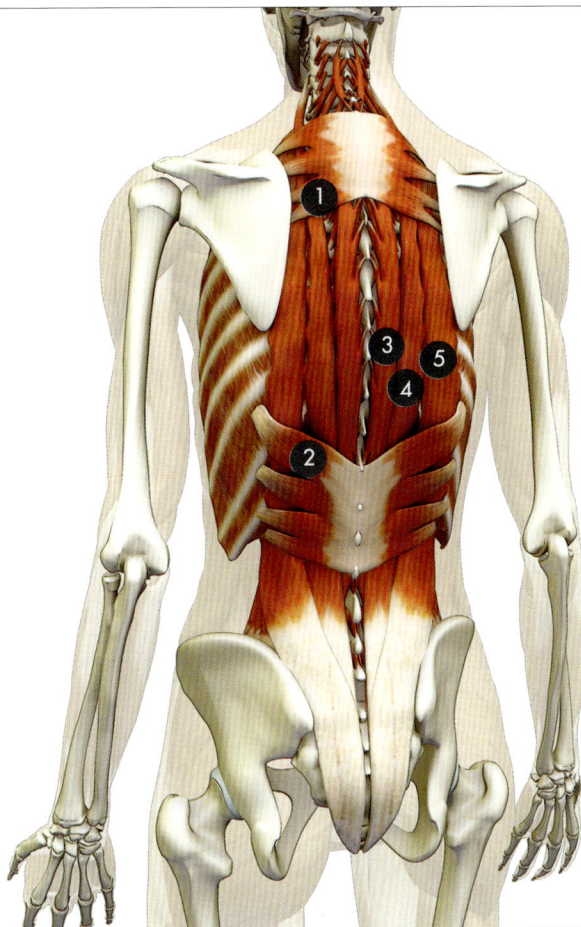

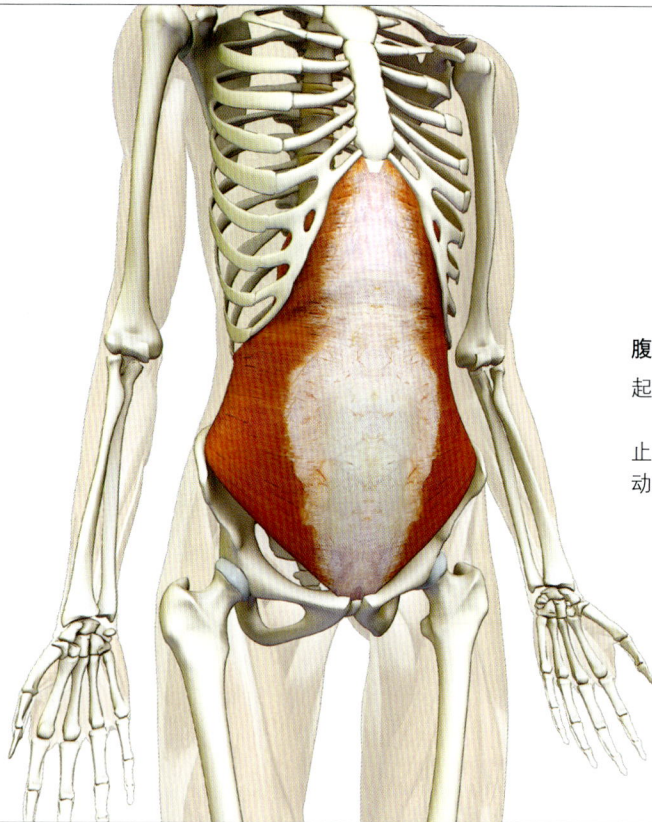

腹横肌

起：髂嵴前部，腹股沟韧带，胸腰筋膜，第7~12
　　对肋骨的肋软骨（前端）
止：胸骨剑突、腹白线、耻骨
动作：支撑、挤压腹部

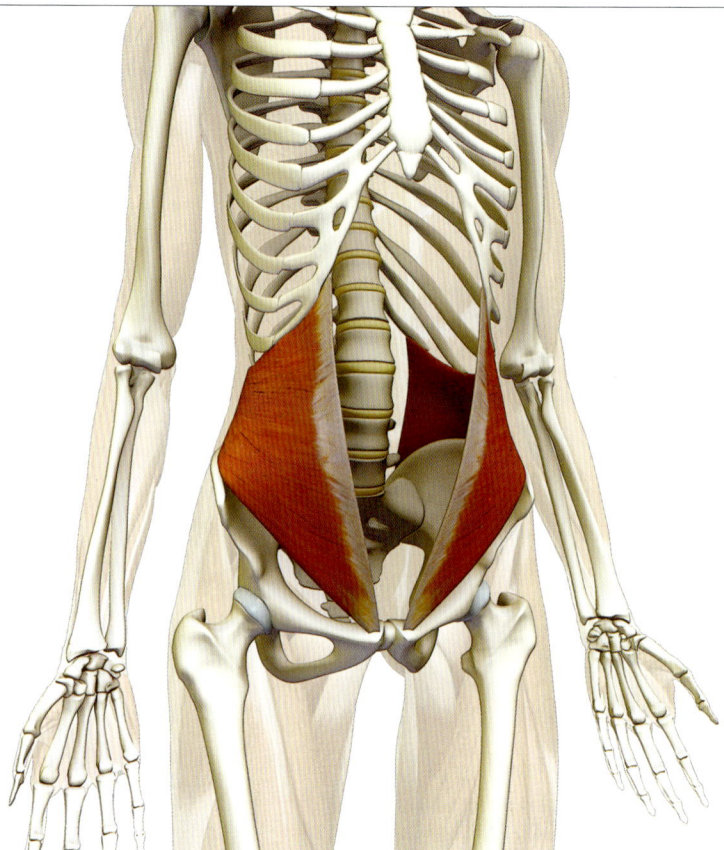

腹内斜肌

起：髂嵴、胸腰筋膜、腹股沟韧带
止：第9~12对肋骨下缘、腹白线、耻骨
动作：侧屈躯干、使躯干朝肌肉收缩侧旋
　　　转、挤压腹部

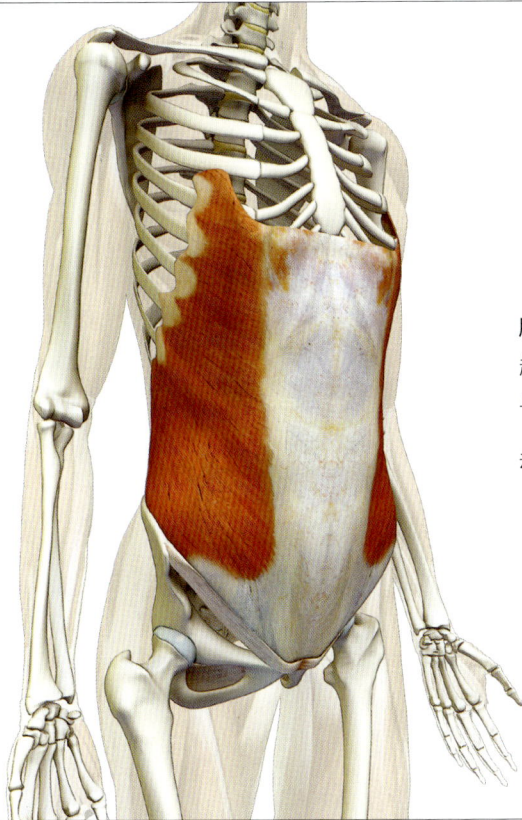

腹外斜肌

起：第5~12对肋骨

止：通过腱膜进入腹部正面的腹白线、腹股沟韧
　　带、髂前上棘、耻骨

动作：侧屈躯干、使躯干远离肌肉收缩侧旋转、
　　　挤压腹部

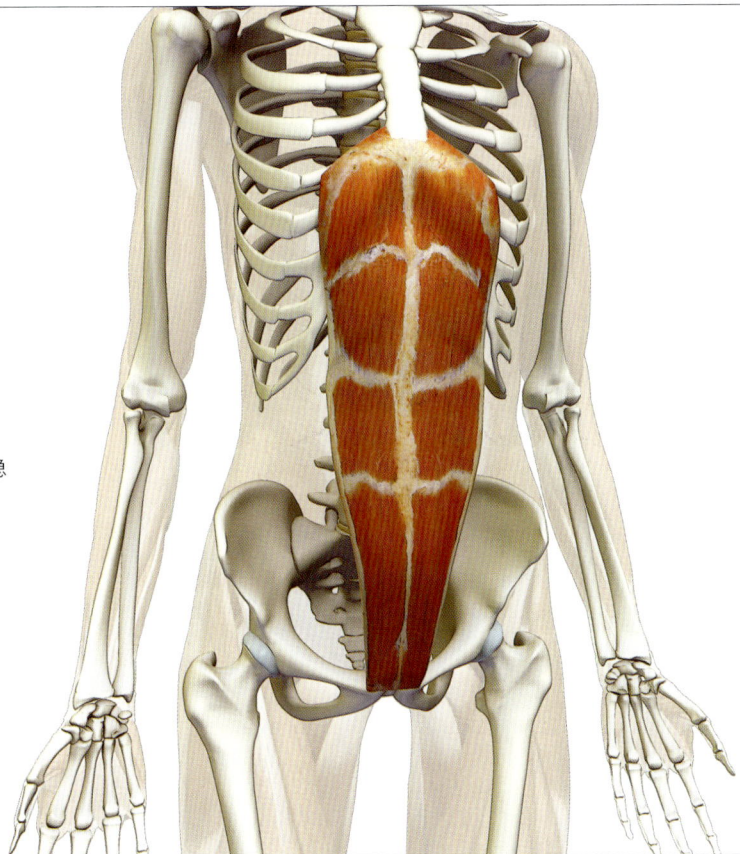

腹直肌

起：耻骨和耻骨联合

止：胸骨剑突、第5~7对肋骨的肋软骨

动作：弯曲腰椎、稳定并下拉胸廓、稳
　　　定并后倾骨盆、挤压腹部

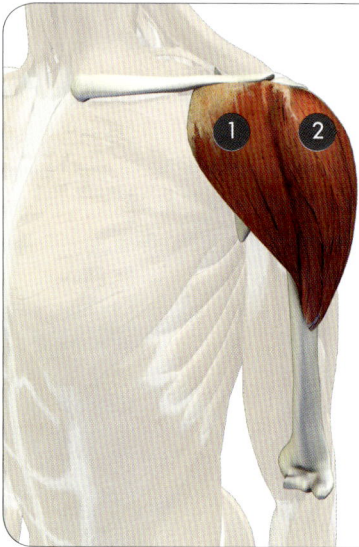

❶ 三角肌前束

起：锁骨前方上端三分之一处
止：肱骨干外表面的三角肌粗隆
动作：前屈、内旋肱骨

❷ 三角肌中束

起：肩胛骨肩峰突的侧向边缘
止：肱骨干外表面的三角肌粗隆
动作：接着肩袖肌群的冈上肌的起始动作，
　　　继续外展肱骨

❸ 三角肌后束

起：肩胛冈
止：肱骨干外表面的三角肌粗隆
动作：伸展、外旋肱骨

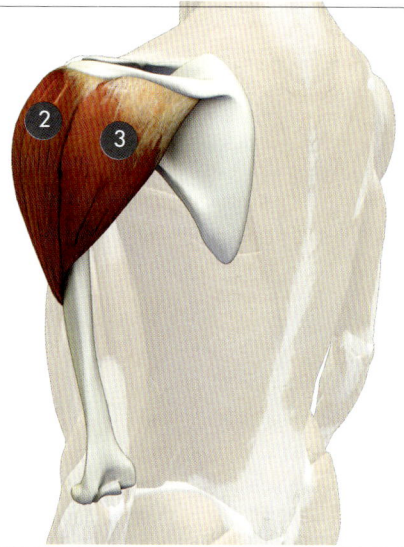

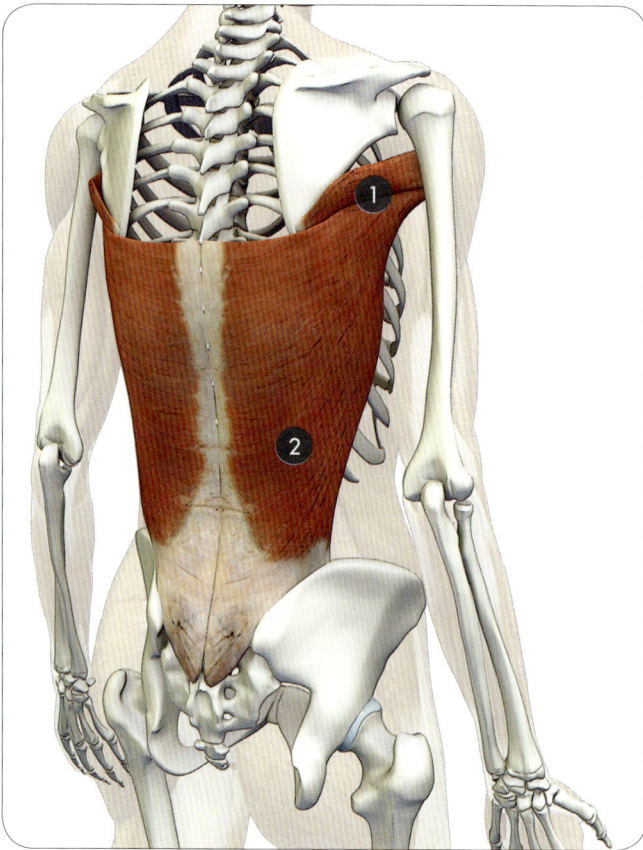

❶ 大圆肌

起：肩胛骨下侧边缘
止：肱骨肱二头肌沟
动作：内收、内旋肱骨

❷ 背阔肌

起：胸腰筋膜、髂嵴后部、第9~12对肋骨、
　　肩胛骨内边缘
止：肱骨肱二头肌沟
动作：伸展、内收、内旋肱骨

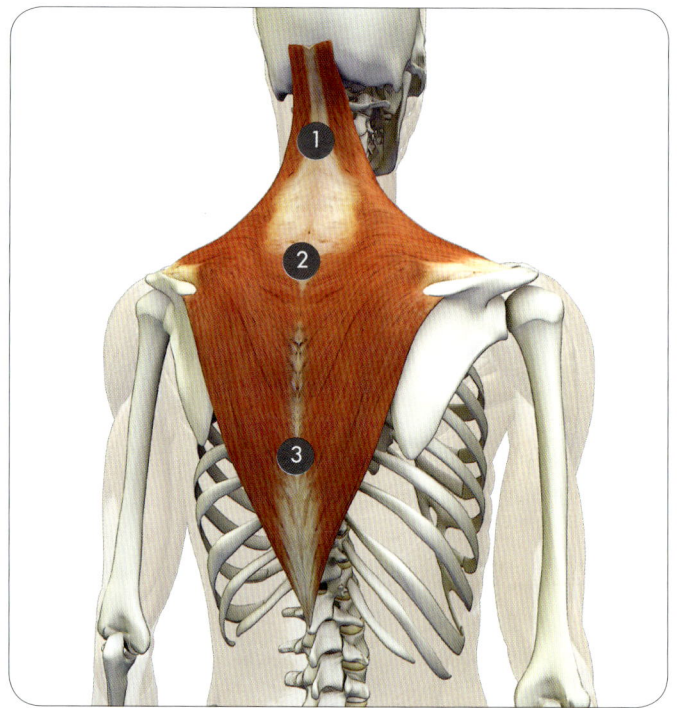

❶ 上斜方肌

起：枕骨、项韧带
止：肩胛冈的上缘
动作：上提肩胛带，同下斜方肌一起旋转肩胛骨，使手
　　　臂高举过头

❷ 中斜方肌

起：第7节颈椎到第7节胸椎的棘突
止：肩峰内缘、锁骨外侧三分之一处的后部
动作：内收肩胛骨

❸ 下斜方肌

起：第8~12节胸椎的棘突
止：肩峰内缘、锁骨外侧三分之一处的后部
动作：下压肩胛骨，帮助身体在手臂平衡动作中保持稳
　　　定，同上斜方肌一起旋转肩胛骨，使手臂高举过头

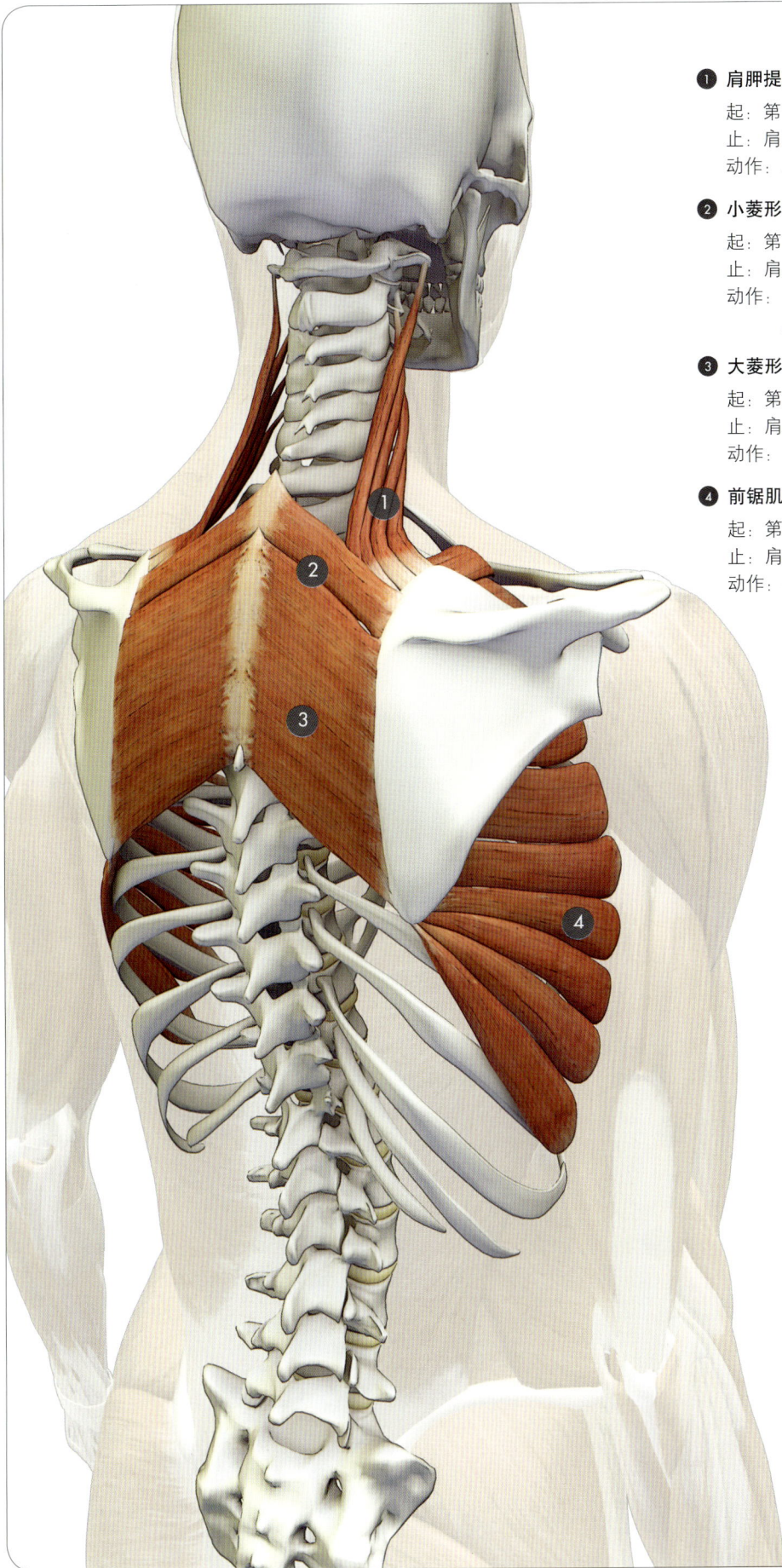

1 肩胛提肌

起: 第1~4节颈椎的横突

止: 肩胛骨的上部内缘

动作: 上提肩胛骨

2 小菱形肌

起: 第7节颈椎和第1节胸椎的棘突、项韧带

止: 肩胛骨的上部内缘

动作: 内收肩胛骨，通过上提肩胛骨内缘以下压肩胛骨外缘

3 大菱形肌

起: 第2~5节胸椎的棘突

止: 肩胛骨内缘

动作: 内收肩胛骨，使胸部向前展开

4 前锯肌

起: 第1~9对肋骨

止: 肩胛骨内缘的前侧表面

动作: 将肩胛骨向胸腔壁方向前拉，做俯卧撑类运动时稳定肩胛骨，外展和上举手臂时旋转肩胛骨

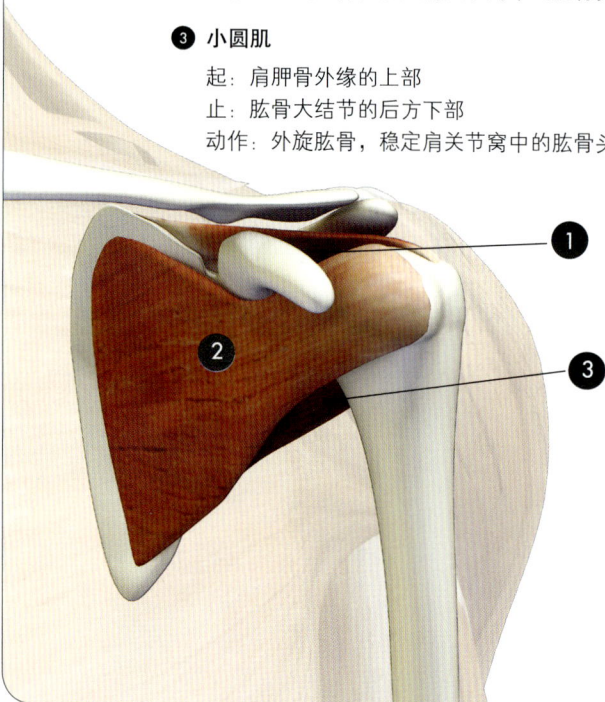

1 喙肱韧带

2 喙肩韧带

3 肩锁韧带

4 斜方韧带

5 锥状韧带

6 盂唇

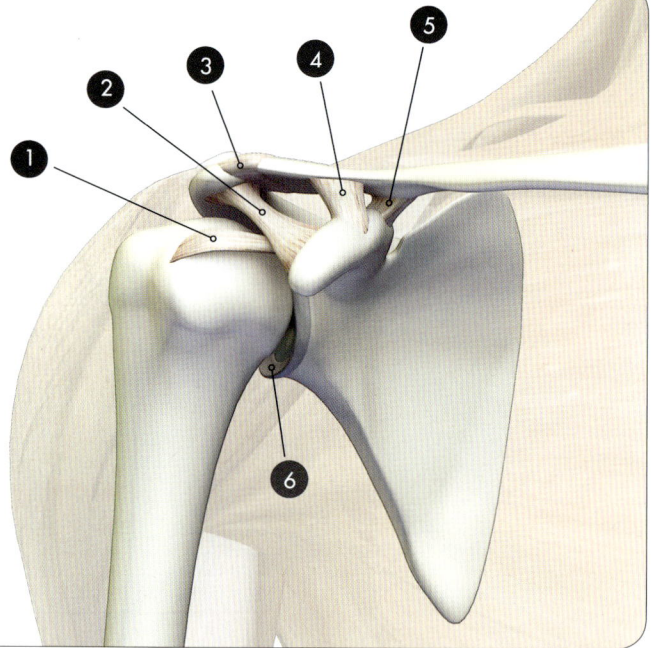

1 冈上肌
起：肩胛冈棘上窝
止：肱骨大结节
动作：引起肱骨外展（手臂侧举），稳定肩
关节窝中的肱骨头

2 肩胛下肌
起：肩胛下窝的肩胛骨前侧表面
止：肱骨小结节
动作：内旋肱骨，稳定肩关节窝中的肱骨头

3 小圆肌
起：肩胛骨外缘的上部
止：肱骨大结节的后方下部
动作：外旋肱骨，稳定肩关节窝中的肱骨头

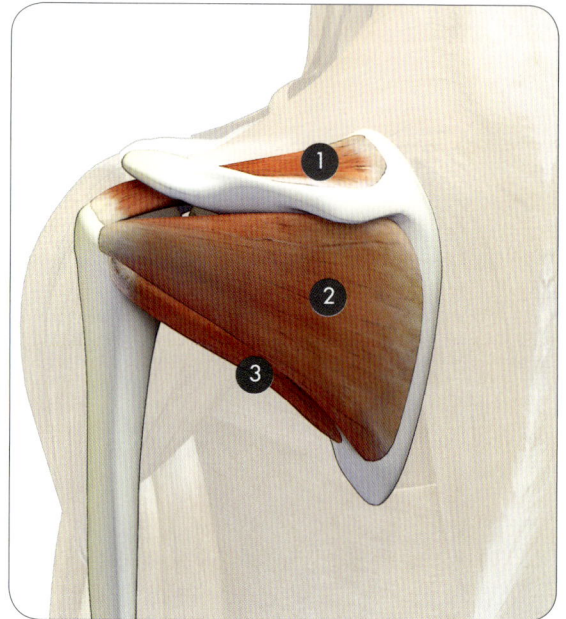

1 冈上肌
起：肩胛冈棘上窝
止：肱骨大结节
动作：引起肱骨外展（手臂侧举），稳定肩关
节窝中的肱骨头

2 冈下肌
起：肩胛冈棘下窝
止：肱骨大结节
动作：外旋肩关节

3 小圆肌
起：肩胛骨外缘的上部
止：肱骨大结节的后方下部
动作：外旋肱骨，稳定肩关节窝中的肱骨头

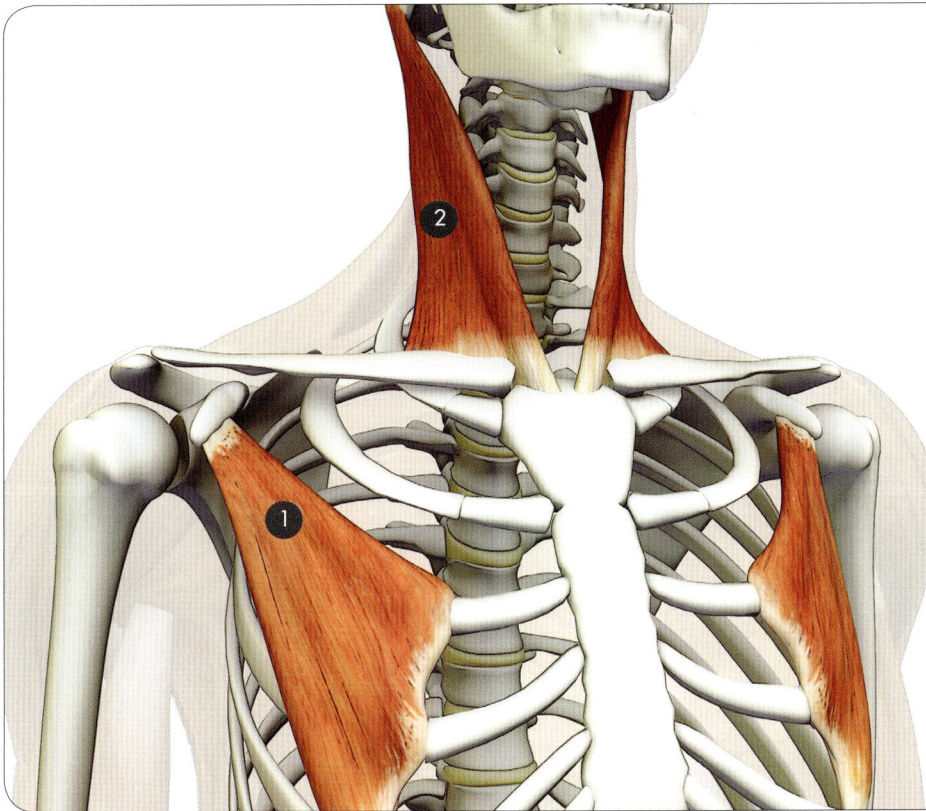

❶ 胸小肌

起：第3~5对肋骨的前部

止：肩胛骨喙突

动作：向前向下绕转肩关节（通过肩胛骨），通过闭链收缩，在菱形肌稳定住肩胛骨时上提胸腔（扩展胸部）

❷ 胸锁乳突肌

起：胸骨头：胸骨柄；锁骨头：锁骨内侧三分之一处的上表面

止：耳朵后下方的乳突

动作：当两边同时收缩时，可弯曲颈部，使头部前倾；当头部固定，吸气时上提上胸腔；当一侧收缩时，会使头部向一侧倾斜

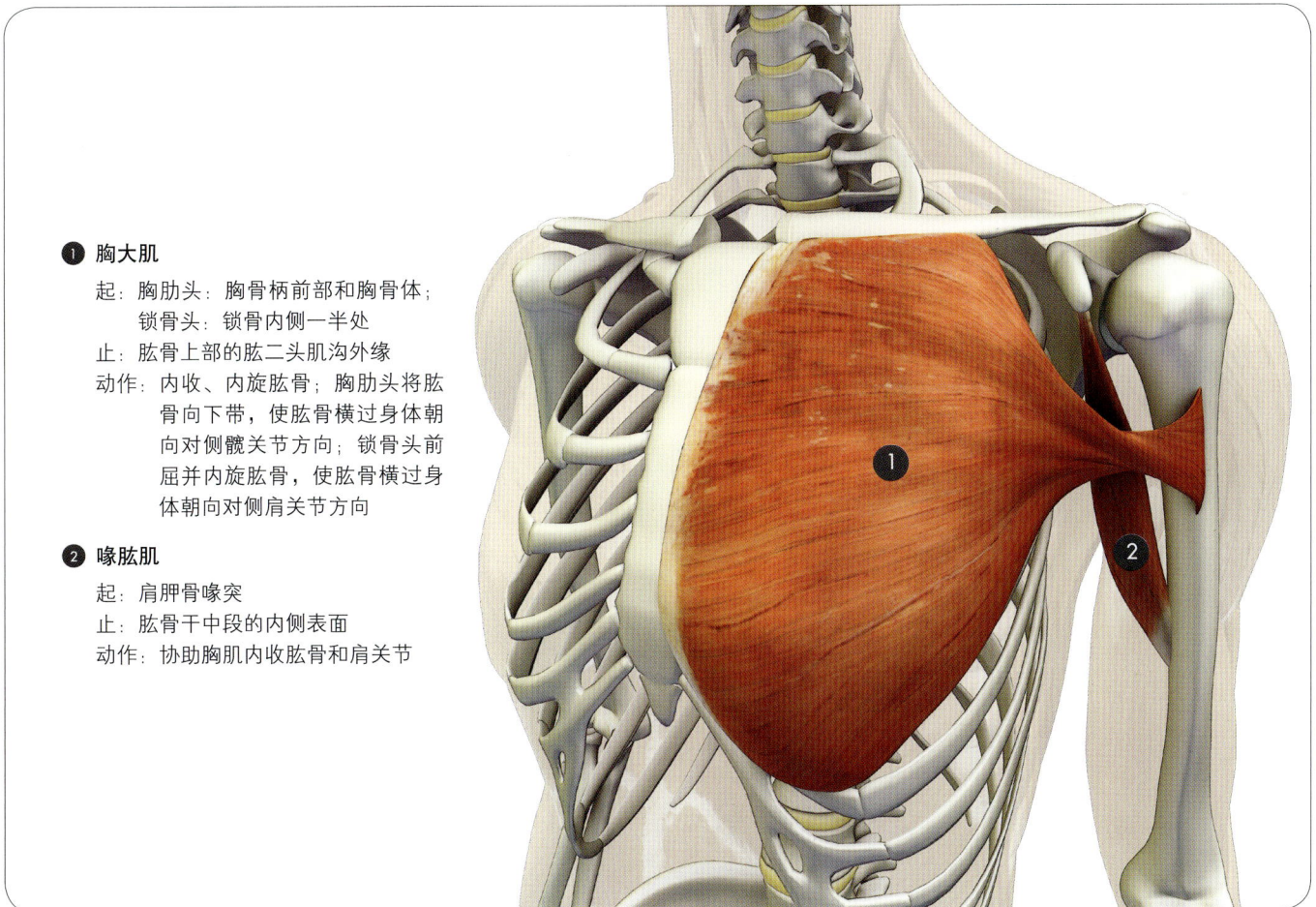

❶ 胸大肌

起：胸肋头：胸骨柄前部和胸骨体；锁骨头：锁骨内侧一半处

止：肱骨上部的肱二头肌沟外缘

动作：内收、内旋肱骨；胸肋头将肱骨向下带，使肱骨横过身体朝向对侧髋关节方向；锁骨头前屈并内旋肱骨，使肱骨横过身体朝向对侧肩关节方向

❷ 喙肱肌

起：肩胛骨喙突

止：肱骨干中段的内侧表面

动作：协助胸肌内收肱骨和肩关节

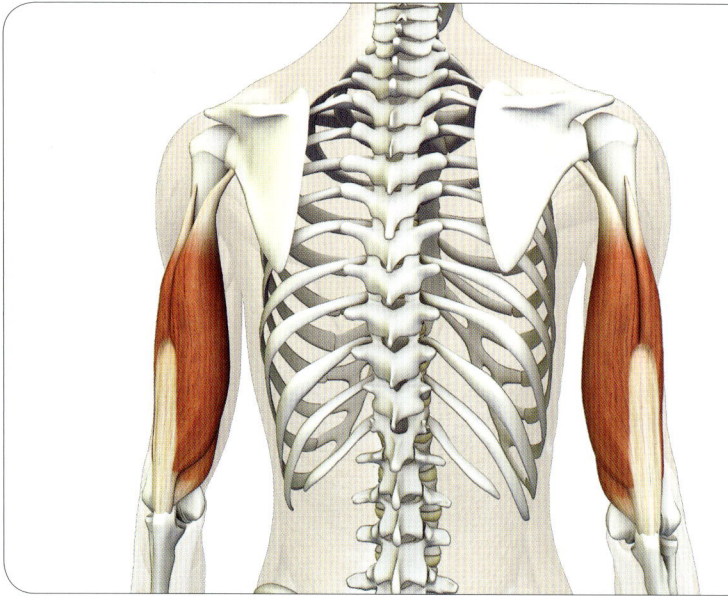

肱三头肌

起：长头端起于肩窝下缘的盂下结节、内侧端
　　与外侧端起于肱骨的后表面与肌间隔膜
止：尺骨鹰嘴突
动作：伸展肘关节，长头端使手臂后移并内收

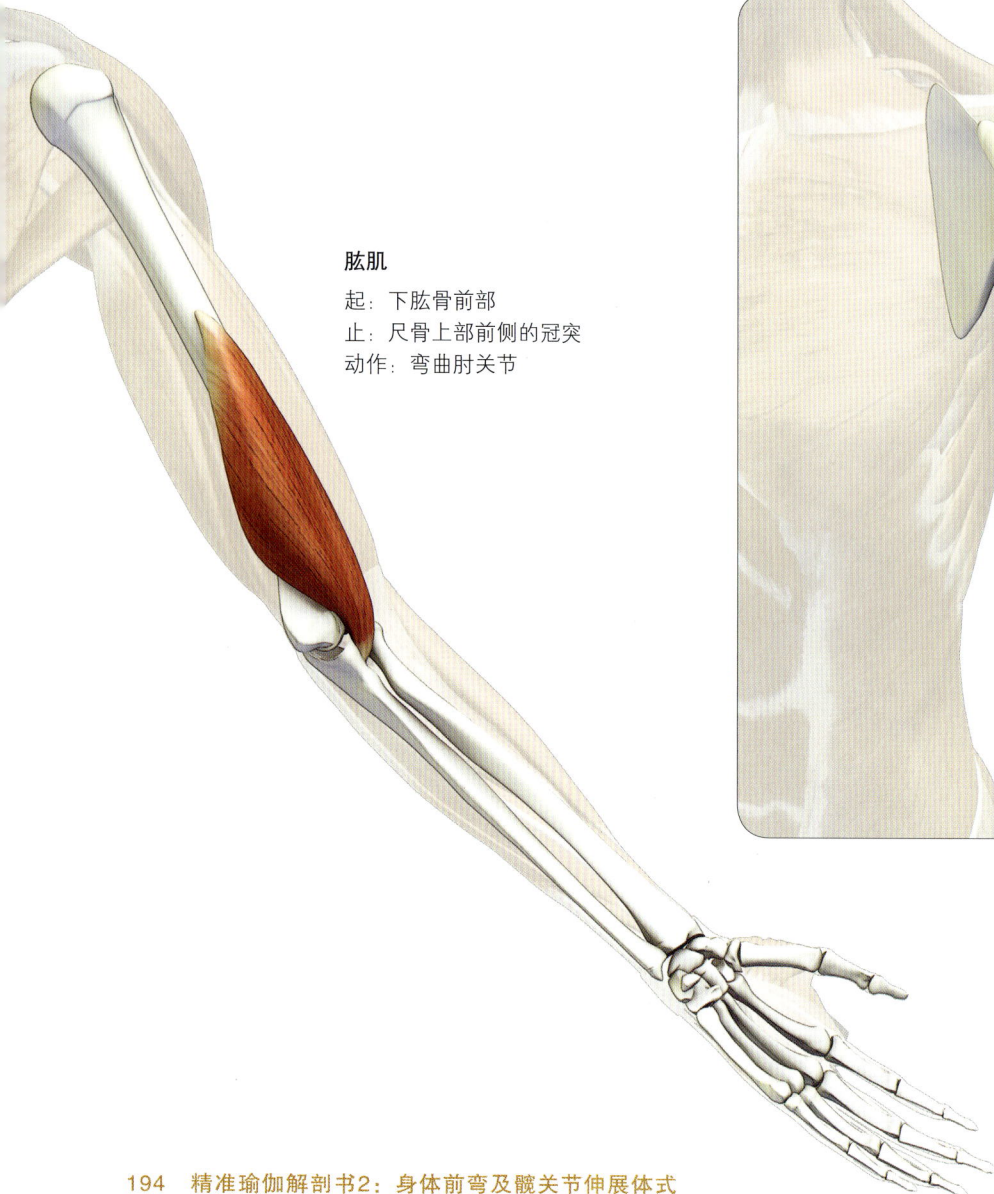

肱肌

起：下肱骨前部
止：尺骨上部前侧的冠突
动作：弯曲肘关节

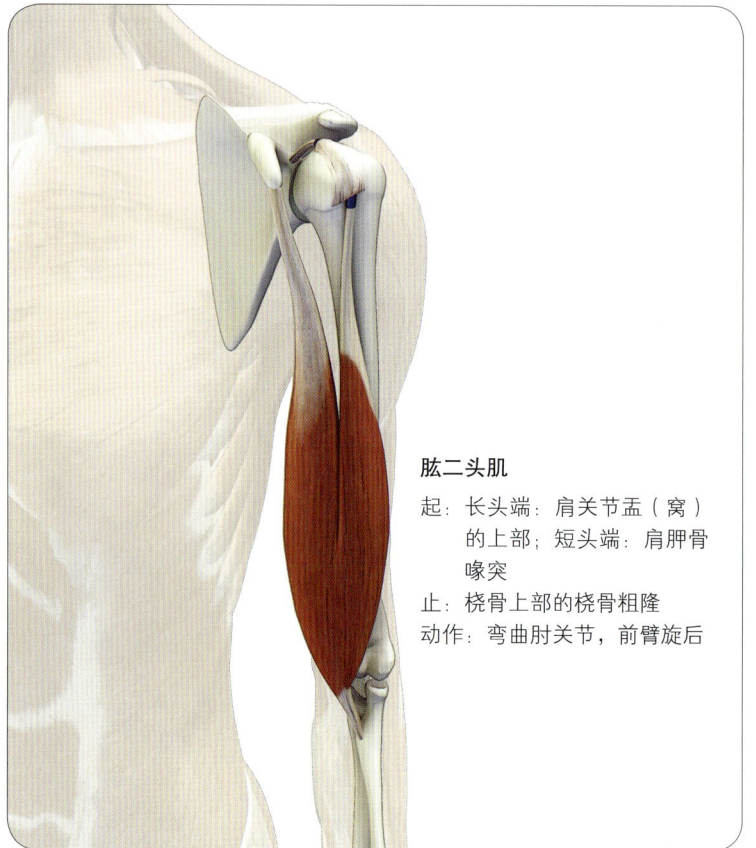

肱二头肌

起：长头端：肩关节盂（窝）
　　的上部；短头端：肩胛骨
　　喙突
止：桡骨上部的桡骨粗隆
动作：弯曲肘关节，前臂旋后

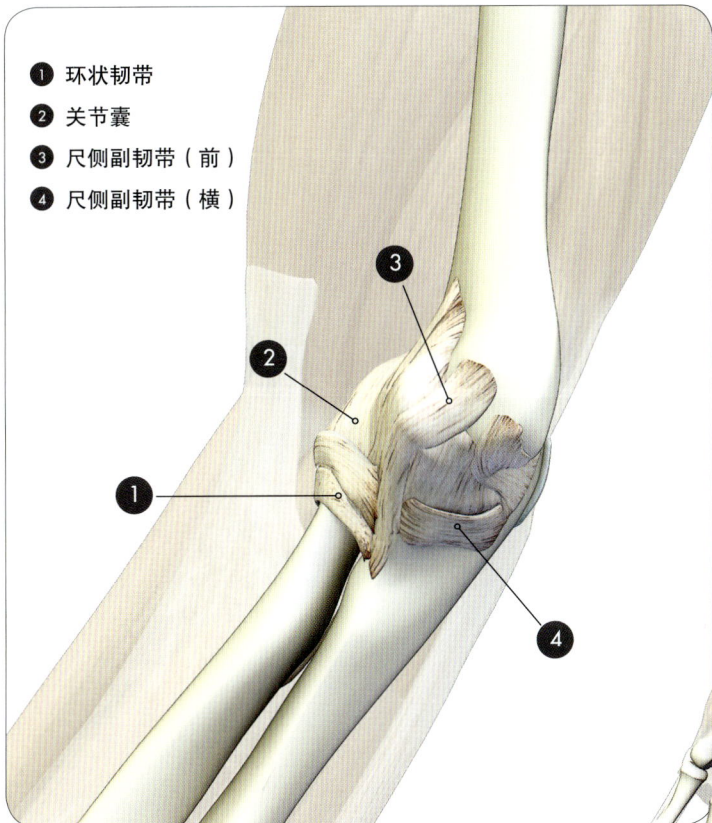

① 环状韧带
② 关节囊
③ 尺侧副韧带（前）
④ 尺侧副韧带（横）

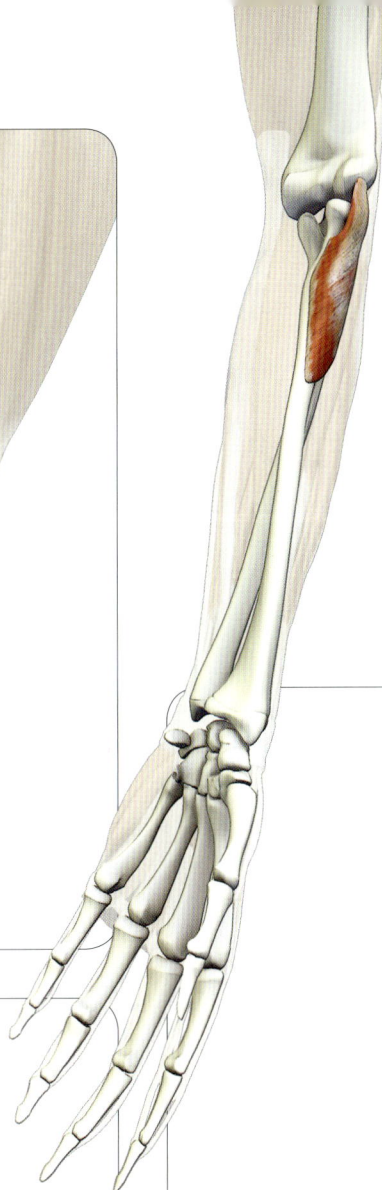

旋后肌

起：肱骨外上髁，尺骨近端后表
　　面的骨间脊
止：桡骨上三分之一处的背面和
　　侧面
动作：前臂旋后，手掌翻转向上

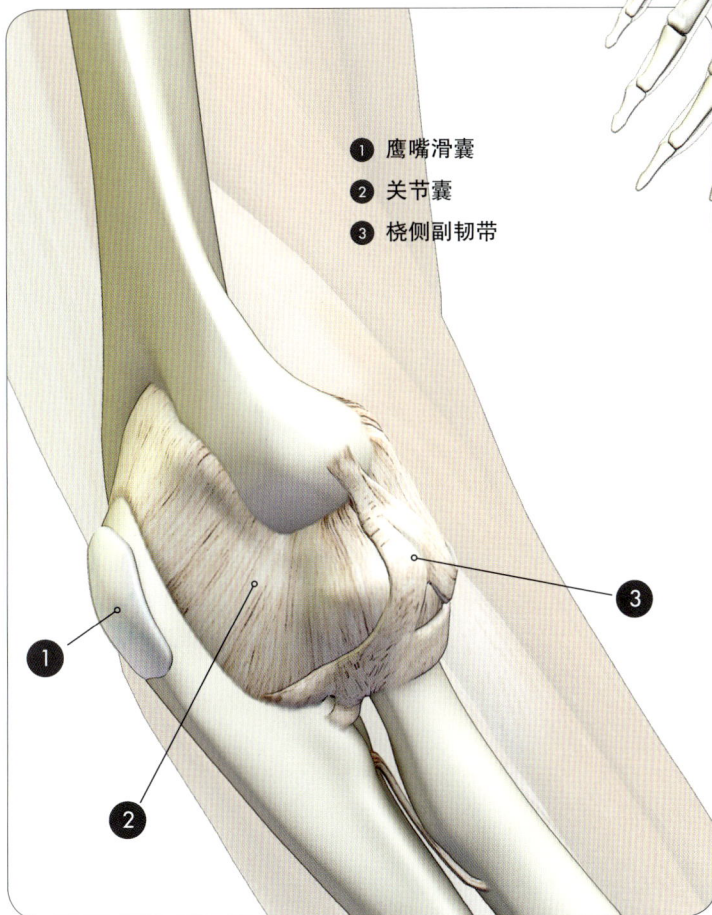

① 鹰嘴滑囊
② 关节囊
③ 桡侧副韧带

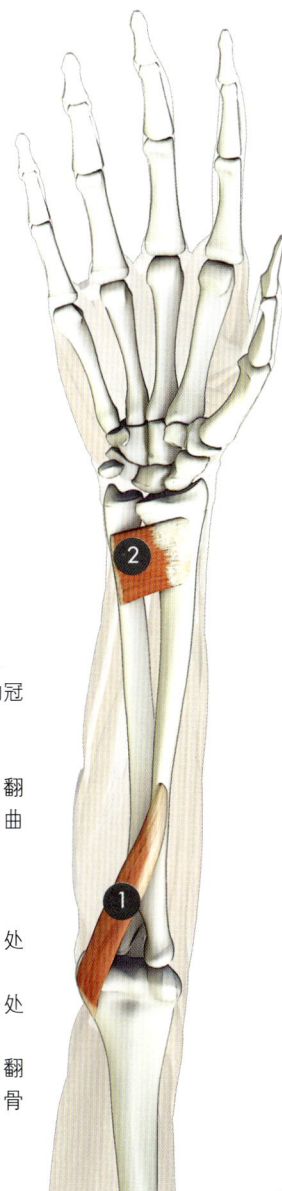

① **旋前圆肌**

起：肱骨头：肱骨内上髁
　　尺骨头：尺骨前端的冠
　　　　　　突内缘
止：桡骨外侧表面
动作：前臂旋前，手掌翻
　　　转向下，协同弯曲
　　　肘关节

② **旋前方肌**

起：尺骨远端四分之一处
　　的前侧表面
止：桡骨远端四分之一处
　　的前侧表面
动作：前臂旋前，手掌翻
　　　转向下，稳定桡骨
　　　和尺骨

❶ 指深屈肌

起：尺骨上三分之二处的前侧表面和内侧表面，以及骨间膜（桡骨和尺骨之间）

止：手指指骨远端的掌心面（前面）

动作：弯曲远节指骨，协同弯曲较近节指骨和腕关节

❷ 拇长屈肌

起：桡骨骨干中段的前侧表面、尺骨的冠突、内上髁

止：拇指指骨远端的掌心面（前面）

动作：弯曲拇指，协同弯曲腕关节

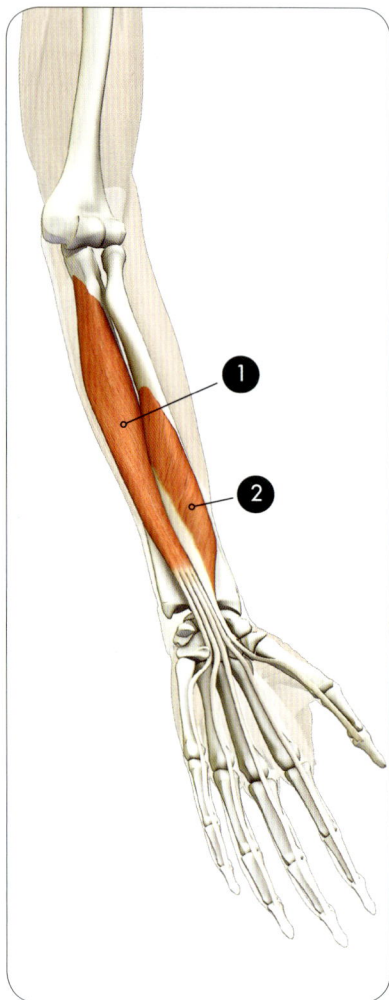

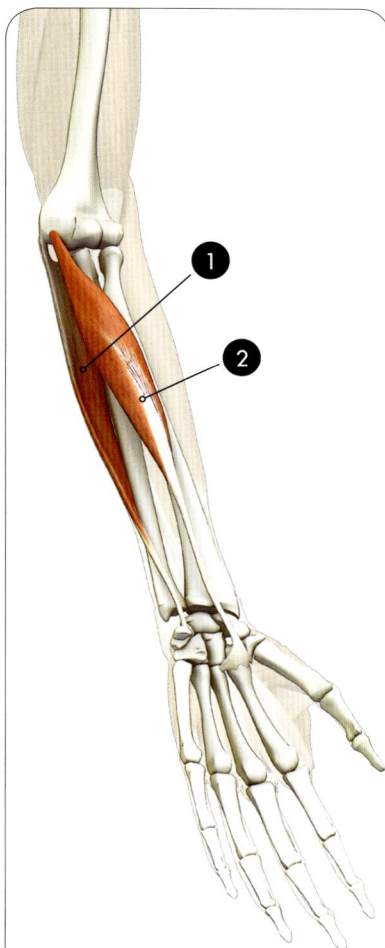

指浅屈肌

起：肱骨内上髁、尺骨的冠突、桡骨上部前缘

止：两条肌腱分别止于四根手指的中指骨两侧

动作：弯曲中节指骨，协同弯曲腕关节

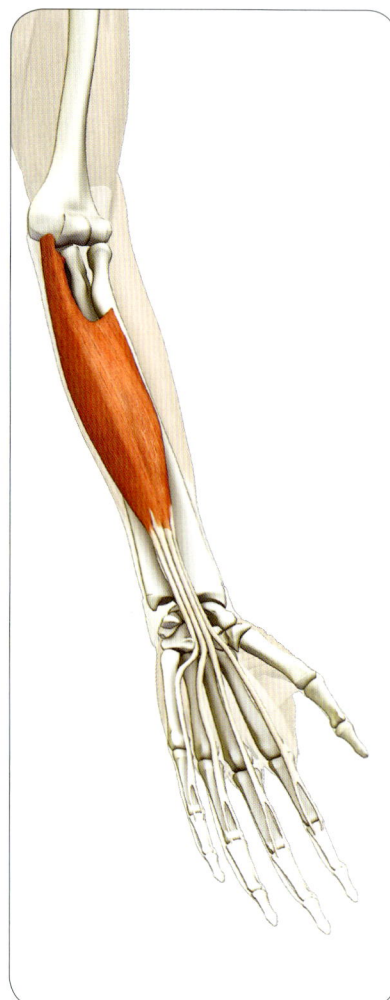

❶ 尺侧腕屈肌

起：肱骨内上髁、尺骨的内缘和上三分之二处

止：腕关节的豌豆骨、第五掌骨底部

动作：弯曲、内收腕关节，协同弯曲肘关节

❷ 桡侧腕屈肌

起：肱骨内上髁

止：第二掌骨底部

动作：弯曲、外展腕关节，协同弯曲肘关节和前臂旋前

❶ 肱桡肌

起：肱骨外侧髁嵴
止：桡骨下外表面，茎突近端
动作：弯曲肘关节

❷ 桡侧腕长伸肌

起：肱骨外侧髁嵴
止：第二掌骨底的背部表面
动作：伸展、外展腕关节

❸ 桡侧腕短伸肌

起：肱骨外上髁越过总伸肌腱
止：第三掌骨底的背部表面
动作：伸展、外展腕关节

❹ 尺侧腕伸肌

起：肱骨外上髁越过总伸肌腱
止：第五掌骨底部
动作：伸展、内收腕关节

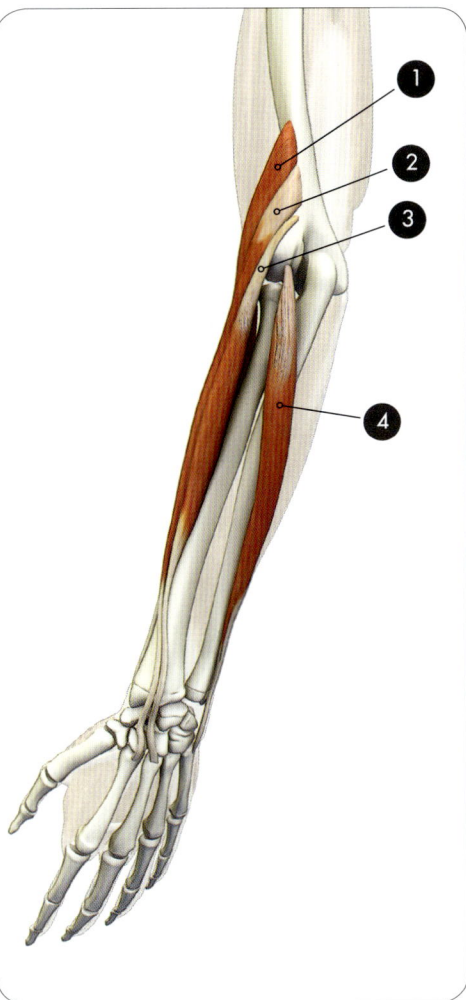

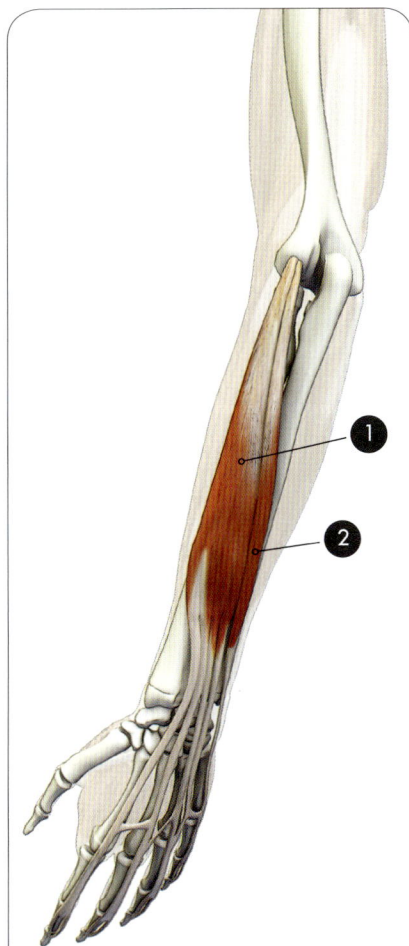

❶ 拇长展肌

起：尺骨和桡骨后表面，覆盖骨
　　头中段三分之一处，骨间膜
止：第一掌骨外侧表面
动作：伸展、外展拇指，协同前
　　臂旋后以及弯曲腕关节

❷ 拇短伸肌

起：桡骨远端后表面，骨间膜
止：拇指近端指骨底背面
动作：伸展拇指，协同伸展腕
　　关节

❸ 拇长伸肌

起：尺骨后表面中段三分之一
　　处，骨间膜
止：拇指远节指骨底背面
动作：伸展拇指，协同伸展腕
　　关节

❹ 食指伸肌

起：尺骨远端后表面，骨间膜
止：食指背腱膜，连到近节指骨
动作：伸展食指

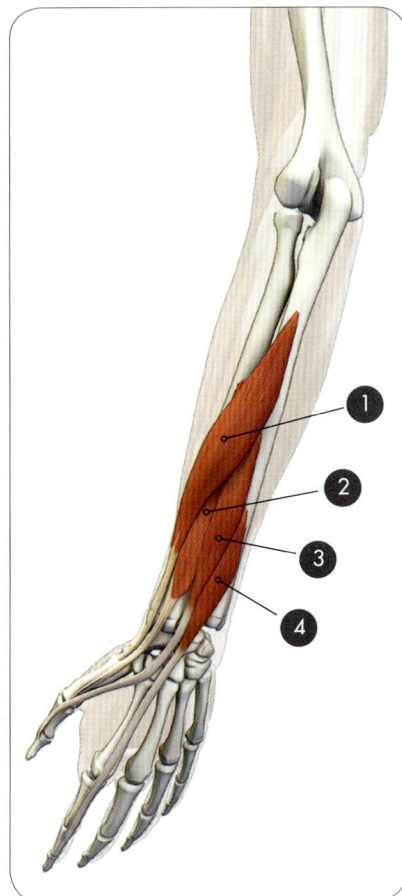

❶ 指伸肌

起：肱骨外上髁越过总伸肌腱
止：四指指骨背部表面
动作：伸展手指，协同手指背离
　　中线外展

❷ 小指伸肌

起：肱骨外上髁越过总伸肌腱
止：与指伸肌肌腱结合，止于小
　　指背面
动作：伸展小指

● 指掌关节和指间关节囊
● 掌侧桡腕韧带和腕骨间韧带
● 掌侧尺腕韧带

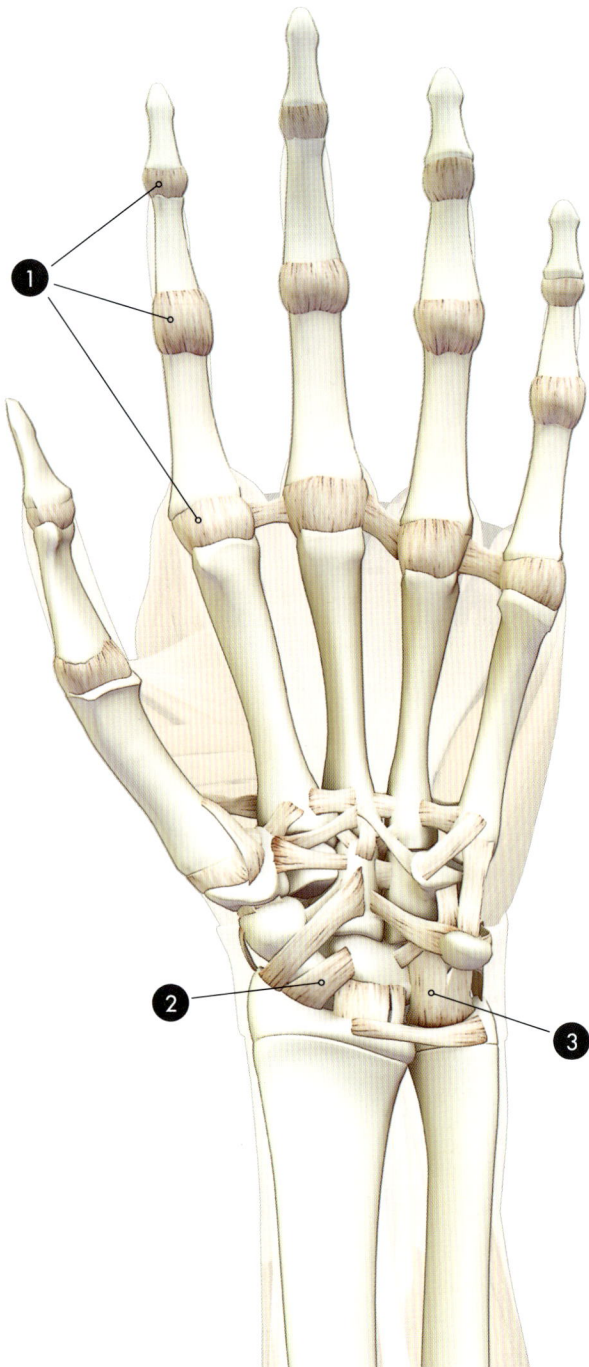

● 掌横韧带
● 背侧腕骨间韧带
● 背侧桡尺骨韧带

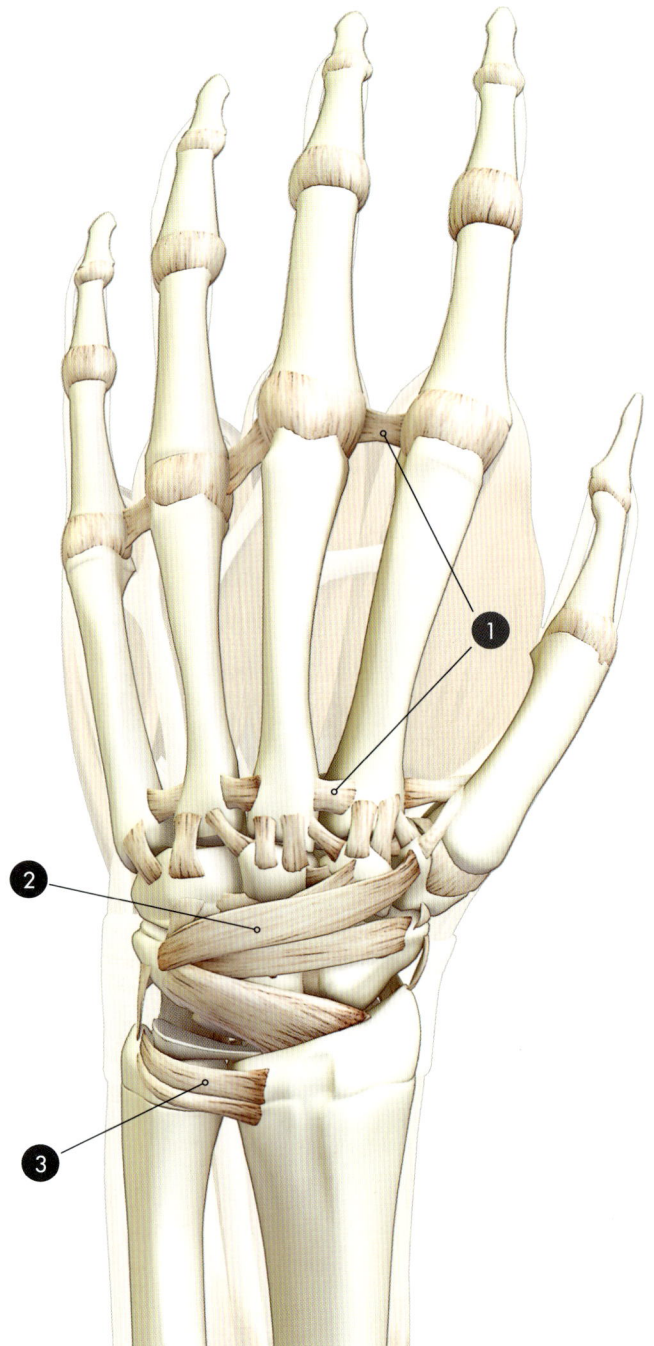

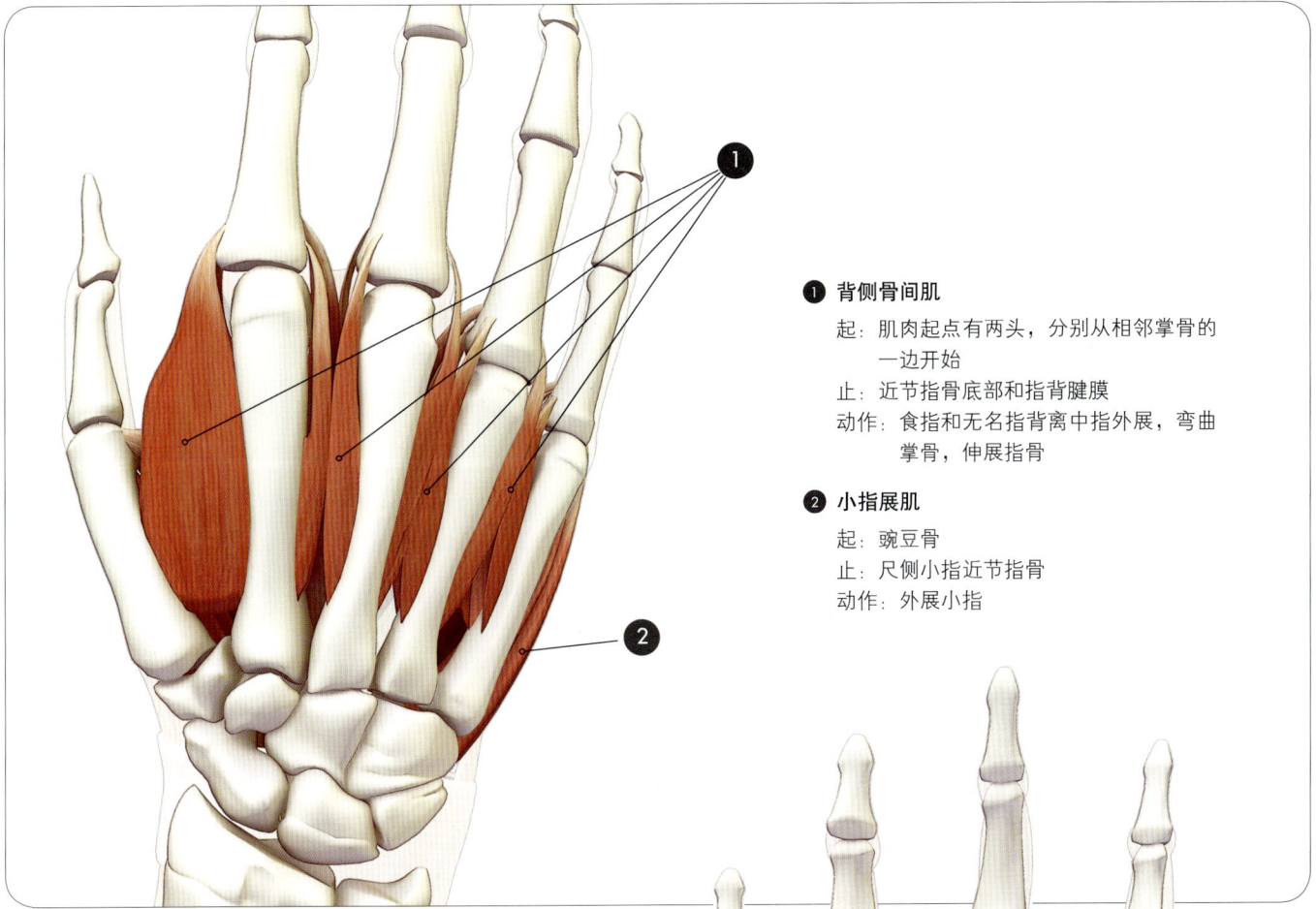

❶ 背侧骨间肌

起：肌肉起点有两头，分别从相邻掌骨的
　　一边开始
止：近节指骨底部和指背腱膜
动作：食指和无名指背离中指外展，弯曲
　　　掌骨，伸展指骨

❷ 小指展肌

起：豌豆骨
止：尺侧小指近节指骨
动作：外展小指

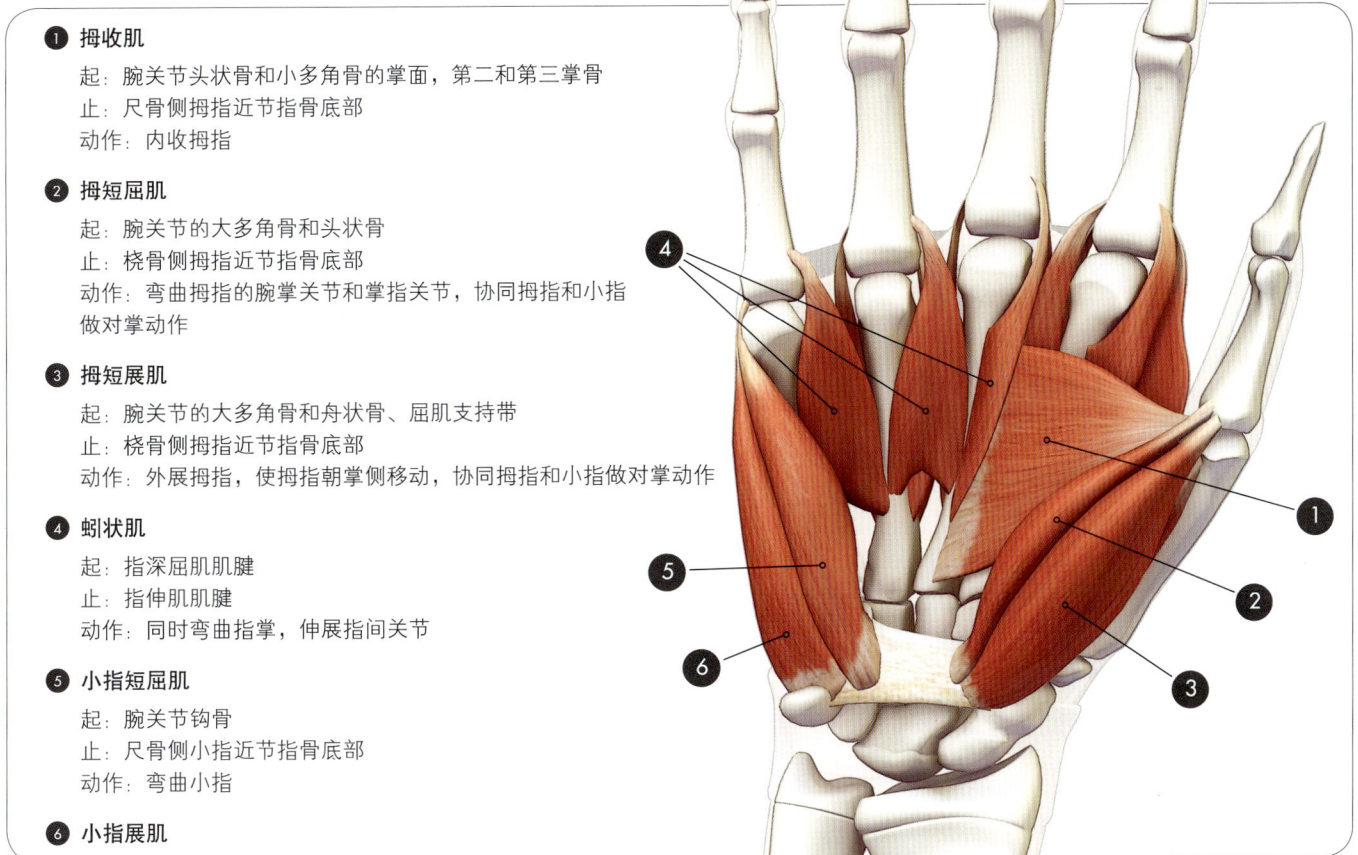

❶ 拇收肌

起：腕关节头状骨和小多角骨的掌面，第二和第三掌骨
止：尺骨侧拇指近节指骨底部
动作：内收拇指

❷ 拇短屈肌

起：腕关节的大多角骨和头状骨
止：桡骨侧拇指近节指骨底部
动作：弯曲拇指的腕掌关节和掌指关节，协同拇指和小指
做对掌动作

❸ 拇短展肌

起：腕关节的大多角骨和舟状骨、屈肌支持带
止：桡骨侧拇指近节指骨底部
动作：外展拇指，使拇指朝掌侧移动，协同拇指和小指做对掌动作

❹ 蚓状肌

起：指深屈肌肌腱
止：指伸肌肌腱
动作：同时弯曲指掌，伸展指间关节

❺ 小指短屈肌

起：腕关节钩骨
止：尺骨侧小指近节指骨底部
动作：弯曲小指

❻ 小指展肌

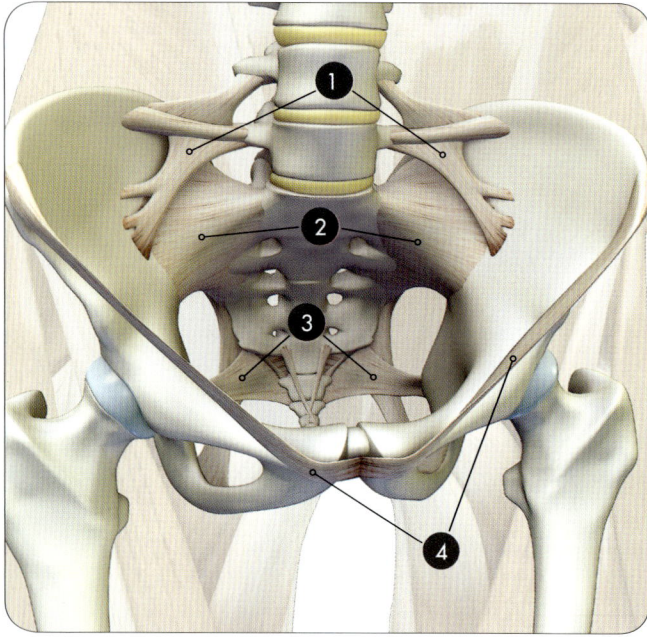

① 髂腰韧带　③ 骶棘韧带
② 骶髂韧带　④ 腹股沟韧带

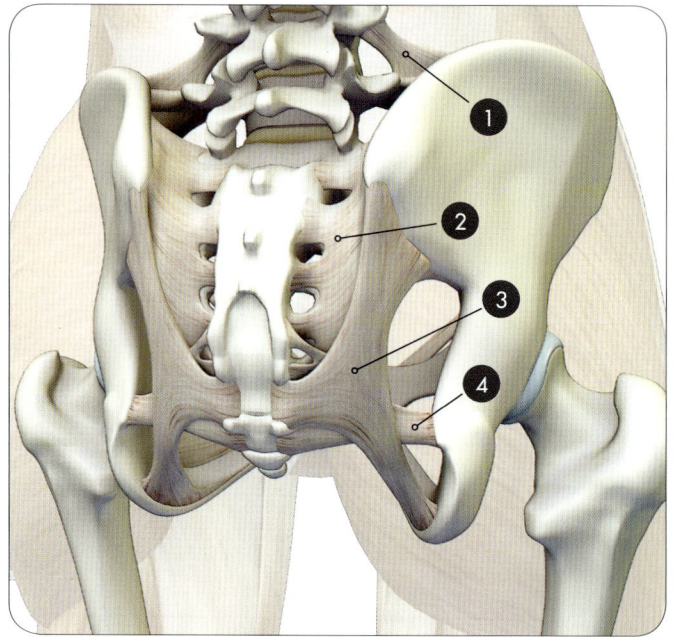

① 髂腰韧带　③ 骶结节韧带
② 骶髂韧带　④ 骶棘韧带

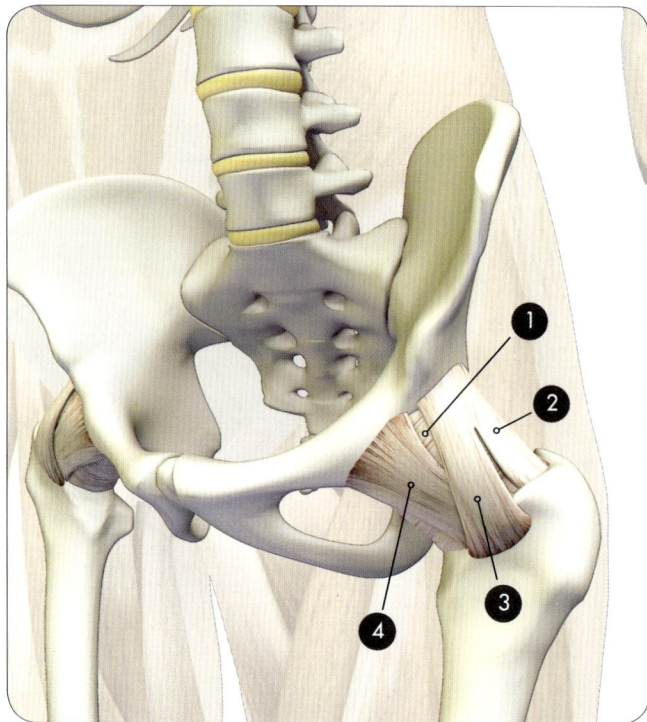

① 轮匝带　　③ 前髂股韧带
② 侧髂股韧带　④ 耻股韧带

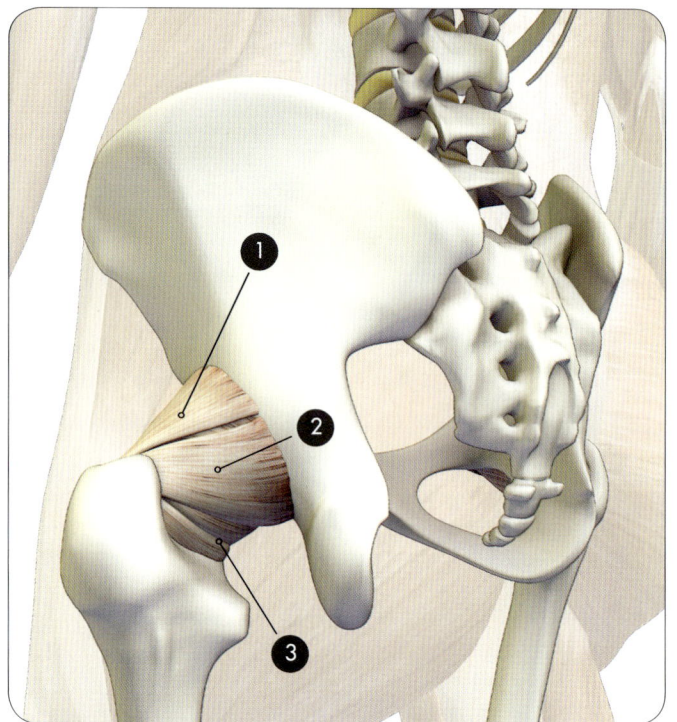

① 侧髂股韧带　③ 轮匝带
② 坐股韧带

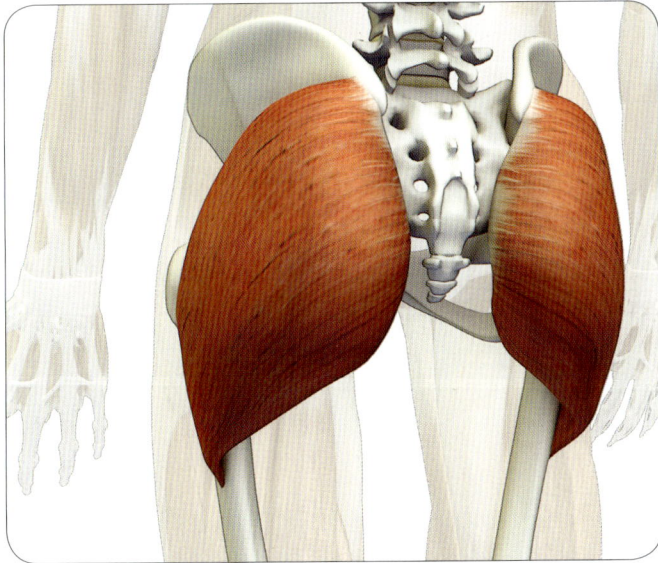

臀大肌

起：髂骨后外侧表面和骶骨侧面

止：上束纤维连到髂胫束，下束纤维连到臀肌粗隆

动作：伸展、外旋、稳定髋关节

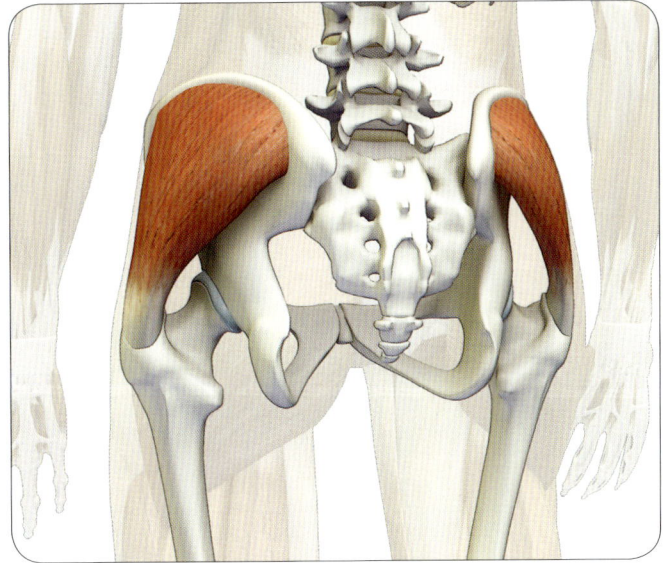

臀中肌

起：髂骨外侧表面

止：大转子

动作：外展髋关节，前端纤维内旋同时弯曲髋关节，后端纤维外旋同时伸展髋关节

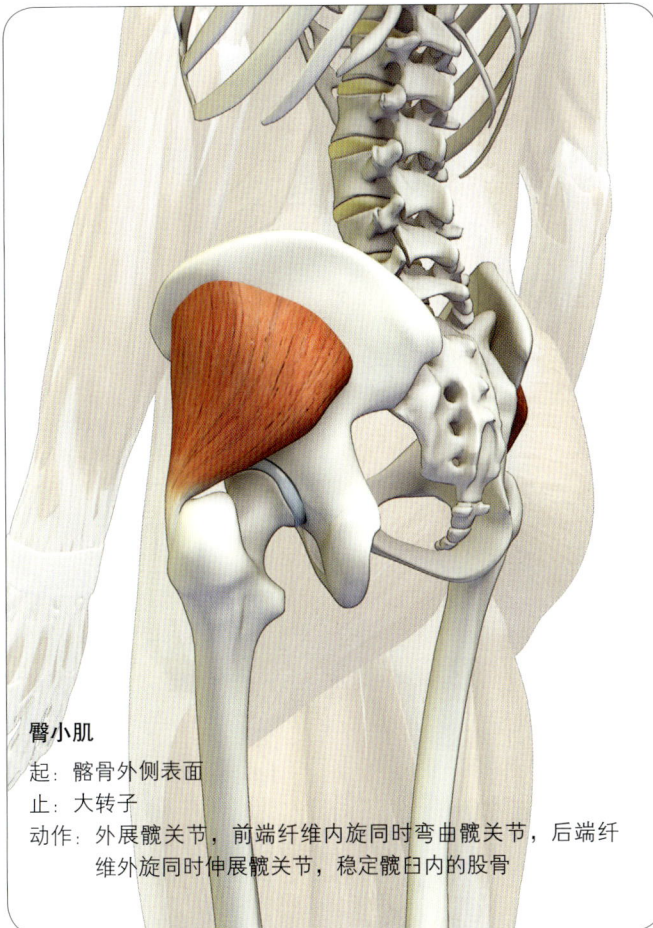

臀小肌

起：髂骨外侧表面

止：大转子

动作：外展髋关节，前端纤维内旋同时弯曲髋关节，后端纤维外旋同时伸展髋关节，稳定髋臼内的股骨

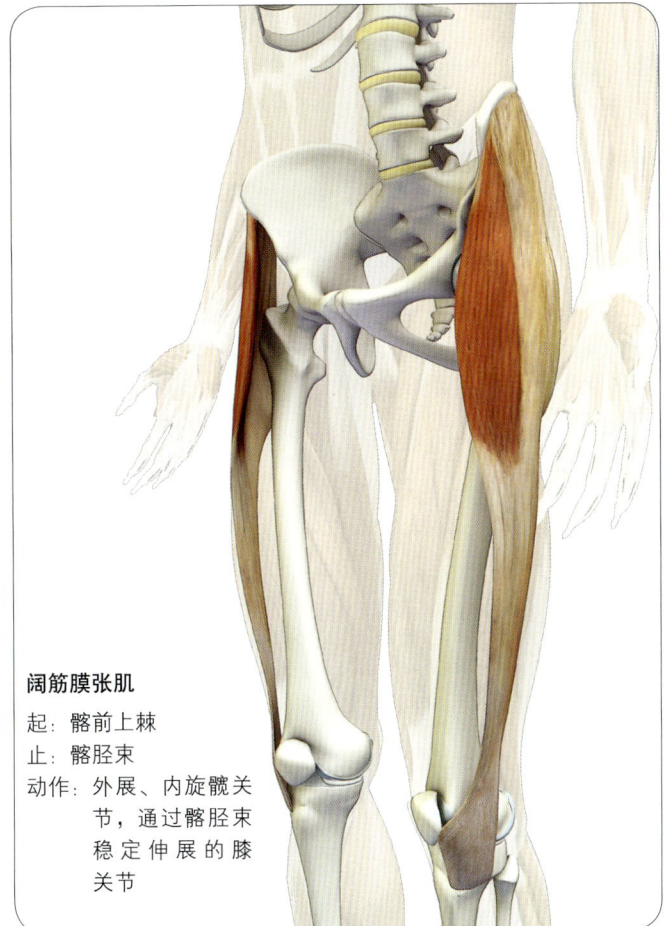

阔筋膜张肌

起：髂前上棘

止：髂胫束

动作：外展、内旋髋关节，通过髂胫束稳定伸展的膝关节

1 梨状肌

　起：骶骨后表面

　止：大转子

　动作：外旋、外展、伸展、稳定
　　　　髋关节

3 闭孔内肌

　起：闭孔膜和坐骨

　止：大转子

　动作：外旋、内收髋关节

5 股方肌

　起：坐骨结节

　止：转子间

　动作：外旋、内收髋关节

2 上孖肌

　起：坐骨棘

　止：大转子

　动作：外旋、内收髋关节

4 下孖肌

　起：坐骨结节

　止：大转子

　动作：外旋、内收髋关节

6 闭孔外肌

　起：闭孔膜和坐骨

　止：大转子

　动作：外旋、内收髋关节

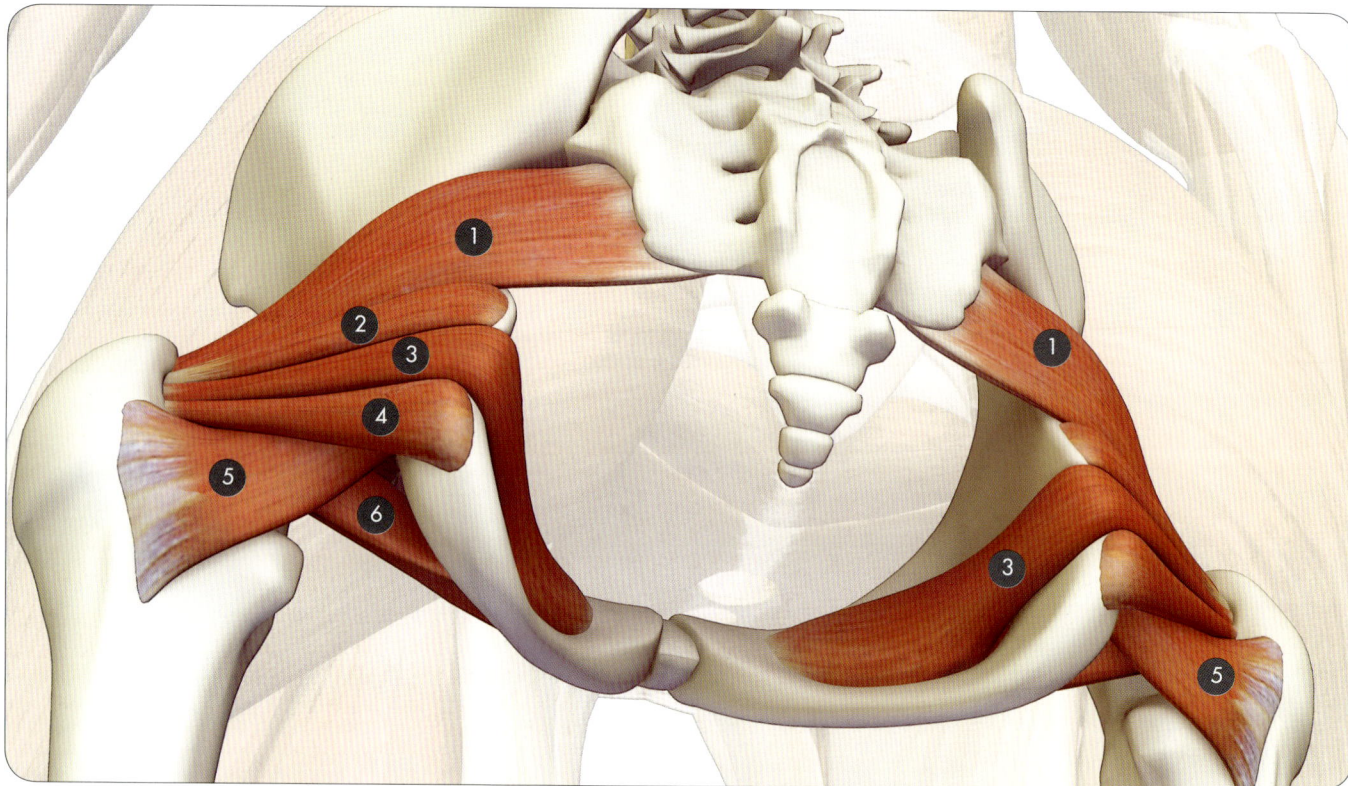

1 腰大肌

　起：第12节胸椎到第4节腰椎椎体和
　　　椎间盘

　止：小转子

　动作：弯曲、外旋髋关节，稳定腰椎

2 髂肌

　起：髂骨内表面

　止：小转子

　动作：弯曲、外旋髋关节，与腰大肌
　　　　一起使骨盆前倾

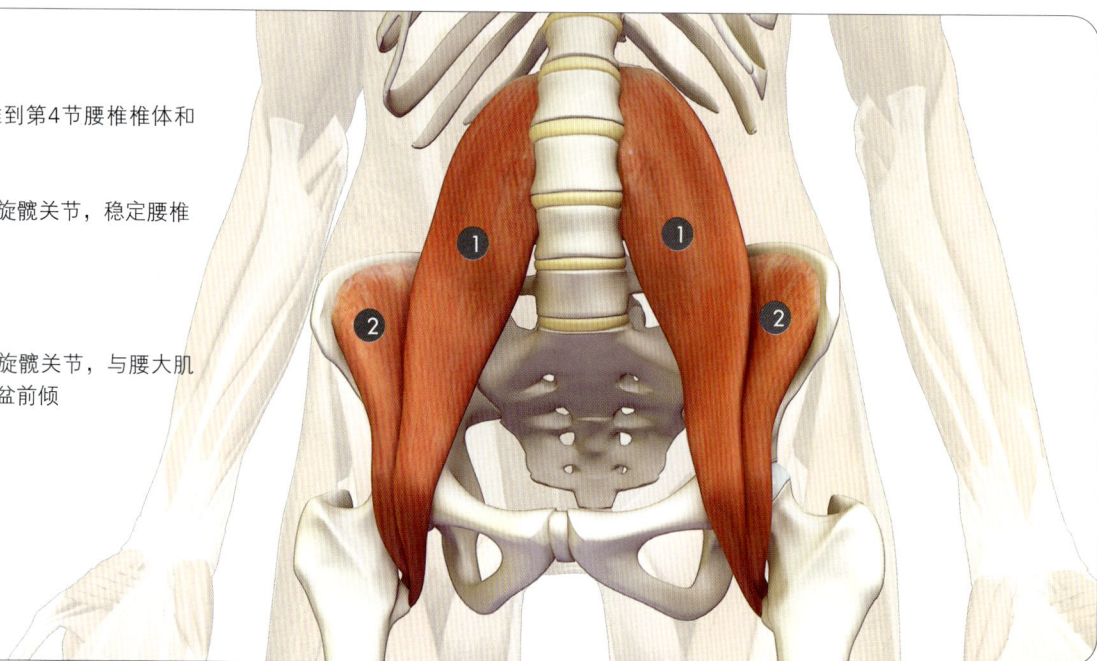

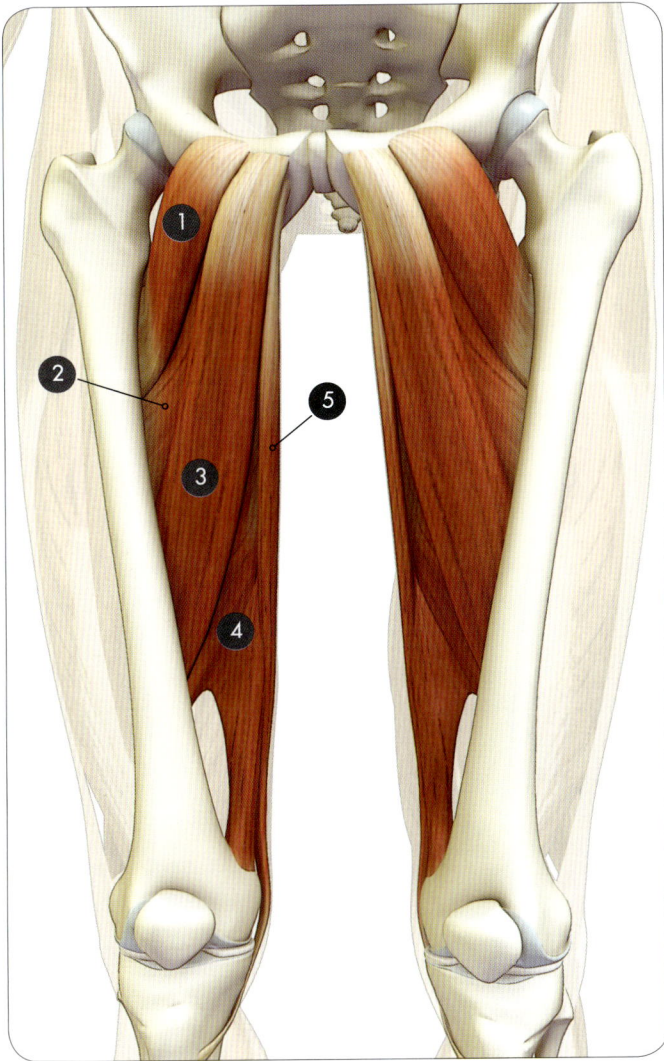

❶ 耻骨肌

　起：耻骨
　止：股骨粗线
　动作：内收、外旋并协同弯曲股骨

❷ 短收肌

　起：耻骨
　止：股骨粗线
　动作：内收、弯曲股骨，稳定骨盆

❸ 长收肌

　起：耻骨
　止：股骨粗线
　动作：内收、弯曲股骨，稳定骨盆

❹ 大收肌

　起：耻骨和坐骨结节
　止：股骨粗线和股骨内上髁
　动作：内收、外旋，同时伸展股骨

❺ 股薄肌

　起：耻骨
　止：胫骨内侧
　动作：内收、弯曲髋关节，弯曲、内旋膝关节

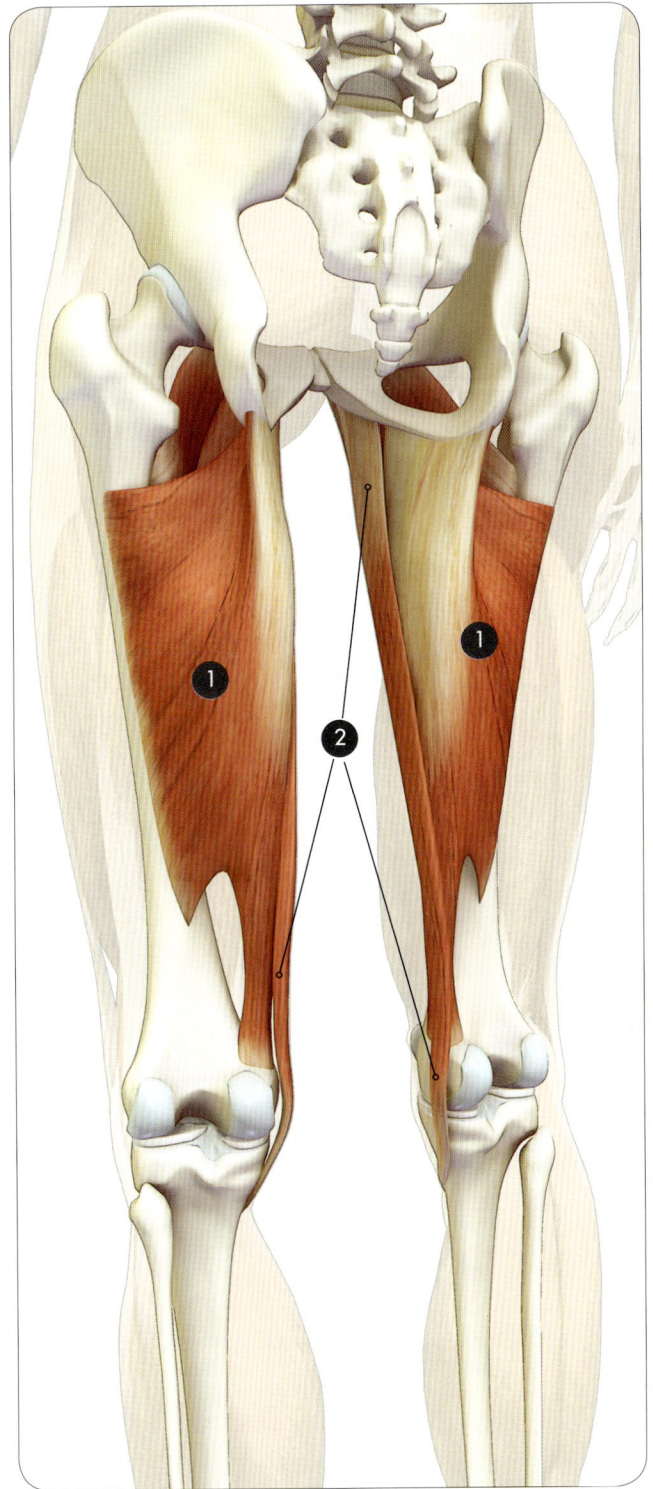

❶ 大收肌

❷ 股薄肌

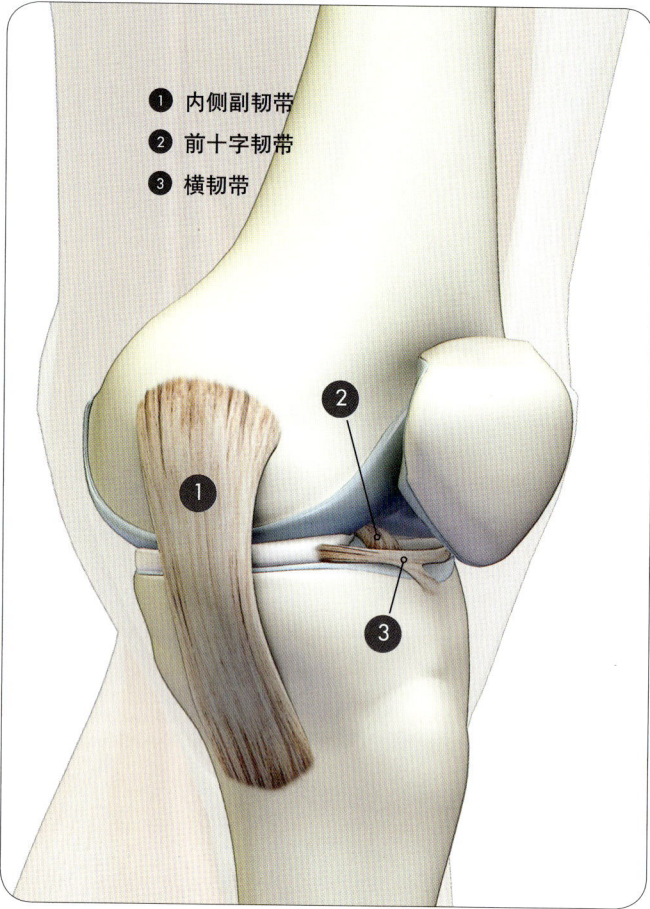

① 内侧副韧带
② 前十字韧带
③ 横韧带

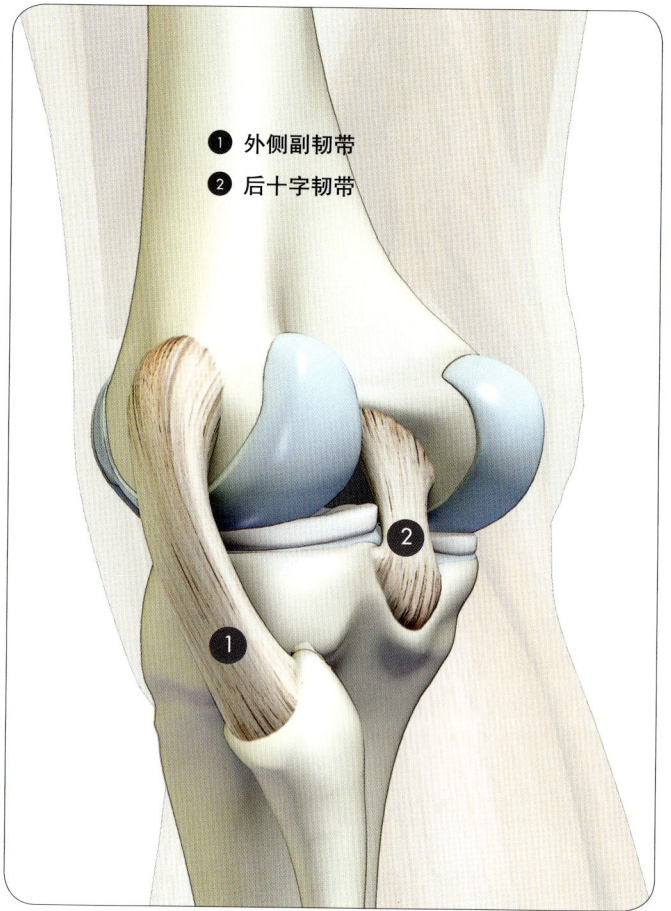

① 外侧副韧带
② 后十字韧带

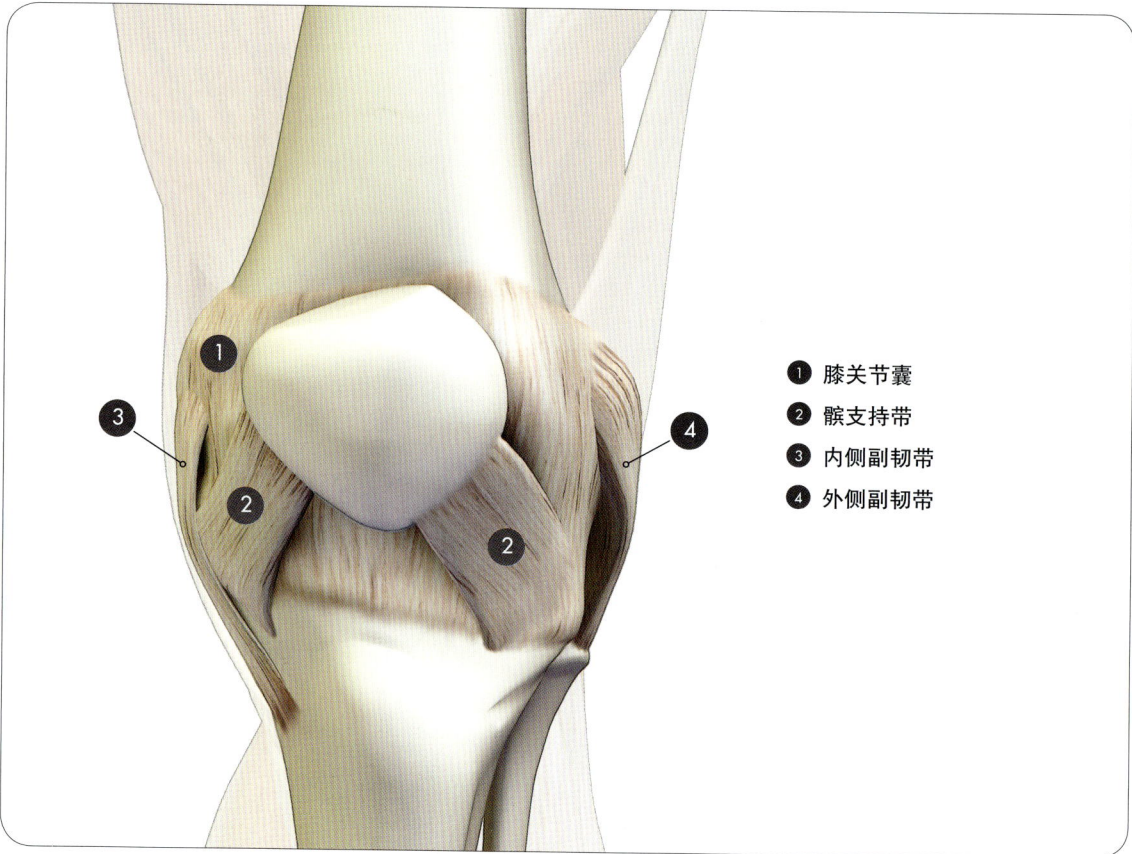

① 膝关节囊
② 髌支持带
③ 内侧副韧带
④ 外侧副韧带

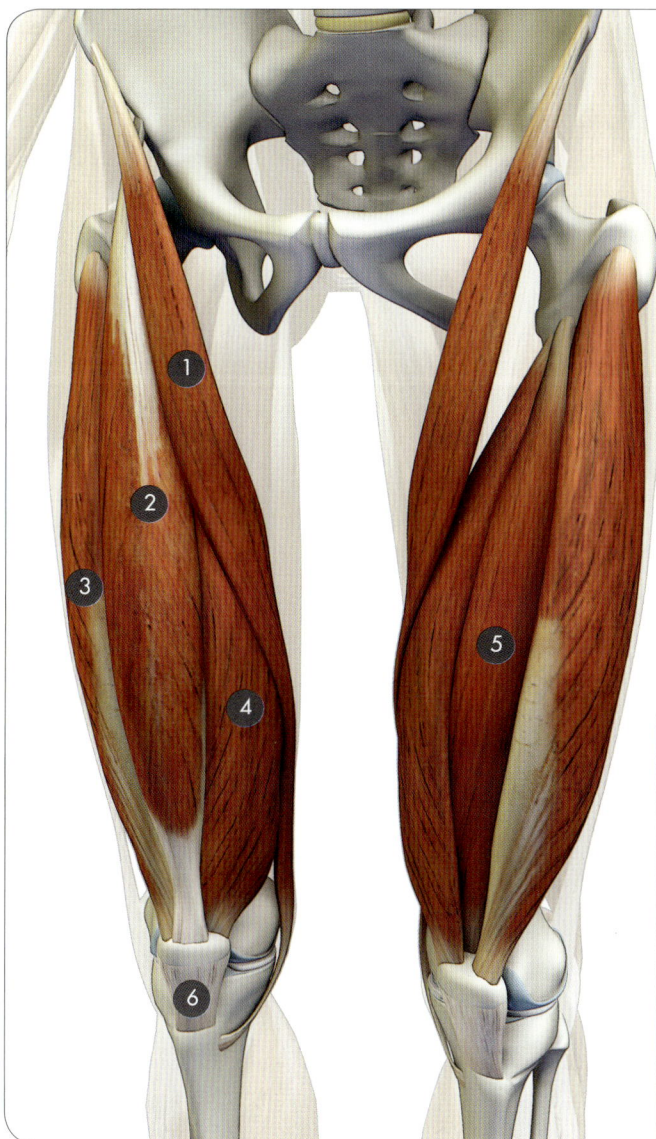

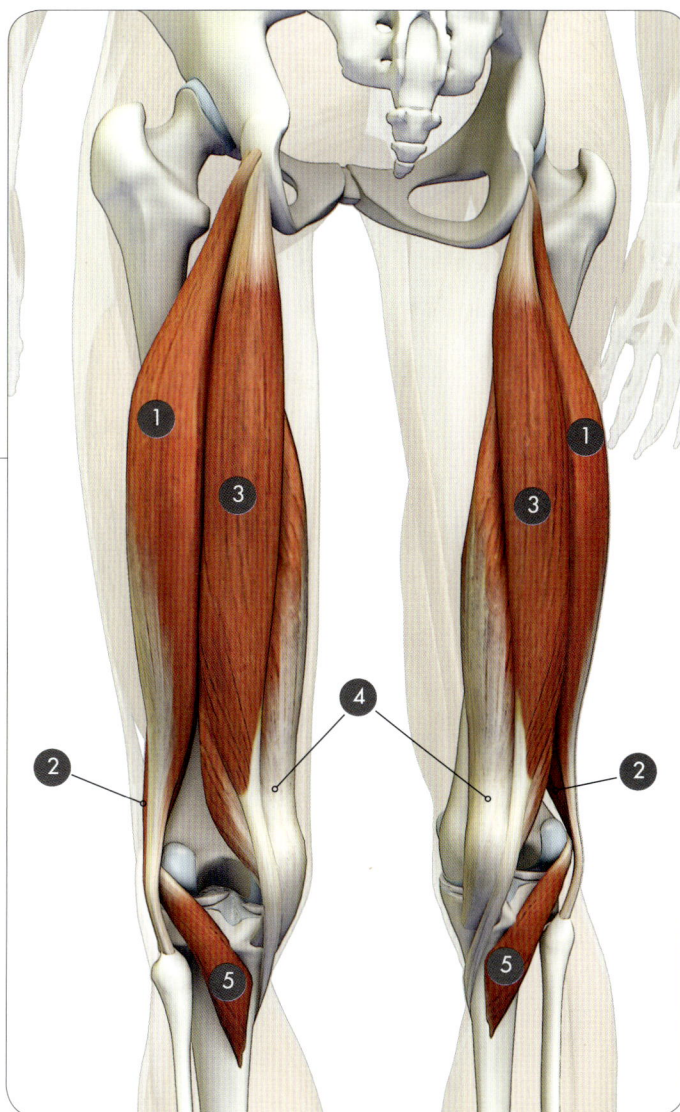

① 缝匠肌
起：髂前上棘
止：胫骨内侧的鹅足肌腱
动作：弯曲、外展、外旋髋关节；弯曲、内旋膝关节

② 股直肌
起：髂前上棘
止：通过髌韧带与胫骨前侧相连
动作：弯曲髋关节，前倾骨盆，伸展膝关节

③ 股外侧肌
起：股骨外侧
止：通过髌韧带与胫骨前侧相连
动作：伸展膝关节

④ 股内侧肌
起：股骨内侧
止：通过髌韧带与胫骨前侧相连
动作：伸展膝关节

⑤ 股中间肌
起：股骨前侧
止：通过髌韧带与胫骨前侧相连
动作：伸展膝关节

⑥ 髌韧带

① 股二头肌长头端
起：坐骨结节
止：腓骨头
动作：伸展髋关节，弯曲、外旋膝关节

② 股二头肌短头端
起：股骨后表面
止：腓骨头
动作：伸展髋关节，弯曲、外旋膝关节

③ 半腱肌
起：坐骨结节
止：胫骨内侧鹅足肌腱
动作：伸展髋关节，弯曲、内旋膝关节

④ 半膜肌
起：坐骨结节
止：胫骨内侧髁后方
动作：伸展髋关节，弯曲、内旋膝关节

⑤ 腘肌
起：股骨外侧髁
止：膝关节下的胫骨后表面
动作：弯曲、内旋膝关节

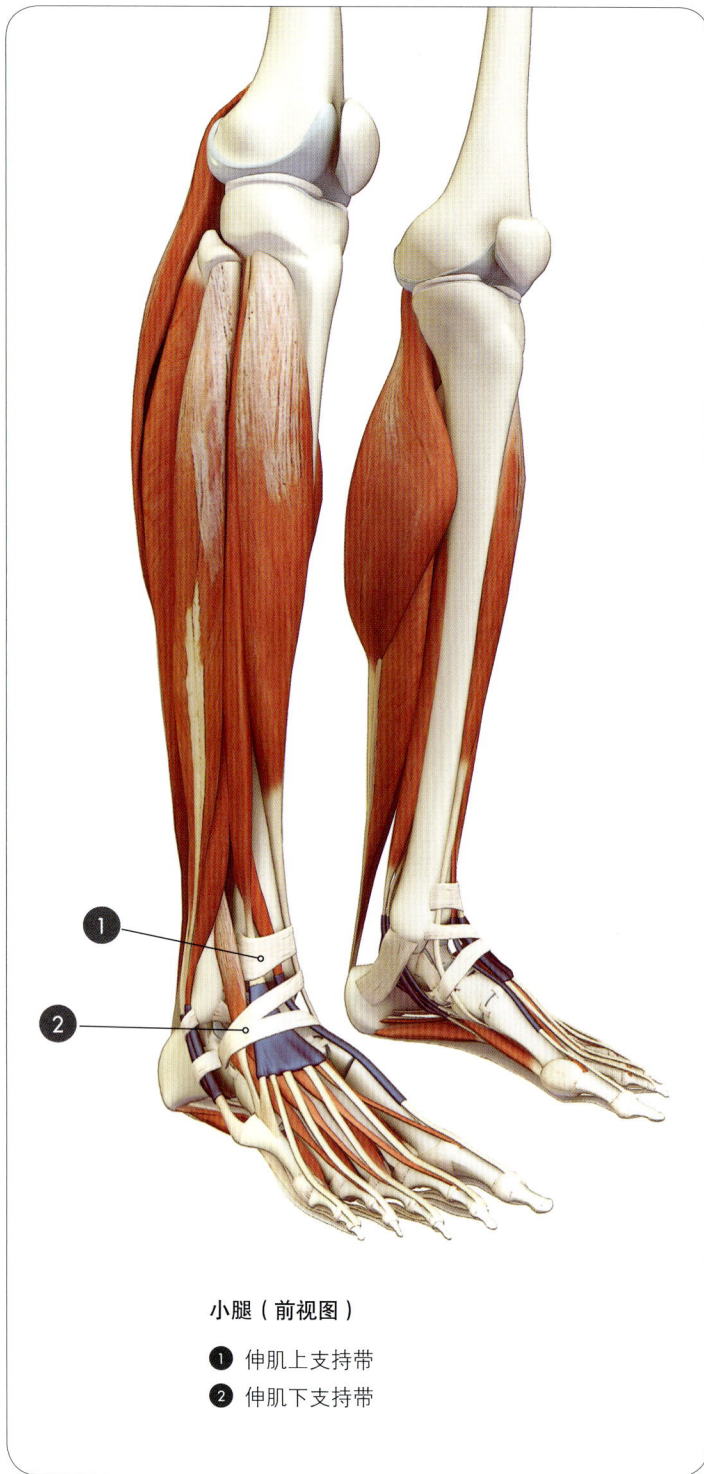

小腿（前视图）

❶ 伸肌上支持带

❷ 伸肌下支持带

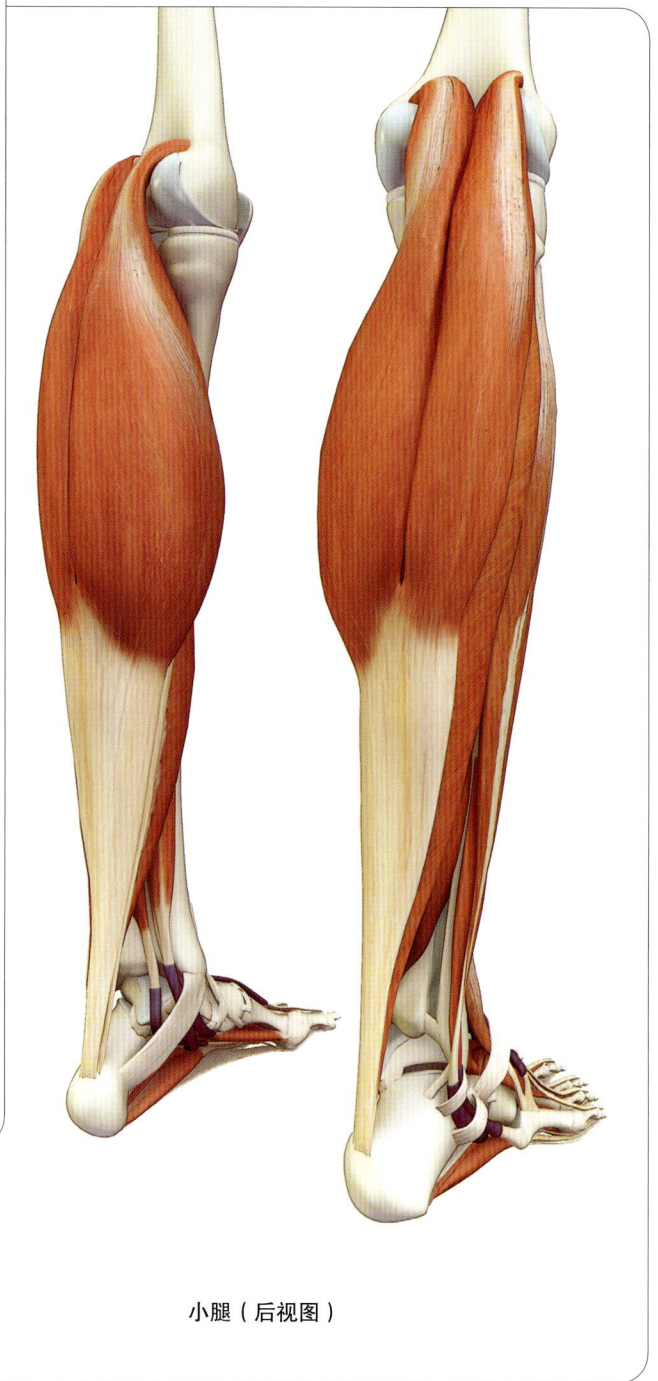

小腿（后视图）

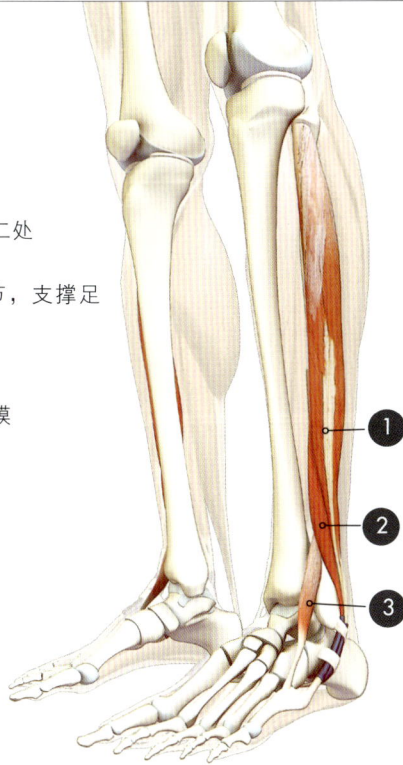

❶ 腓骨长肌

起：腓骨头和腓骨外侧近端三分之二处

止：第一掌骨底部和内侧楔骨

动作：跖屈踝关节，外翻距下关节，支撑足横弓

❷ 腓骨短肌

起：腓骨侧面的远端一半处，肌间膜

止：第五跖骨底部

动作：跖屈踝关节，外翻距下关节

❸ 第三腓骨肌

起：腓骨远端正面

止：第五跖骨底部

动作：背曲踝关节，外翻距下关节

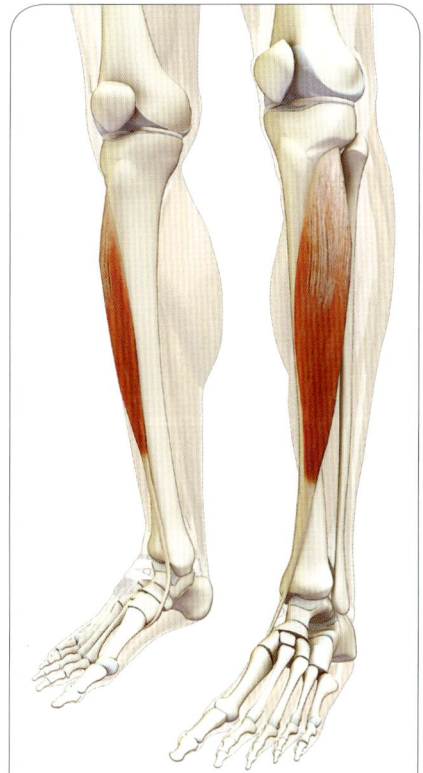

胫骨前肌

起：前胫骨的上三分之二处，骨间膜

止：内侧楔骨、第一跖骨底部

动作：背曲踝关节，内旋距下关节

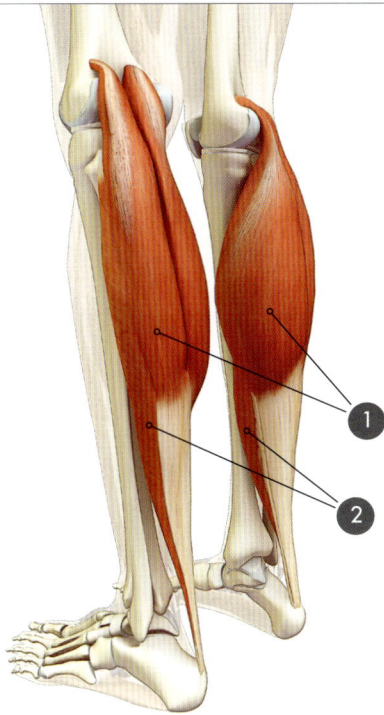

❶ 腓肠肌

起：内侧头由内侧股骨髁起，外侧头由外侧股骨髁起

止：经由跟腱到跟骨

动作：跖屈、内翻踝关节，弯曲膝关节

❷ 比目鱼肌

起：腓骨头和腓骨颈后侧

止：经由跟腱到跟骨

动作：跖屈踝关节，内翻距下关节

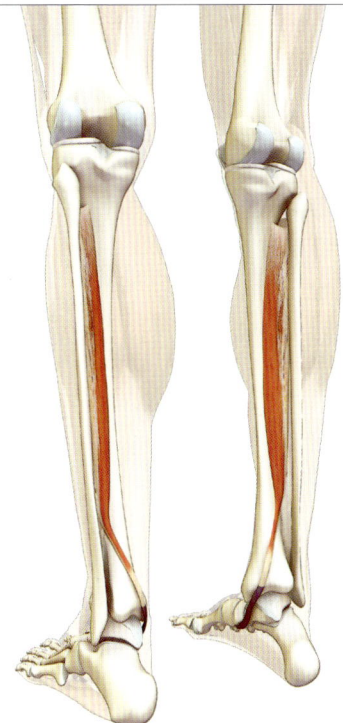

胫骨后肌

起：胫骨和腓骨间的骨间膜

止：舟状骨、楔状骨、第二至第四跖骨

动作：跖屈踝关节，内翻距下关节，支撑纵向和横向的足弓

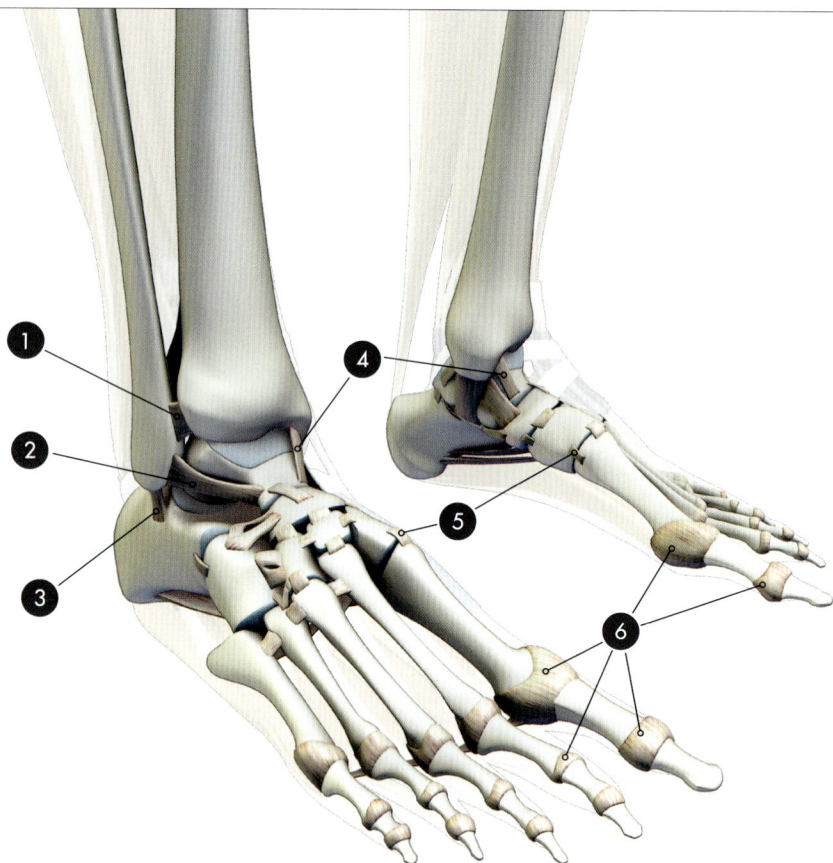
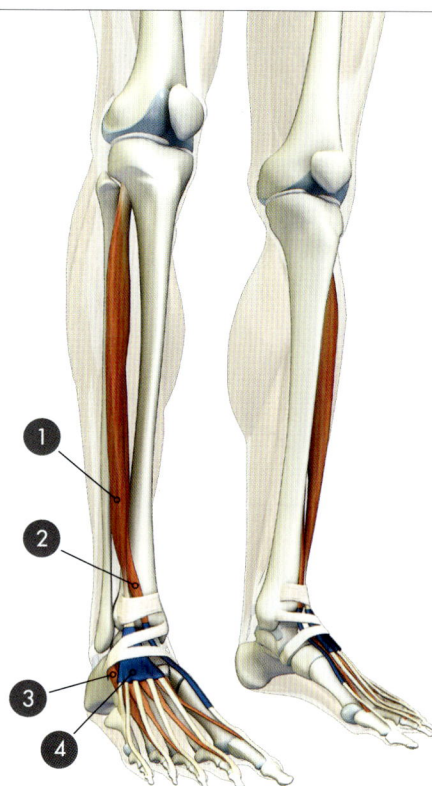

1 胫腓前韧带　　　　4 胫距前韧带

2 距腓前韧带　　　　5 背侧跖骨韧带

3 跟腓韧带　　　　　6 指间关节韧带

1 **趾长伸肌**

　　起：外侧胫骨髁、腓骨头和骨间膜

　　止：趾背腱膜和第二至第五脚趾的远节趾
　　　　骨底部

　　动作：背屈踝关节、外翻距下关节、伸展
　　　　　脚趾的跖趾关节和趾间关节

2 **拇长伸肌**

　　起：腓骨内侧表面、骨间膜

　　止：趾背腱膜和大脚趾远端趾骨底部

　　动作：背曲踝关节、外翻距下关节、伸展
　　　　　大脚趾

3 **趾短伸肌**

　　起：跟骨的背侧表面

　　止：趾背腱膜和第二至第四脚趾的中节趾
　　　　骨底部

　　动作：伸展第二至第四脚趾的跖趾关节和
　　　　　近端指间关节

4 **伸肌腱鞘膜**

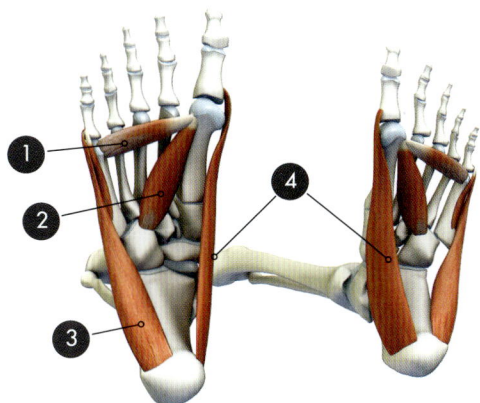

❶ 拇内收肌（横头）
起：第三至第五脚趾的跖趾关节
止：经籽骨连到大脚趾近节趾骨底部
动作：内收、弯曲大脚趾，支撑横足弓

❷ 拇内收肌（斜头）
起：第二至第四跖骨底部、外侧楔骨、骰骨
止：经籽骨连到大脚趾近节趾骨底部
动作：内收、弯曲大脚趾，支撑纵足弓

❸ 小趾展肌
起：跟骨、跖腱膜
止：小趾近节趾骨底部
动作：弯曲跖趾关节、外展小趾、支撑纵足弓

❹ 拇展肌
起：跟骨、跖腱膜
止：大脚趾近节趾骨底部
动作：弯曲、外展大脚趾，支撑纵足弓

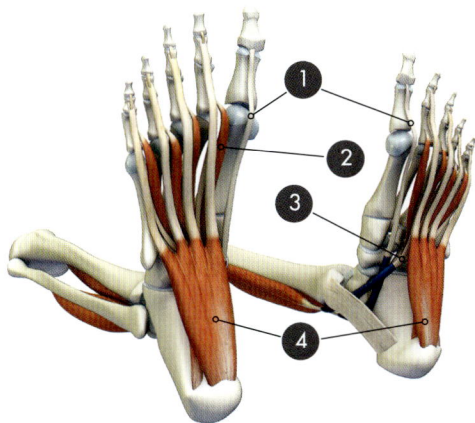

❶ 拇长屈肌
起：腓骨后表面、骨间膜
止：大脚趾远节趾骨底部
动作：跖曲踝关节、内翻距下关节、弯曲大脚趾、
　　　支撑纵足弓

❷ 蚓状肌
起：趾长屈肌肌腱内缘
止：第二至第五脚趾背腱膜
动作：弯曲跖趾关节、伸展第二至第五脚趾的趾间
　　　关节、内收脚趾

❸ 趾长屈肌
起：胫骨后表面
止：第二至第五脚趾远节趾骨底部
动作：跖曲踝关节、内翻距下关节、跖曲脚趾

❹ 趾短屈肌
起：跟骨、跖腱膜
止：第二至第五脚趾中节趾骨
动作：弯曲脚趾、支撑纵足弓

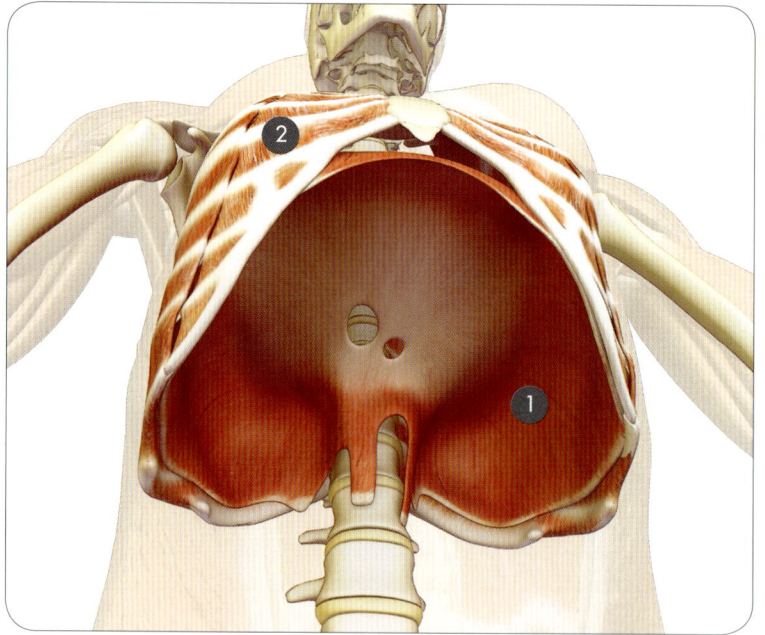

❶ 横膈膜

> 起：肋弓下缘、胸骨剑突的后表面、主动脉的
> 弓状韧带、第1~3节腰椎
>
> 止：中心腱
>
> 动作：主要的呼吸肌，协助压缩腹部

❷ 肋间肌

> 起：内肋间肌自肋骨上缘的表面起，外肋间肌
> 自肋骨下缘起
>
> 止：内肋间肌止于上一根肋骨下缘，外肋间肌
> 止于下一根肋骨上缘
>
> 动作：内肋间肌在呼气时降低肋骨，外肋间肌
> 在吸气时抬高肋骨

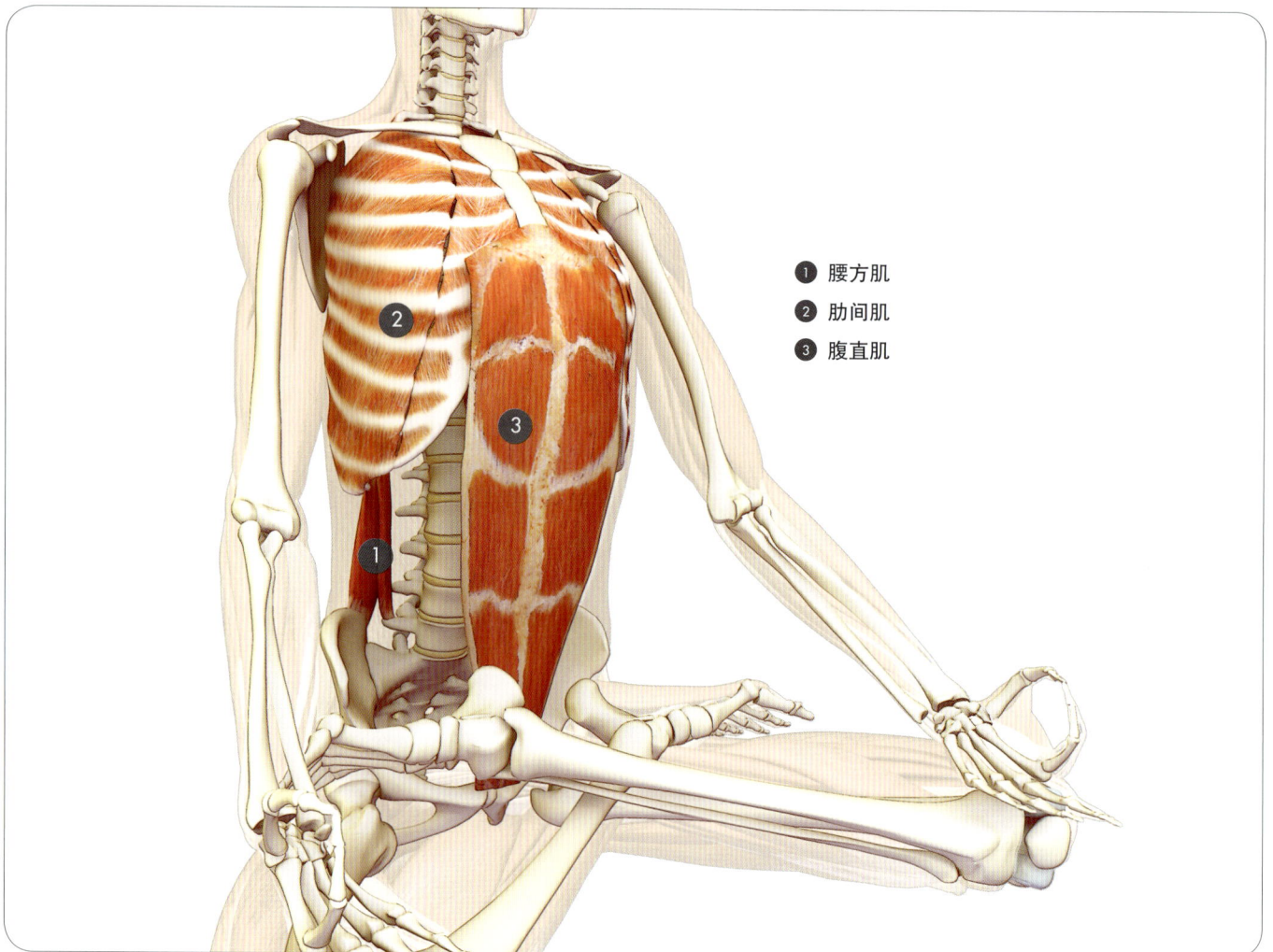

❶ 腰方肌
❷ 肋间肌
❸ 腹直肌

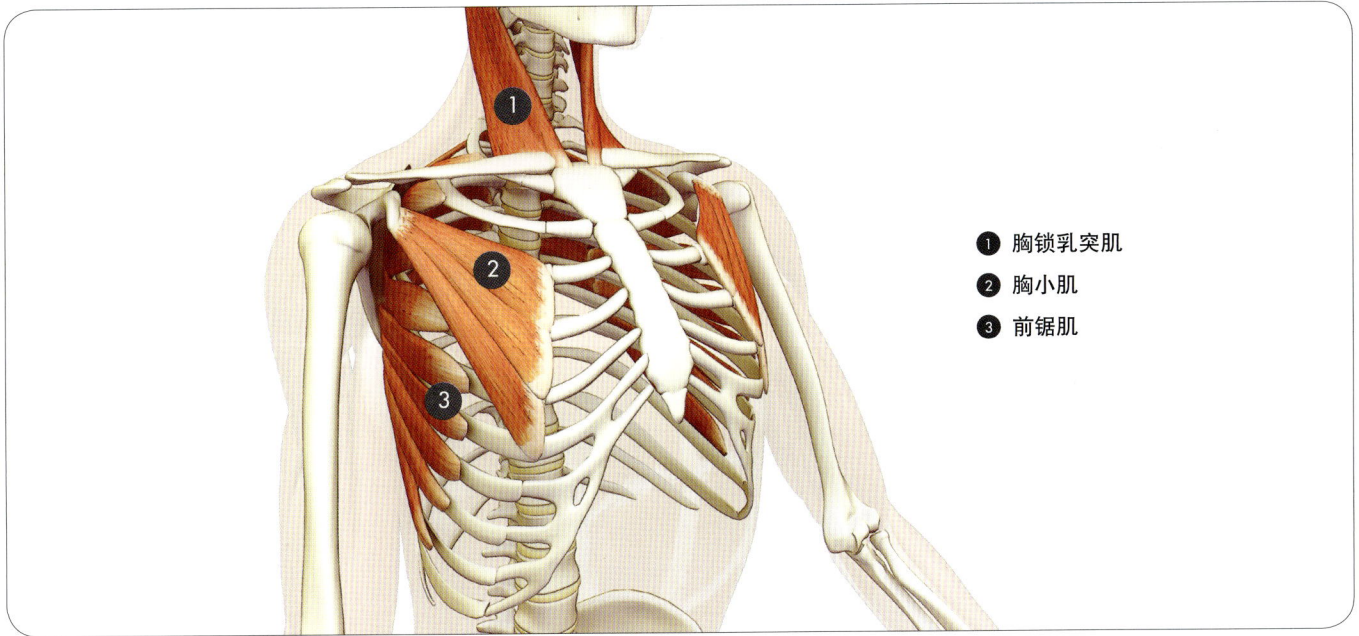

① 胸锁乳突肌

② 胸小肌

③ 前锯肌

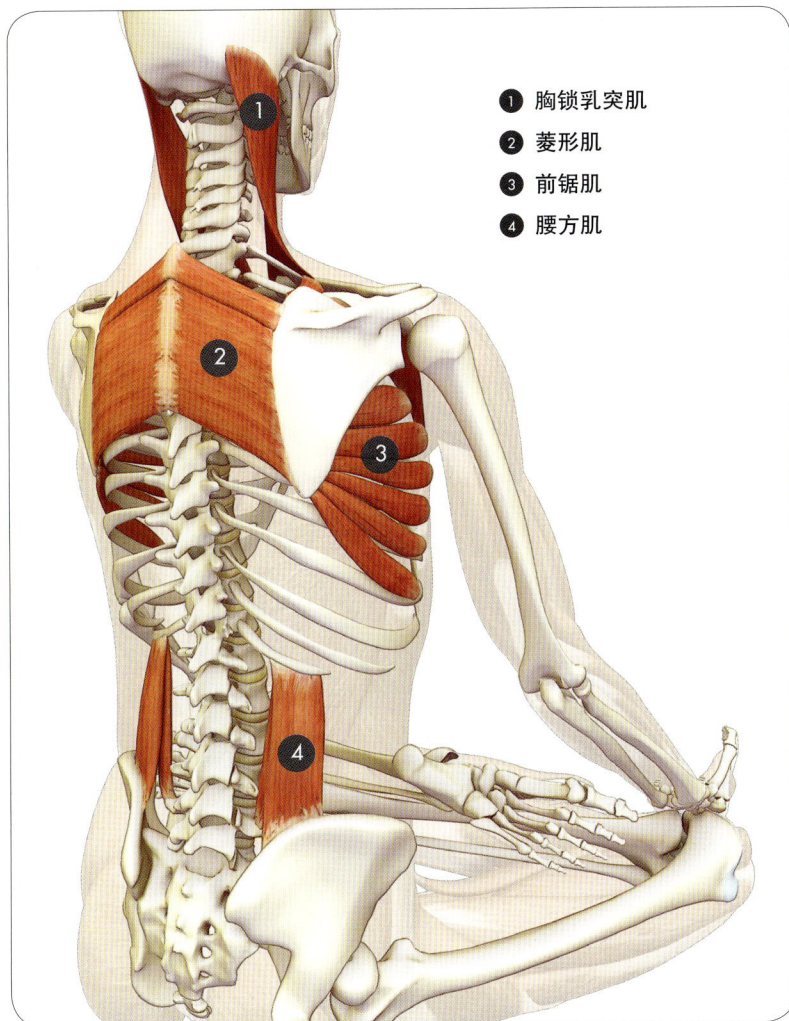

① 胸锁乳突肌

② 菱形肌

③ 前锯肌

④ 腰方肌

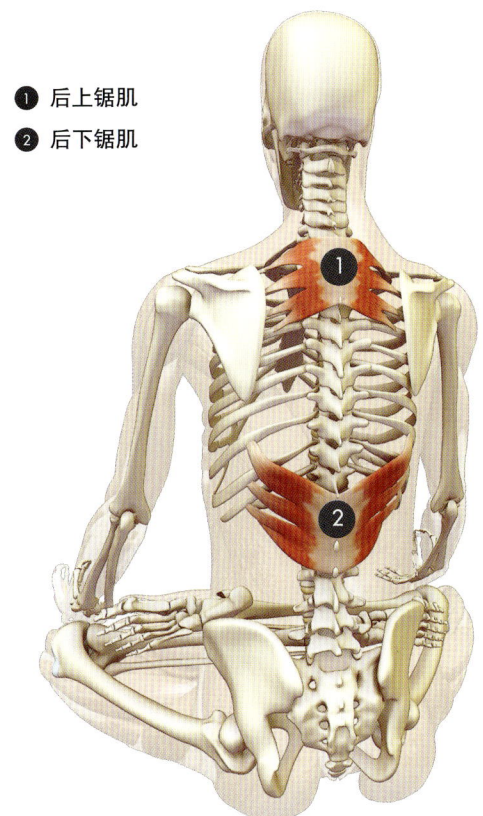

① 后上锯肌

② 后下锯肌

肌肉与韧带英文索引
INDEX OF MUSCLES AND LIGAMENTS

肌肉与韧带中文索引
INDEX OF MUSCLES AND LIGAMENTS

术语解释
GLOSSARY OF TERMS

外展 Abduction：远离身体中线。

呼吸辅助肌 Accessory muscles of breathing：附着在胸廓和胸腔上的肌肉，在呼气和吸气时，可增强横膈膜的运动。呼吸辅助肌包括菱形肌、胸肌、腰方肌、胸锁乳突肌和肋间肌等。

主动收缩肌力不足 Active insufficiency：肌肉由于被缩短或拉长而无法有效移动关节的情况。比如，在龟式中，由于髋关节完全弯曲，腰肌被缩短到无法再有效弯曲髋关节。在这种情况下，必须借助身体其他部位来发挥杠杆作用，比如将双臂从膝关节下方穿过，促进髋关节的弯曲。

内收 Adduction：接近身体中线。

主动肌 Agonist：通过收缩引起关节形成特定动作的肌肉。比如，肱肌收缩，会引起肘关节弯曲。

肺泡 Alveoli：类似囊的球状结构，其中薄薄的膜状壁是肺部气体交换的场所。

解剖学 Anatomy：研究生物结构的学科。肌肉骨骼解剖学研究骨骼、韧带、肌肉和肌腱。

拮抗肌 Antagonist：对抗主动肌运动的同时在关节附近产生反向的动作。比如，腘绳肌是股四头肌在伸展膝关节时的拮抗肌。

前倾 Anteversion：向前倾斜。

腱膜 Aponeurosis：纤维厚实的筋膜，是肌肉的附着之处。比如，腹肌附着在腹白线上，这条厚厚的腱膜位于腹部正前方。

附肢骨骼 Appendicular skeleton：包括肩关节（肩胛带）、上肢、骨盆和下肢。

体式 Asana：梵文，指瑜伽体式。

植物神经系统 Autonomic nervous system：神经系统的一部分，主要控制无意识运动，比如呼吸、心跳、血压、消化、排汗等。它分为交感神经系统（战斗与逃跑）和副交感神经系统（休息和消化）。

中轴骨骼 Axial skeleton：包括头骨、脊柱和胸廓。

收束法 Bandha：梵文，指捆绑、锁住、稳定。利用肌群的共同收缩，可在瑜伽体式中形成收束。

生物力学 Biomechanics：将机械物理学运用在身体上。比如，收缩肱二头肌，弯曲肘关节。

腕骨 Carpals：腕关节的骨头，包括舟状骨、月状骨、三角骨、钩骨、头状骨、小多角骨和大多角骨。

重心 Center of gravity：物体重量分布的中心，也是该物体的平衡点。

重心投射 Center of gravity projection：向下并远离身体的重力延伸。比如在战士第三式中，重心通过手臂和后脚投射出去，使姿势保持平衡。

脉轮 Chakra：细微身内的轮状中心或者能量的集中点。脉轮可能对应着神经丛，比如，第一、第二脉轮就对应腰骶神经丛。

闭链收缩/运动 Closed chain contraction/movement：肌肉起端移动，止端静止。比如，三角式中腰肌收缩以使躯干弯曲，就是闭链运动。

共同收缩/共同启动 Co-contraction/co-activation：同时收缩主动肌和拮抗肌以保持关节稳定。比如，同时启动腓骨长肌、腓骨短肌和胫骨后肌，能使踝关节稳定。

核心肌群 Core muscles：包括腹横肌、腹内外斜肌、腹直肌、竖脊肌、腰肌、臀大肌和盆膈。

凝视点 Drishti：梵文，指视线的焦点。

离心收缩 Eccentric contraction：肌肉伸长，同时产生张力（收缩）。

竖脊肌 Erector spinae：包括三块与脊柱平行的深层背部肌肉，分别是棘肌、最长肌和髂肋肌。

外翻 Eversion：足底面（经由踝关节）朝着远离身体中线的方向翻转（足底朝向外侧）。这会同时使前足旋前。

伸展 Extension：增加骨骼各部分之间空间和距离的关节运动。

促进牵伸 Facilitated stretching：一种高强度伸展方式，肌肉先充分伸展到设定长度，然后收缩肌肉一段时间。这会刺激高尔基腱器官，从而产生"放松反应"，使肌肉放松、拉长。这种方式也被称为本体感觉神经肌肉促进法（PNF）。

筋膜 Fascia：包裹在肌肉外层，区隔及连接各块肌肉的结缔组织。筋膜还可形成用于肌肉附着的腱膜。

弯曲 Flexion：减少骨骼各部分之间空间和距离的关节运动。

浮肋 Floating ribs：向后连接脊椎骨、向前附着于肋软骨上的五对肋骨。

前足 Forefoot：足部末梢部位，与中足相连，由跖骨和趾骨（以及相应的关节）组成。前足的动作包括脚趾的弯曲和伸展，以及足弓的加深。

盂肱关节 Glenohumeral joint：肱骨头（球）与肩胛骨关节窝连接处的球窝滑膜关节。

高尔基腱器官 Golgi tendon organ：位于肌肉和肌腱连接处的感受器，能检测肌肉张力的变化并将信息传递给中枢神经系统，从而返回"放松信号"，使肌肉舒张，保护肌腱，防止肌腱被扯离骨骼。高尔基腱器官在本体感觉神经肌肉促进法（PNF）和促进牵伸中都扮演重要角色。

后足 Hindfoot：通常指跟骨和距骨。后足的关节为距下关节，负责足部的内翻和外翻动作。比如，在战士第一式中，后腿的后足就是内翻的动作。

髂胫束 Iliotibial tract：沿着大腿外侧一路延伸下来的纤维状筋膜组织，最后融入膝关节囊侧面。髂胫束是阔筋膜张肌和部分臀大肌的附着之处。

撞击现象 Impingement：缩小或侵占两块骨头之间的空间的现象，可导致疼痛和炎症。比如，椎间盘突出可导致神经根受压迫；肱骨头和肩峰撞击会导致肩部疼痛。

止端 Insertion：肌肉（通过肌腱）连接骨头的远端附着点，与起端相比，通常远离身体中线并且动作更多。

内翻 Inversion：足底面转向身体中线。这会同时使前足旋后。

等长收缩 Isometric contraction：肌肉产生张力，但不缩短，骨骼也不活动。

等张收缩 Isotonic contraction：肌肉缩短，并在运动过程中保持张力不变。

行动 Kriya：梵文，指动作或活动。

杠杆作用 Leverage：利用杠杆长度创造一种力学上的优势。比如说，在三角扭转伸展式中，将手放在足部外侧，使用手臂的长度作为杠杆以转动身体。

肌力作用线 Line of action：力量作用或者通向身体的一条假想线。比如说，在三角侧伸展式中，有一条作用线是从指尖伸展到足跟。

掌骨 Metacarpals：位于腕骨（腕关节）和手指之间的区域，即手掌心的五块骨头。

中足 Midfoot：足部的中间区域，位于前足和后足之间。中足由舟状骨、骰骨和三块楔骨组成。作用是协助前足旋后和旋前。

手印 Mudra：梵文，指封印，与收束类似。通常搭配手势，用特定方式将指尖收拢。其他类型的"手印"则是通过将身体的多个收束相结合而形成。

肌梭 Muscle spindle：肌腹内检测肌肉长度和张力变化的感受器。肌梭发出的信号传递到中枢神经系统，中枢神经系统命令肌肉收缩，以对抗伸展运动。这种反射作用能防止肌肉撕裂。

开链收缩/运动 Open chain contraction/movement：肌肉止端移动，起端静止。比如，在战士第二式中三角肌收缩从而抬起手臂的动作就是开链运动。

起端 Origin：肌肉（通过肌腱）连接骨头的近端附着点，与止端相比，通常离身体中线更近，动作较少。

扭转 Parivrtta：梵文，一个体式的旋转、扭转或翻转的变化式。比如，三角扭转伸展式就是三角式的扭转变化式。

骨盆带 Pelvic girdle：指髂骨、坐骨、耻骨和耻骨联合。

生理学 Physiology：研究生物机能的学科。大多数生理学过程是在无意识状态下发生的，但可受意识影响，比如呼吸和促进牵伸。

背部运动链 Posterior kinetic chain：由一组在身体背部互相关联的韧带、肌腱和肌肉组成，包括腘绳肌、臀大肌、竖脊肌、斜方肌、背阔肌和三角肌后束。

调息法 Pranayama：一门控制呼吸的瑜伽艺术。

原动肌 Prime mover：收缩后直接产生特定动作的肌肉。比如，股四头肌收缩直接引起膝关节伸展。该词有时等同于"主动肌"。

桡侧偏移 Radial deviation：手往食指方向或远离身体中线的方向倾斜。

交互抑制 Reciprocal inhibition：大脑向主动肌发出信号使其收缩，同时也给拮抗肌对抗收缩的信号，使拮抗肌放松的现象。该生理学过程完全不受意识控制。

后倾 Retroversion：向后倾斜。

旋转 Rotation：绕纵轴的关节运动。比如，在摊尸式中，外旋肱骨以翻转手掌向上。

肩胛肱骨节律 Scapulohumeral rhythm：盂肱关节和肩胛胸廓关节同时作用，从而外展、弯曲肩关节的过程。比如，在上手掌合式中将双臂举过头的过程中就有肩胛肱骨节律发生。

肩胛带 Shoulder girdle：指锁骨和肩胛骨。

协同肌 Synergist：协助和微调主动肌或原动肌动作的肌肉。协同肌也可用于产生相同的动作，但效果不如主动肌明显。比如，在弯曲髋关节中，耻骨肌则为腰肌的协同肌。

真肋 True ribs：向后连接脊椎骨、向前连接胸骨的七对肋骨。

尺侧偏移 Ulnar deviation：手往小指方向或靠近身体中线的方向倾斜。

梵文发音与体式索引
SANSKIRT PRONUNCIATION AND POSE INDEX

梵文体式名称	梵文发音	中文体式名称	页码
Ardha Badha Padma Paschimottanasana	[ARE–dah BAH–dah pod–MAH POSH–ee–moh–tun–AWS–ah–nah]	坐姿单盘前弯式	16, 144
Ardha Matsyendrasana	[ARE–dah MOT–see–en–DRAHS–anna]	半鱼王式	98
Ardha Padmasana	[ARE–dah pod–MAHS–anna]	半莲花式	98
Baddha Konasana	[BAH–dah cone–NAHS–anna]	束角式	28, 33, 40
Dandasana	[don–DAHS–anna]	手杖式	34, 39, 42, 98, 106
Hanumanasana	[hah–new–mahn–AHS–anna]	猴神哈努曼式	14, 89
Janu Sirsasana	[JAH–new shear–SHAHS–anna]	头碰膝式	19, 114, 122, 135, 144, 146
Krounchasana	[crown–CHAHS–anna]	鸳鸯式	7, 9, 136
Kurmasana	[koohr–MAH–sah–nah]	龟式	6, 74
Marichyasana III	[mar–ee–chee–AHS–anna]	圣哲玛里琪三式	68
Navasana	[nuh–VAHS–anna]	船式	152, 160
Padmasana	[pod–MAHS–anna]	莲花坐式（双盘）	16, 17, 33, 96, 144, 146, 151
Parighasana	[par–ee–GOSS–anna]	门闩式	80
Parighasana I	[par–ee–GOSS–anna]	坐姿门闩式	82
Parivrtta Trikonasana	[par–ee–vrit–tah trik–cone–AHS–anna]	扭转三角式	66
Paschimottanasana	[POSH–ee–moh–tan–AHS–anna]	坐姿前弯式	7, 10, 13, 40, 108, 122
Sukhasana	[SOOK–ahs–anna]	简易坐式（散盘）	26, 96
Supta Padangusthasana A	[soup–TAH pod–ang–goosh–TAHS–anna]	仰卧手抓脚趾伸展式 A	11, 60
Supta Padangusthasana B	[soup–TAH pod–ang–goosh–TAHS–anna]	仰卧手抓脚趾伸展式 B	8, 48
Supta Padangusthasana, Bent–Knee Version	[soup–TAH pod–ang–goosh–TAHS–anna]	仰卧手抓脚趾屈膝变化式	54, 76
Supta Padangusthasana, Revolving Version	[soup–TAH pod–ang–goosh–TAHS–anna]	仰卧手抓脚趾侧转变化式	66
Tadasana	[tah–DAS–anna]	山式	106
Triang Mukhaikapada Paschimottanasana	[tree–AWN–guh moo–KA–eh–ka–paw–duh POSH–ee–moh–tun–AWS–anna]	单腿跪伸展式	8, 9, 15, 128, 136, 140
Trikonasana	[trik–cone–AHS–anna]	三角伸展式	50
Ubhaya Padangusthasana	[oub–HA–ya pod–awng–goosh–TAWS–anna]	手抓脚趾双腿向上伸展式	160
Upavistha Konasana	[oo–pah–VEESH–tah cone–AHS–anna]	坐角式	7, 28, 40, 76
Uttanasana	[OOT–tan–AHS–ahna]	站姿前弯式	124

瑜伽梵文术语	梵文发音	中文体式名称	页码
Asana	[AHS–anna]	体式法	——
Ashtanga	[UHSSH–TAWN–gah]	八肢瑜伽	——
Bandha	[bahn–dah]	收束	15, 66, 80, 96, 120, 150
Chakra	[CHUHK–ruh]	脉轮	——
Drishti	[dr–ISH–tee]	凝视点	——
Hatha	[huh–tuh]	哈他（ha是太阳，tha是月亮）	6, 12, 26
Jalandhara	[jah–lahn–DHA–rah bahn–dah]	扣胸收束	17
Kriya	[kr–EE–yah]	行动、活力	——
Mudra	[MOO–drah]	身印	——
Mula Bandha	[moo–lah bahn–dah]	会阴收束法	15 ~ 17
Namasté	[nah–moss–te (te rhymes with day)]	感恩	——
Pranayama	[PRAH–nah–yama]	呼吸法／能量控制法	——
Udyana	[oo–dee–YAH–nah BAHN–dah]	脐锁	17
Ujjayi	[oo–jy (jy rhymes with pie)–ee]	声音呼吸法／胜利呼吸法	——
Vinyasa	[vin–YAH–sah]	串联动作	——
Yoga	[YO–gah]	瑜伽	——

中英文体式名称索引
CHINESE & ENGLISH POSE INDEX

出版后记

　　经过《精准瑜伽解剖书1：流瑜伽及站姿体式》的学习，你的主要肌肉与关节的原动肌和对抗肌得到拉伸与舒展，腰部、大腿也进行了强化与稳固的训练。接下来，再通过本书中身体前弯与髋关节伸展体式，可以进一步帮助加强后背肌群、骨盆部位以及大、小腿内外侧肌群。

　　《精准瑜伽解剖书》丛书系列旨在帮助读者通过解剖学和生理学等更近一步理解瑜伽与骨骼、肌肉之间的关联，以及每一种体式对应牵扯到的肌群和关节运动。在本书中，依旧延续了上册书大开本、易翻阅、好摊平的特征，帮助你边翻阅边练习。同时，书内保留了通过介绍相关的关键概念进行引入、再依次展开髋关节和前弯体式练习的框架结构，使你由浅入深、循序渐进地掌握练习重点，精准安全地进行瑜伽训练。书后附有对应肌肉及骨骼的动作索引、解剖学索引与术语解释，还配上解剖图解，使得专业性知识学习不再难！

　　只有学习并了解了自己的身体结构、人体解剖学和生物力学，你的训练才能健康、安全且富有成效；全面了解肌群在瑜伽动作中的关联，熟悉了每一块肌肉在瑜伽体式中收缩、伸展的规律，你才真正迈入了瑜伽的世界。

　　如果在《精准瑜伽解剖书1：流瑜伽及站姿体式》中已经有所获益，那么本书也依旧不会令你失望。正确运用肌肉关节，精准做出瑜伽体式。跟着本书练习瑜伽，让你远离疼痛、损伤，拥有美好体态！

服务热线：133-6631-2326　　188-1142-1266

服务信箱：reader@hinabook.com

后浪出版公司

2017年9月

本简体中文版翻译由台湾远足文化事业股份有限公司（大家出版）授权
本中文简体版由银杏树下（北京）图书有限责任公司版权引进。
版权登记号　图字　01-2017-5723

图书在版编目（CIP）数据

精准瑜伽解剖书 . 2, 身体前弯及髋关节伸展体式 /(美) 瑞隆 (Ray Long) 著 ; 李岳凌 , 黄宛瑜译 .
— 北京 : 中国华侨出版社 , 2017.9（2019.5 重印）
　ISBN 978-7-5113-6999-4

　Ⅰ .①精… Ⅱ .①瑞… ②李… ③黄… Ⅲ .①瑜伽—基本知识 Ⅳ .① R793.51

中国版本图书馆 CIP 数据核字 (2017) 第 174768 号

精准瑜伽解剖书 2 : 身体前弯及髋关节伸展体式

著　　　者 :［美］瑞　隆
译　　　者 : 李岳凌　黄宛瑜
出 版 人 : 刘凤珍
责任编辑 : 笑　年
筹划出版 : 银杏树下
出版统筹 : 吴兴元
营销推广 : ONEBOOK
装帧制造 : 墨白空间 · 张静涵

经　　　销 : 新华书店
开　　　本 : 889mm×1194mm　　1/16　　印张 : 14.5　　字数 : 141 千字
印　　　刷 : 北京盛通印刷股份有限公司
版　　　次 : 2017 年 10 月第 1 版　　2019 年 5 月第 3 次印刷
书　　　号 : ISBN 978-7-5113-6999-4
定　　　价 : 88.00 元

中国华侨出版社　　北京市朝阳区静安里 26 号通成达大厦 3 层　　邮编 : 100028
法律顾问 : 陈鹰律师事务所
发 行 部 : (010) 64013086　　　　传真 : (010) 64018116
网　　　址 : www.oveaschin.com　　E-mail : oveaschin@sina.com